アリエナイ医学事典

興奮醫學事件簿

精子不是新鮮的，處女沒有膜！
喝可樂骨頭會融化？

出乎意料的人體妙研究

醫學持續被運用在商業行為、宗教和政治上。即使到了現代，只要強調由醫師監製或推薦，號稱有根據，卻來路不明的研究成果所製作出來的商品都會熱銷。此外，每當出現「這個對健康有益」、「那個對身體有害的」之類的話題時，即使僅含有些微劑量，仍會把前者等健康食品當成藥品一般搶購，而後者則儘管只有微量也認定有毒並全盤抗拒。事實上，這樣只用善惡二元論來考量事物的人還真不少。

正確使用毒物的話就會成為藥物，藥物的使用方法錯誤的話就變成毒物。

究竟是毒物還是藥物，完全取決於當時人們的需求。我們只不過將對人體無害或是低危害的細菌、病毒、癌細胞等，這類具有毒性的東西稱為「藥物」罷了。「沙利竇邁」具有阻礙血管增生的作用，會妨礙胎兒成長造成畸形兒，卻同時也能抑制癌細胞增生。同樣是人類，對腹中的胎兒來說是毒，但是對癌症患者來說卻是解藥。

主張透過鐵鍋或是用維他命進行鐵質補給的產品，全部都是無害也無益的。當人類攝取過量鐵質的時候，會因體內累積大量鐵質而導致死亡。真正作為醫療用藥的鐵劑，都會明確標示以避免攝取過量，而且不得提供給沒有鐵質攝取不足症狀的患者。人類會因為必需的營養素攝取不足而死亡，但攝取過量時同樣也會導致死亡。

如果真的能從鐵鍋溶出大量鐵質的話，勢必得透過法律明文禁止，否則應該會因攝取過量導致人類大量死亡吧！實際上，就曾經發生過類似大量死亡的案件，但之所以沒有加以列管，是因為攝取鐵鍋的鐵質不僅沒有任何效果，也不會有任何負面影響。

醫師進行義診時，宣稱對身體健康有益的行為，其實都是無益也無害的。真的會在體內產生極大作用並危害健康的東西，一定會帶來嚴重的副作用，利益與危險是一體的兩面。真正的醫生了解這項事實，所以將這些無害也無益的行為包裝成對身體有益的樣子，單純用它來賺錢罷了。

例如「順勢療法」就是將舌下錠稀釋到幾乎不留下任何一個分子，因為引起病症的有毒成分即使殘留微量，都算是犯罪行為。

他們的方式是，先將微量毒素稀釋到無害的程度，但由於微量的毒素就是犯罪，所以他們必須重複稀釋到幾乎變成水為止，才能販售。商人就是用這種狗屁不通的歪理做出無害也無益的產品，然後宣稱對身體有益並進行銷售。

科學是透過所有數據、數量的增減調整，創造出對人類有益狀態的一種行為，過量或是過少都不行，唯有取得適度平衡才是真正的科學。偽科學則謊稱那些無害也無益的

東西具有療效，大量使用對人體很好，以這種方式進行銷售的商業行為，例如「氫水」又稱「水素水」，就是這類商品的代表性案例。

另一方面，基督教會持續展現其強大的威力，將耶穌引發的神蹟，認定為是具有支配自然、疾病、罪惡、惡靈、死亡等權威能力的根據。重要的是，即使宗教領袖擁有讓大家信服的權威力量，卻無法具有強制讓病人痊癒的能力。只有聖人自己引發了奇蹟，但羅馬教宗和祭司、牧師都沒能引發奇蹟。不管再怎麼祈禱，奇蹟都不會降臨在不是聖人的一般凡人身上，所以疾病無法因奇蹟而得到醫治。

到了 21 世紀，醫學發達的結果證明，長期以來在市面上銷售的香菸其實是百害而無一利，香菸於是演變為被全世界抵制的商品。但是，因為有根深蒂固的愛好者，以及握有巨大利益的團體在背後支撐，所以香菸並不會從世界上消失。最近也有研究顯示酒精對人體有害，飲酒只會對身體健康造成負面影響，但由於牽涉的利益實在太過龐大，所以應該也無法嚴令禁止吧！以紅酒這個代表性的負面統計資料來看，業者一直宣傳紅酒對身體有益，當然愛喝酒的人也一直信以為真。如果多酚真的對身體健康有幫助的話，飲用不含酒精成分的紅酒就可以了，不知為何，大家還是選擇飲用含有酒精成分的飲料。到最後，只不過是想認定自己喜歡的東西和想賣的商品都是無害的，再貼上對健康有益這張免死金牌而已。

醫療是醫生和患者之間簽訂診療契約後所販售的商業行為，無法與商業活動進行切割。醫療擁有宛如宗教一般的權威，具有支配疾病與死亡的力量，所以與宗教對立。又因為醫療使用鉅額公費，並與人們的健康和生死相關，因而演變成政治角力問題。證明沒有醫療效果這件事是非常困難的，所以既得利益者會持續販賣那些沒有益處的東西。也因為證明無害這件事是非常困難的，所以他們也竭盡所能地避免接觸那些被貼上有害標籤的東西。就算提出完美的證明，人們還是只願意相信自己想要相信的東西，不願聽從任何勸告。

超自然醫學就是透過嗜好、買賣、宗教、政治等層面誕生出來，要取信你的禁忌之子。本書彙集了醫學領域中特別奇怪的題材，是一本在正統醫學與瘋狂醫學的夾縫中求生存，出人意料的醫學考究報告。

藥理凶室
亞留間次郎

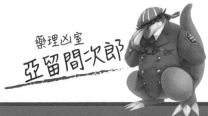

Contents

TOPICS (KARTEN0.001～011)

001　藍莓顧眼睛一說其實是英軍散布的謠言？ 　　　　　　10

002　探究「喝了骨頭會融化」一說的真實性 　　　　　　　14

003　發現媲美真人版「仁醫」的史實！拯救5,000名早產兒的男子 　18

004　為了逃避兵役故意生病……密醫的工作 　　　　　　　22

005　將手指伸進肛門裡……前列腺按摩療法的科學 　　　　25

006　拯救日本糖尿病患者的隱世天才，胰島素研究者：福屋三郎 　28

007　拯救糖尿病患者的超級醫師M和福屋三郎的後繼者 　　33

008　骨骼標本過去是使用真人的屍體製作？理科教室怪談 　36

009　宛如毒品一般危險卻戒不掉的燃料……汽油的危險性 　40

010　電極插入肛門，讓精子不斷流出的藥……強制射精的世界 　45

011　位於私密部位深處的第2處女膜，何謂奪走「子宮口的處女」？ 　48

暗黑醫學史〔KARTENO.012～023〕

012	最強武器過去曾是醫療機器？電鋸的殺傷力	52
013	「吃吃看是什麼味道」其實是研究行為？精液的祕密	56
014	即使學科優異，感染性病就不合格……東大入學測驗的陰莖檢查	60
015	性醫學者進行的變態性慾研究，大正時代的性教育論　前篇	66
016	「女學生性侵治療事件」是爸媽沒教的下場？大正時代的性教育論　後篇	70
017	能夠以科學角度解決未知問題的學問，厲害的流行病學	74
018	Try and Error是過時的學習法！正確的教育學勸學論	80
019	自製人工呼吸器拯救孩童……被稱為海賊王的男人們　前篇	86
020	遭冠上犯罪者汙名……被稱為海賊王的男人們　後篇	92
021	躲過監視的眼睛……毒品走私的科學　前篇	97
022	從物理性隱匿進化為分子式偽裝……毒品走私的科學　後篇	102
023	由真正的菁英醫師開業？合法的暗黑醫院	106

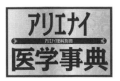

非正統基礎醫學〔KARTE NO.024～039〕

024 如果阿米巴發現新的經絡穴道，能靠醫療專利賺大錢嗎？ 110

025 了解差異之後再進行選擇，專利藥和學名藥 113

026 極限生存的選擇……超過使用期限的藥還可以吃嗎？ 116

027 透過肛門享用的美食？入門級滋養浣腸指南 118

028 只是偶然間滑倒……女童性行為的真相，意外喪失處女之身 121

029 不能跨坐在掃帚上飛上空中！魔法少女的職業病 124

030 歷史與宗教的黑暗面……非處女有罪？世界上瘋狂的處女偏執狂們 128

031 異常性慾、射後不理、性慾太強……性慾與賀爾蒙的關係 133

032 被稱為男人命根子的理由……睪丸解剖學講座 136

033 揭開性交剖面圖的真實性，PROJECT SEX那些挑戰者們～ 142

034 納粹德國開始進行人體實驗……體育禁藥的光與影 146

035 獻給擁有異常食慾和性慾的你……不可思議手術的價格 150

036 檢查糞便就能了解一切真相！分辨食人魔的方法 152

037 「器官移植買賣」的新市場……買賣腎臟的最新內幕　前篇 154

038 世界上最大規模的器官移植組織是……器官買賣的最新內幕　中篇 157

039 真有根治糖尿病的魔法移植法？器官買賣的最新內幕　後篇 160

[column] 診療費用是如何計算的？「保險點數」的故事 164

世界上的怪病、罕病（KARTE NO.040～045）

040 用藥過量變成毒⋯⋯汽油桶啤酒的鐵質成分含量過多！ 166

041 現代人的文明病，其實古代早已存在⋯⋯憂鬱症的歷史 168

042 動畫中的那個角色，其實是罕病患者？巨乳蘿莉的悲劇 170

043 這裡是哪裡？我是誰？⋯⋯說明失去記憶的原因 172

044 獻給朝思暮想、全身發抖的人⋯⋯戀愛煩惱的治療法 176

[Column] 人為了什麼而活在世界上？何謂生存的意義？ 181

045 受電磁波影響誘發癌症的真實性？電纜線與癌症風險 182

課後補充（KARTE NO.046～050）

046 發現油田的話可以成為石油王國嗎？茅利塔尼亞物語 186

047 私設軍隊的海運王，守護永久中立國瑞士的船隻 190

048 選舉宣傳車與政治宣傳廣播極具效果⋯⋯透過街頭宣傳車進行恐怖洗腦 194

049 杭特財閥設立了協助身障者自食其力的絞盤 198

050 不是昭和而是「光文」？關於新年號的推理 202

[Column] 全世界最厲害殺手的來福步槍持槍方式 205

源自第二次世界大戰時英軍散布的謠言？

吃藍莓顧眼睛的説法真實性

常聽別人說「吃藍莓可以顧眼睛」，這個說法的背後有著一段故事。事實上這是為了贏得戰爭勝利而散布的假消息！而且當時大肆宣傳的還是其他蔬菜的功效。

　　相信很多人都聽過「藍莓富含花色素苷，吃了對眼睛很好」這個流傳於第二次世界大戰期間的説法吧！故事的內容是：「某位英國的空軍飛行員非常愛吃藍莓果醬，這讓他即使是黃昏時分目光依舊清晰，視力不受影響。」

　　但是，這段宣傳文字其實是為了不讓敵人德國察覺雷達的性能，而捏造出來的故事。而且當時公認具有提升夜視能力效果的是「胡蘿蔔所富含的胡蘿蔔素」（維生素Ａ），而不是藍莓（內含的花色素苷）。

　　在那個時代，「大量攝取維生素Ａ有助於提升夜間視力」這個説法，普遍獲得全世界的支持。日軍甚至採用直接注射維他命Ａ的方式，來提升視力。在英國，因為夜間進行燈火管制一片漆黑，擁有良好的夜視力這件事變得非常重要，當時還因此舉辦了

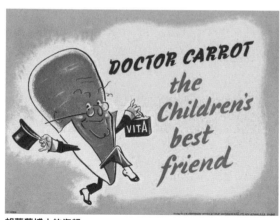

胡蘿蔔博士的海報
收藏於英國的帝國戰爭博物館（https://www.iwm.org.uk/）內，它似乎也對孩童提出呼籲。

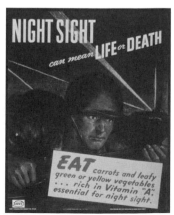

第二次世界大戰時的海報
收藏於美國國家檔案和記錄管理局（https://www.archives.gov）內。

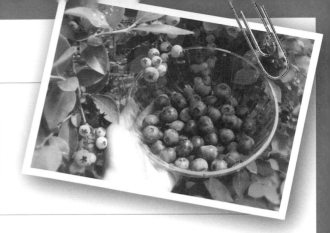

吃藍莓顧眼睛的說法現在已經變成常識。市面上販賣多款強調類似效果的營養補充品，但是並沒有醫學的根據。如果真的有效的話，應該由製藥公司以藥品方式販售，而非透過健康食品製造商販賣。其實，最早認定對眼睛好的東西並不是藍莓的花色素苷，而是胡蘿蔔的胡蘿蔔素……

全國一起吃胡蘿蔔的活動。甚至還有「胡蘿蔔博士」（DOCTOR CARROT）這號吉祥物存在。

　　後來，英國空軍開始在夜間戰鬥中擊落多架德國的轟炸機，戰果相當豐碩。但這些其實是雷達性能提升後的成果，可是為了不讓敵軍德國發現這項事實，於是便對外宣稱「軍隊中存在著吃胡蘿蔔讓夜間視力變好的王牌飛行員」。這時被拱上英雄神壇的，是擁有「貓眼」（Cat's Eyes Cunningham）稱號的John Cunningham這號人物。透過澳洲國立圖書館的資料庫Trovo，可查到1952年3月14日的報紙上寫著「在第二次世界大戰期間最成功的謊言裡，擔任主角」這則報導。而在《Deceiving Hitler: Double-Cross and Deception in World War II》書中也提到，這類假消息情報戰都是由英國的諜報單位Ops B的Reed Jarvis上校統籌執行的。

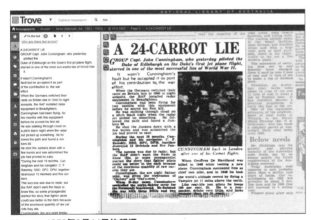

News，1952年3月14日的報導
參照澳洲國立圖書館的資料庫Trovo（https://trove.nia.gov.au/）

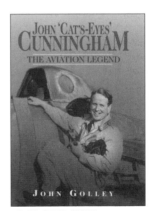

JOHN 'CAT'S-EYES' CUNNINGHAM THE AVIATION LEGEND
英國空軍英雄人物「貓眼」的相關傳記。

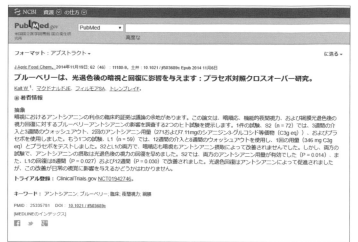

PubMed

https://www.ncbi.nim.
nih.gov/pubmed

查詢了世界上規模最大
的科學與醫學相關論文
資料庫，找到許多近幾
年的論文都否定了藍莓
的功效。但是，卻認為
偽藥效應（服用假藥後
的心理作用）是可以期
待的……

　　現代的醫學認定維生素Ａ和維生素Ｂ群都是眼睛不可或缺的營養素。尤其是缺乏維
生素Ａ的話可能導致夜盲症。但話說回來，即使是大量攝取，也不可能將視力提升到
比原來更好的狀況。

 「藍莓對眼睛的效果」在論文中遭到否定

　　那麼，究竟是從什麼時候開始，把胡蘿蔔替換成藍莓（具體來說其中一種是「山桑
子」）的傳說呢？我拚命地試圖找出訊息源頭，很可惜最後還是沒辦法查出具體的事
證。

　　但是，如果在全世界規模最大的論文資料庫PubMed中，用Bilberry＋eye和Blueberry
＋eye搜尋的話，可以找到很多在21世紀撰寫，全盤否定藍莓具有功效的論文。例如
2014年的論文〈Blueberry effects on dark vision and recovery after photobleaching:
placebo-controlled crossover studies.〉中做出的結論是，藍莓有效提升夜視能力其實
只是偽藥效應（placebo effect）罷了。到了21世紀，這類論文大量出現的原因是「藍
莓顧眼睛」這個「常識」已經在坊間耀武揚威的關係吧！特別是營養補充品越來越誇
張，除了眼睛疲勞之外，文字敘述讓人覺得連近視、亂視、青光眼、白內障等症狀也
都有效。但是，這些都沒有醫學實證，當然也不可能被當局認可，或是冠上「藥品」
的名號。

　順帶一提，第二次世界大戰當時，無從考證德軍是否真的被胡蘿蔔的謊言騙了，但是德國似乎也著手研究，企圖製作出更屬害的東西。最後，他們發現了從萬壽菊的花瓣中萃取出名為helenien的色素，具有順應明暗變化的效果。拜耳藥品的「Adaptinol錠」就是以helenien作為主要成分的眼科用藥。直到戰後1951年才被核准為成藥，並開始在市面上販售。到了2020年的現在，包含日本厚生勞動省在內，全世界都認可這款藥品。Adaptinol錠是貨真價實具有醫療實證的藥品，現在也持續在市面流通。

近期與藍莓相關的研究成果

　讓藍莓一面倒地飽受抨擊也不是辦法，在此為各位介紹刊登在BMJ（peer-reviewed medical journal）上的論文（2013年8月29日發表）吧！主題是：與食用葡萄或蘋果相比，食用藍莓可降低罹患第二型糖尿病的風險（Researchers find link between blueberries, grapes and apples and reduced risk of type 2 diabetes）。

　根據這篇論文的研究結果，每天食用藍莓的人罹患第二型糖尿病的風險比率（將什麼都不做的人視為1進行比較時的平均死亡率）是0.74，顯示的數值比食用葡萄和蘋果的人更低。該篇論文中提到各項水果的風險比率如下表。

　因此，擔心罹患糖尿病的人，與其食用葡萄、蘋果、草莓或紅肉哈密瓜，或許選擇藍莓會更好吧！話雖如此，著重均衡的飲食才最最重要。光是大量食用藍莓這種極端的行為是沒有意義的唷！

與罹患糖尿病風險相關的各類水果風險比率

藍莓	0.74
葡萄、葡萄乾	0.88
李子乾／西梅乾	0.89
蘋果、西洋梨類	0.93
香蕉	0.95
葡萄柚	0.95
桃子、李子、杏子	0.97
柳橙	0.99
草莓	1.03
紅肉哈密瓜	1.10

拜耳藥品Adaptinol錠

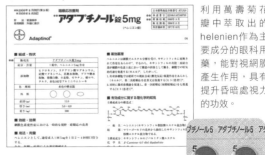

利用萬壽菊花瓣中萃取出的helenien作為主要成分的眼科用藥，能對視網膜產生作用，具有提升昏暗處視力的功效。

探究「喝了骨頭會融化」一說的真實性

可樂與骨頭的關係

可樂是廣受大眾喜愛的飲料。但是，相信很多人小時候都有過被大人威脅說「喝可樂骨頭會融化！」的經驗吧？讓我們試著調查它的真實性。

　　應該很多人都是聽著「喝可樂骨頭會融化」這句話長大的吧？但是大部分的人幾乎都不是那麼在意，還是繼續喝可樂，即使如此，應該也沒有實際發生過骨頭融化的案例。這麼說來，可樂讓骨頭融化這件事只是單純的都市傳說，不過是一種迷信罷了？

　　但是，事實真相並沒有那麼單純。可樂為了呈現出那種帶有獨特口感的味覺感受，使用了名為「磷酸」的添加物。據說當磷酸攝取過量時，的確可能會對骨骼的生成帶來負面的影響。

　　在日本「公益財團法人骨質疏鬆症財團」的網站上，開門見山就寫著「可樂含有大量的磷酸，會妨礙身體的鈣質吸收，建議不要大量飲用比較好。」這樣的結論。

　　話說回來，構成磷酸的「磷」這項物質，對所有的生物而言是不可或缺的礦物質。除了與鈣質結合後形成骨骼和牙齒之外，也扮演著像是DNA和ATP（三磷酸腺苷）等負責維持生命的重要角色。

　　對身體來說如此重要的磷，為什麼攝取過量反而會對身體有害呢？在日本公益財團法人骨質疏鬆症財團的網站上做了以下的說明。

> 因為磷和鈣質的關係太好，兩者很快會打成一片。即使是在骨骼中，磷和鈣質也會形成磷酸鈣的結晶體。當人體攝取大量的磷，如果和腸道中的鈣質互相結合的話，就會形成結晶狀被腸道吸收而無法進入體內，最後直接混入糞便中排出體外。因為這個原因，攝取過量的磷會妨礙鈣質的吸收。因此呼籲不要攝取過量的磷，建議不超過鈣質攝取量的兩倍為佳。

　　各類食物中都含有大量的磷，所以只要維持正常的飲食，幾乎都可以攝取人體必須的量。2015年的「國民健康與營養調查」結果顯示，各類營養素的攝取量（1歲以上，依男女性別與年齡層不同）分別是：鈣質517毫克，磷990毫克。但是因為這項調查中並未將食品添加物中的磷酸的量納入計算，預期實際的磷攝取量應該會比這個

Q 請問磷和鈣質的攝取比例是多少？除了磷以外，蛋白質和食鹽也會妨礙鈣質的吸收嗎？

因為磷和鈣質的關係太好，兩者很快會打成一片。即使是在骨骼中，磷和鈣質會形成磷酸鈣的結晶體。當人體攝取大量的磷，如果和腸道中的鈣質互相結合的話，就會形成結晶狀被腸道吸收而無法進入體內，最後直接混入糞便中排出體外。

因為這個原因，攝取過量的磷會妨礙鈣質的吸收。因此呼籲不要攝取過量的磷，建議不超過鈣質攝取量的兩倍為佳。但是這並不是一項很嚴謹的基準，因為鈣質吸收率會受到很多因素影響，就算磷的攝取量達到鈣質攝取量的三倍也可能不會造成影響。除了肉類和魚類之外，牛奶和非酒精性飲料中也都含有磷，自然而然會攝取過量。

蛋白質和食鹽也是人體重要的養分，某種程度的量是必要的，但是如果蛋白質1天的攝取量超過80g，食鹽1天攝取超過10g的話，就會出現鈣質並從尿液中排出。只要適量的話，並不會對腸道的鈣質吸收造成影響，適量的蛋白質反而可以幫助鈣質吸收，所以請攝取均衡飲食吧！

▲回到問題INDEX

公益財團法人骨質疏鬆症財團 http://www.jpof.or.jp/faq/faqprevention/
針對磷和鈣質的關係進行說明，也有寫到關於蛋白質和食鹽的影響。

數字還要多。我認為現實情況是，我們都攝取了超過鈣質兩倍以上的磷。

 可口可樂公司的反駁

因此，造成「可樂會讓骨頭融化」這個問題的最大癥結點就是，如果大量攝取作為酸味劑使用的「磷酸」，將會妨礙鈣質的吸收，有可能成為導致骨質密度下降的原因。但是，這件事沒有意外地遭到可口可樂公司否定。可口可樂公司在名為「飲料學院」的官方網站上，特別刊登了營養與骨骼健康的專家Robert P. Heaney教授的專訪內容，針對這項疑慮發表了以下回應。

（Robert P. Heaney教授）在我們進行的鈣質與代謝的研究中證實，可樂飲料中含有的磷酸，對於尿液中的鈣質損失完全沒有造成任何影響。

Robert P. Heaney教授的論文主題是〈碳酸飲料和尿鈣排泄〉（Carbonated beverages and urinary calcium excretion）。這篇論文的宗旨是「即使喝了可樂，

從尿液中排出的鈣質含量並不會改變。」它並未針對骨質密度減少與否進行量測，所以這篇論文並未回答我們最想知道的部分。

 可樂與女性骨質密度相關的論文

另外還有一篇論文是針對可樂與骨質密度的關係進行調查。主題是〈可樂等，不包括其他碳酸飲料，會導致年長女性骨質密度偏低：骨質疏鬆症研究〉（Colas, but not other carbonated beverages, are associated with low bone mineral density in older women: The Framingham Osteoporosis Study）這篇論文的結論指出，年長女性的可樂攝取與低BMD（骨質密度）之間有著密切的關連。

具體的要點統整如下。（serving／SV指的是飲食提供量的單位。在這篇論文中指出「消費量是依據每週平均的serving進行測量；1個serving的定義是指1杯、1罐、或是1瓶的意思」）

· 從1971～2001年為止，關於骨質疏鬆症一共進行了6個週期的調查，從資料中設定男性（年齡：59.4±9.5歲）共1125人，女性（58.2±9.4歲）共1413人為對象進行分析。
· 測量女性的股骨頸部密度，相對於沒有喝可樂的人是0.89g/cm²，每週喝1～3個serving的人是0.87g/cm²，喝3～7個serving的人是0.865g/cm²，而喝7個serving以上的人都是0.855g/cm²。

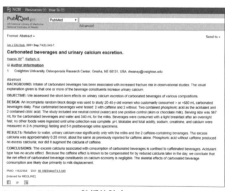

Robert P. Heaney教授的論文

「Carbonated beverages and urinary calcium excretion.」
Am J Cin Nutr. 2001 Sep;74(3):343-7.
https://www.ncbi.nim.nih.gov/pubmed/11522558

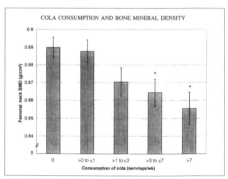

喝可樂的女性骨質密度減少的數據

參考「Colas, but not other carbonated beverages, are associated with low bone mineral density in older women: The Framingham Osteoporosis Study.」
https://www.ncbi.nim.nih.gov/pubmed/17023723

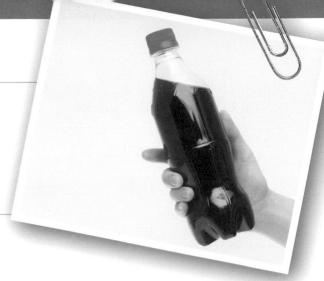

可樂飲料中，每240mL含有25～40mg作為酸味劑使用的磷酸。同樣容量的柳橙汁中含有27mg，牛奶則是232mg。30g的帶殼花生中含有113mg的磷酸，切達起司則含有145mg的磷酸（參考可口可樂公司「飲料學院·飲料是否對骨骼帶來影響的驗證」）。

・除了可樂之外的碳酸飲料，看不出有顯著性差異。
・針對男性，看不出有顯著性差異。

　　針對年長的女性，得到了飲用可樂會導致骨質密度下降這樣的結果。雖然在這篇論文中仍表示「還需要做更進一步的調查」，但最後的總結則寫道「擔心罹患骨質疏鬆症的女性，避免經常性飲用可樂會比較好。」

 結果到底會不會造成影響？

　　可樂的攝取與骨質密度減少之間的關係，贊成與反對這兩種論點相互交錯，確實也有認為與骨質密度減少有關的數據存在。儘管如此，就算有這些論文的研究成果作依據，只要不要像笨蛋一樣達到「經常性飲用」那種程度的話，原則上應該可以說不會有問題，即使這是個陳腔濫調的結論。

　　順帶一提，應該也會有人在意除了可樂之外，什麼樣的軟性飲料中含有磷酸（或是磷）吧？朝日飲料公司與三得利公司都有在官方網站上公開該公司製作的產品營養成分，請大家上網確認。

　　在碳酸飲料中，可樂類平均每100毫升就含有大約20毫克左右。其他的碳酸飲料據說也含有1毫克左右的樣子。像是咖啡、乳製品、蔬果汁等產品中雖然也含有大量的磷，但是請各位不要直接套用到前面論述的「可樂和骨密度的關係」相關論文並混為一談。

　　雖然是老生常談，只要平常多注意攝取均衡的飲食，確實攝取鈣質等必要的養分是很重要的。只要做到這一點，就可以適度地享用可樂了。

發現媲美真人版「仁醫」的史實！

拯救5,000名早產兒的男子

日劇《仁醫》是描寫現代的腦外科醫師，穿越時空回到江戶幕府末年，運用最新的醫療知識拯救眾多病患的故事，而在1990年代的紐約也有類似的故事。事實上，它是從小說開始流傳的⋯⋯

在1990年以前，早產兒被認定是先天性疾病，認為孩子還沒長大就會死亡，即使養大了也是個從小就體弱多病的人，無法順利找到好的工作。因此，很多父母發現出生的嬰兒是個早產兒時，大部分都會選擇拋棄或是親手殺了孩子。而且當時的婦產科和助產所也會因應這些父母親的要求，負責處理這些「無法長大的孩子」。

馬丁・庫尼（Martin Arthur Couney）是一名德裔的猶太籍醫師，他試圖拯救這些被醫院處置的孩子。讓早產兒繼續存活下去的生命維持裝置，在1896年舉辦的柏林「大產業博覽會」中展出。這個裝置藉由人工方式孵化雞蛋的過程，並參考孵蛋器的名字，將它取名為「嬰兒保溫箱」（incubator）。

庫尼主張「這個裝置是一位與我的老師Pierre-Constant Budin齊名，舉世聞名的法國巴黎大學醫科的教授＆婦產科醫師Étienne Stéphane Tarnier所開發的產品。」它就

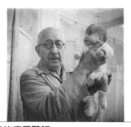

The Man Who Ran a Carnival Attraction That Saved Thousands of Premature Babies Wasn't a Doctor at All

Martin Couney carried a secret with him, but the results are unimpeachable

抱著新生兒的庫尼醫師
（參考Smithsonian.com）

Dr. Martin Couney
Inventor of the Baby Incubator

康尼島遊樂園中，現今依然展示著庫尼醫師的照片。（參考Coney Island History Project）

參考文獻・照片出處等
●Smithsonian.com　https://www.smithsonianmag.com/
●Coney Island History Project　https://www.coneyislandhistory.org/hall-of-fame/dr-martin-couney

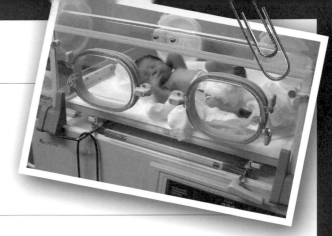

嬰兒保溫箱

將難以在一般環境中成長的早產兒，放入加以保護的保溫箱。管理適合的溫度與氧氣濃度，輔助早產兒順利成長。庫尼在1896年舉辦的柏林「大產業博覽會」中展出，但是由於庫尼醫師本人存在太多疑點，正確來說，保溫箱的發明者不明。

是在現代醫學中，保溫箱的英文名incubator的由來，跟動畫《魔法少女小圓》裡面出現的「丘比」沒有關係。

　　庫尼用人工奶餵養早產兒，並放在這個裝置裡面加以保護，讓早產兒順利養大，但這方法在柏林並沒有引發人們的高度關注，以至於嬰兒保溫箱未能順利推廣。但是他並未因此感到氣餒，到處參加全世界各地舉辦的展會和博覽會。包括1897年在英國倫敦舉辦的「伯爵宮展覽中心國際展覽會」、1898年在美國內布拉斯加州舉辦的「密西西比州穿越博覽會」、1900年在法國舉辦的「巴黎萬國博覽會」、1901年在美國紐約舉辦的展會等，他積極地在全世界各地推廣嬰兒保溫箱和拯救早產兒的活動，卻始終沒有進一步成果。以當時的社會常理來說，與其說早產兒是醫學方面的問題，不如更該說是基督教等宗教問題，因為他們受到跟死胎同樣的待遇。

　　於是在1903年，庫尼開始接手那些在醫院被處理掉的孩子們，並在位於美國紐約市布魯克林區南端的康尼島遊樂園中，開始經營展示小屋。這是直到2020年現今依然持續營運中，紐約地區的知名遊樂園。他在遊樂園內展示這些早產兒，並收取門票費用25美分作為早產兒的醫療費。就這樣讓多達5,000名早產兒得以順利回到親生父母親的身邊。這件事徹底翻轉了當時「早產兒養不大」的社會常理。

　　在當時一開始，就有反對將早產兒當成展示品的反對意見，但那是因為當時的人權意識低落，再加上社會保險制度尚未發展完全，為了籌措這些被認為活不了而遭到拋棄的早產兒們的醫藥費，這是唯一辦法。前來這個展示小屋參觀的人，剛開始是抱持著參觀醜陋怪物的心態來的，但是看到早產兒健康地發育之後，轉而打從心底支持這項行動。最後再也沒有人恥笑庫尼的展示品，門票進而成為幫助這些孩子們的募款，提供早產兒適當的醫療行為變成了社會常理。於是許多婦產科和小兒科診所都導入了嬰兒保溫箱，社會整體的風氣也轉變成「即使是早產兒也可以接受適當的醫療行為」。如果沒有庫尼，究竟會有幾萬名早產兒被他們的父母親和醫生見死不救，導致死亡呢？

※實際獲救的早產兒人數眾說紛紜，也有6000～7000人之說，在此以康尼島遊樂園官方公布的5000人為準。

此外，他也熟知哺乳期間抽菸、喝酒的危害性而徹底予以排除，同時也嚴格禁止護理師在勤務過程中抽菸。現在可能很難想像，在當時，社會並未認知道香菸和酒精對嬰兒的危害性，無論是醫師還是護理師，叼著香菸工作這件事是相當普遍的。年齡限制的概念也很不明確，甚至在女性雜誌上還有宣揚為了讓孩子乖乖睡覺，將酒精飲料加入牛奶中的「生活智慧」呢！

到了1940年代，對早產兒提供適當的醫療行為已經成為社會常理，再也沒有父母會將小孩寄放在他的展示小屋裡了。1942年展示小屋宣布閉館，至於庫尼醫師本人則在1950年因貧困而過世。即使是早產兒也要讓他們活下來，他是改變社會常理甚至是醫療制度的偉人，可能是對已經不再需要自己的社會氛圍感到滿足，他沒有讓任何人知道自己的死訊。

 ## 嬰兒保溫箱發明者之謎

1950年庫尼在貧困中過世之後，一位名為Claire Prentice的作家遠渡法國和德國，針對庫尼醫師究竟是一個什麼樣的人進行調查。結果，發現他的經歷全部都是假的，也沒有進行醫事人員執業執照登錄。這件事讓全世界大為震驚！

他自稱是法國小兒科醫師Pierre-Constant Budin的學生，但是詢問其他Budin的學生，卻完全沒有人認識庫尼。此外，他移民到美國時所提出的學經歷資料全部都是假的，詢問他自稱的畢業學校也找不到任何學籍記錄，根本沒有人認識庫尼。甚至前往他的出生地時，發現他出生時的房子、家人和親戚都不存在，連出生記錄也沒有。別說真正的出生地了，甚至連他的生日都不明。

雖然庫尼自稱是德裔猶太人，但是從他的私生活卻看不出任何謹守猶太教戒律的樣子，連他是否真的是猶太教徒這一點，都令人存疑。因為當時猶太人擁有獨立並與世隔絕的社群團體，或許自稱是猶太人對他來說更方便隱瞞他的學經歷。

庫尼醫師第一次在公開場合現身，是在1896年的柏林大產業博覽會上展示嬰兒保溫箱的時候。自稱1860年出生的他，當時只有36歲。後來他在康尼島遊樂園開始經營展示小屋時，則自稱是1870年出生。如果真的是1870年出生的話，1896年的柏林大產業博覽會時他才不過26歲，當醫生未免太年輕了。

而且，庫尼號稱是知名醫學教授的學生的學生，但這些輝煌的學經歷全部都是假的，甚至連嬰兒保溫箱是否真的是由Tarnier教授所開發的也令人懷疑。舉辦柏林大產業博覽會當時，Tarnier教授已經退休，而且隔年就過世了。他的學生Pierre-Constant Budin（當時50歲）也沒有參加博覽會的記錄。

Tarnier教授在當時是非常知名的人物。他不僅是知名醫科大學的教授，還是「Tarnier鉗子」等現代持續使用的醫療器具發明者。當時塞麥爾維斯醫師提倡的洗手消毒被社會大眾質疑，在Tarnier教授徹底導入之後才讓巴黎的孕婦死亡率銳減。宣揚這些偉大功績的Tarnier教授個人著作，後來成為法國婦產科醫師的標準作業指引，現

在還可以在巴黎的Rued'Assas找到他的紀念碑，他就是這種等級的名醫。

如此偉大的人物發明的嬰兒保溫箱，長年以來沒有受到重視，不被社會大眾接受是一件很奇怪的事。人們不僅找不到Tarnier教授發明嬰兒保溫箱的證據，也沒有留下他在巴黎醫科大學使用過保溫箱的記錄。話說回來，當時主張Tarnier教授發明保溫箱的就只有庫尼醫師一個人。儘管現在已經在全世界被廣泛使用，但嬰兒保溫箱真正的發明者是誰，至今仍是一團謎。

 ## 庫尼的真實身分是時空旅人？

但是，如果庫尼為密醫的話，他所擁有的醫學知識卻又明顯高於當時的水準。從這項事實來看，他顯然就是從未來世界回到過去的小兒科醫師不是嗎？保溫箱就是身為時空旅人的庫尼從未來世界帶到過去世界的東西，這樣解釋也是理所當然的吧！

如果真的是這樣，就會引起時間悖論，變成沒有人發明了嬰兒保溫箱。說到這裡，不禁讓人懷疑其實嬰兒保溫箱這個名字的由來，是否真的是源自《魔法少女小圓》呢！（笑）

如上述內容，庫尼醫師的生日在不同時期有所差異，從1860～1870年竟然差了10年之多。如果他是在1860年出生的話，過世的時候是90歲，在當時來說算是前所未見的長壽了，而且他超過80歲還能在遊樂園裡舉辦展示小屋。即使是以現代的基準來看，也是十分反常的身體強健高齡者呢！不管採用哪一個生日的說法，他實際活躍的期間異常地長久，已經變成庫尼科幻故事了。如果他真的是時空旅人的話，那麼他的實際年齡可能會更年輕一些吧！

關於他的豐功偉業，全部都彙整在《康尼島的奇蹟》（Miracle at Coney Island）這本書中，建議懂英文的人可以閱讀看看。

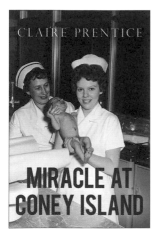

《康尼島的奇蹟》
（Miracle at Coney Island）

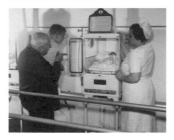

Claire Prentice Website
https://claireprentice.
org/martin-couney/
《康尼島的奇蹟》作者
Claire Prentice的網站；
刊登了庫尼醫師的照片。

為了逃過兵役故意生病

密醫的工作

說到密醫，相信很多人都會想到《怪醫黑傑克》這部作品吧！但是現實中的密醫也有執照，只有在接受祕密的工作委託時才會收取高額的報酬，從事不可告人的工作。

密醫是讓健康的人生病，進行和原本應有的醫療行為相反的工作。這是在韓國，有著徵兵制的國家裡確實際存在的一種工作。為了逃避兵役，役男故意讓軍醫誤診，以為罹患了足以免除兵役的重大疾病。其實在為了擺脫兵役無所不用其極的韓國，負責進行檢查的醫師也很擅長識破這些作弊行為，所以手法如果處理得很粗劣是行不通的。

某位圍著圍巾的韓流巨星，據說就是因為視力極度惡化而免除兵役。其實透過手術故意讓視力退化，這件事在醫學上是可以辦到的，而且之後也可以再次讓視力恢復正常。但是，對於兵役一事嚴格看待的韓國，如果做了眼睛的手術，就得在表面上一直假裝視力很差的樣子過生活，一輩子都沒辦法取得駕照，也沒辦法開車。當然找工作的時候，也會有無法從事有視力限制的工作的這項缺點。就算視力回復了，如果被發現這一連串的症狀其實是故意的，就必須去服兵役，所以絕對不能跟人說你已經「治好」了，而一旦取得駕照的話也會被通報到兵役廳。

 模擬兵役檢查蒙混過關的方式

相較於視力，腎臟疾病的缺點比較少，但之後仍會再進行檢查，而且若已治好就必須去服兵役。想要讓兵役檢查不合格的話，必須提出符合一輩子無法治癒的慢性腎臟病（CKD）診斷基準的檢查結果才行。因此在血液檢查這個項目中，BUN（尿素氮）和Cr（肌酸酐）要顯示出很高的數值，尿液檢查時「尿蛋白＞30mg/dl」，預估的腎絲球過濾率「eGFR＜30」的狀態，而且必須維持3個月以上。其實，只要大量飲用市售的營養補給品○○和○○○，輕輕輕鬆就可讓血液中的BUN和Cr值變高，使血液檢查結果呈現異常，但真正的困難點在於血液中的肌酸酐濃度。血液中的濃度要高，同時尿液中的濃度又必須很低才行。eGFR是以尿液中的「肌酸酐值」與年齡、性別進行計算，單純的血液中濃度上升時，尿液中的濃度也會跟著上升，這樣就會被發現只不過是補給飲料喝太多而已，不會被診斷成腎臟病。也就是說，當血液中的濃度很高，

據說在必須服兵役的韓國，存在一群故意讓健康的人生病，協助逃避兵役的密醫。在類似緩和過敏性休克症狀，可自行使用的注射器EpiPen上，他們會在裡頭加入引發腎臟功能障礙的藥劑後，交給病患……！

但尿液中的濃度很低時，可以認定是腎臟沒有發揮功能，導致尿液無法排出體外，滯留在血液中所造成的現象。

為了達到這種狀態，必須服用引發藥物性腎功能障礙的藥物，讓腎臟的腎絲球濾過率值（GFR）低下。如果造成急性腎小管壞死的話，就真的會演變成一輩子無法治癒的真正的腎臟病，所以控制在急性的腎組織灌流不全，是最好的方式。

○○這項藥物的副作用，會讓腎組織的灌流以及腎絲球過濾速率減少。雖然有口服藥和注射針劑，但因為口服藥的藥效控制在即使服用過量的狀態下，也不會有引起急性腎衰竭的程度，所以需要注射針劑輔助。只要注射1針專用的消炎鎮痛劑○○○肌肉注射劑50毫克的話，整整一天後就能成為假的腎臟病患者。如果再輔以造成高血壓的○○○○這項藥物的話，就更完美了。

所以，同時使用這兩項藥物的話，在高血壓＋腎臟病的雙重病灶下，保證可以免除兵役。而且經過1天之後，等藥效過了又可以恢復健康的狀態。

如果在日本的醫院出現了足以免除兵役這類異常數值時，通常會寫介紹信再安排病人轉往大學附設醫院進行更精密的檢查，接著住院然後用針從背後插入腎臟，擷取腎臟組織後進行腎臟切片檢查。但在韓國的兵役檢查並不會進行如此繁複又高成本的檢驗，所以不會被發現。

順帶一提，在日本如果同時患有高血壓＋腎臟病的話，會被認定是無論通勤、上下學，或是家中勞務都難以處理的腎功能衰竭者，這是相當於殘障手冊4級以上的重病。因此，即使韓國的標準很嚴格，在這種狀況下還是能夠免除兵役。然而在日本，就算你假裝成慢性腎臟病患者，以不法手段取得殘障手冊詐領殘障者年金，或是接受最低生活保障制度，還是需要提出腎臟切片檢查的診斷書，所以根本不可能使用藥物蒙騙過去。比起韓國的兵役檢查，日本的最低生活保障制度審查所進行的檢驗也不惶多讓，兩者的嚴格程度在伯仲之間。

讓人生病的藥物的真相是……

　　至於「日本哪裡可買到變成高血壓的○○○藥物？」這是非常難以取得的藥物，不僅沒有在一般市面上流通，連醫院和藥局也沒有。說道「當初為了什麼目的製作這款藥物？」其實就是為了進行治療藥物的動物實驗，達到以人工方式讓受試動物生病的目的所製作的「病理模型動物製備試劑」。因此這是只有在製藥公司和大學的研究室等特殊機關裡面才有的藥物。

　　所有的治療藥物在上市之前都要進行嚴格的臨床實驗。首先是從動物實驗開始，需要有大量接受該款藥物治療疾病的動物。於是，便開發出以人工方式讓動物生病的方法。為了實驗高血壓的治療藥物，就不得不讓實驗動物罹患高血壓。因此才會開發出這款「讓實驗動物生病的藥」。

　　以藥物的原理來看，這種「讓實驗動物生病的藥」對人類當然也有效果。

　　讓人生病的藥物，這樣的說法感覺有些奇怪。雖然我覺得應該把它稱為「毒藥」，但是在醫學上毒和藥之間的界線相當曖昧，所以才會變成「讓人生病的藥」這麼奇怪的說法。

　　○○○在體內分解之後就會回復到普通的狀態，所以只要藥效結束之後就會回復健康。如果為了維持生病的狀態不得不持續注射藥物，這麼一來高血壓和腎臟病的併發症就會侵襲而來，不小心的話就會死亡。如果是在兵役檢查的狀況下，只要在檢查前立刻施打就行了，應該不至於會嚴重損及健康，應該吧……

　　韓國有很多人會因為逃避兵役的仲介策動而遭到逮捕，和毒品組織一樣，他們恐怕就是被設定為末端藥頭等級的人。哪一種藥，以何種方式在黑市裡流通呢？為了怕被拒服兵役的人知道，所以韓國政府並未對外公布，這完全都是筆者的猜測：將藥品裝在類似EpiPen這類可以自行使用的注射器內交給對方，然後交代檢查前不久再自行施打就可以了。

韓國兵役廳　https://www.mma.go.kr/contents.do?mc=mma0001998

針對逃避兵役的行為韓國有非常嚴格的懲罰，會處以1年以上5年以下的刑期。助長不正當方式逃避兵役的網站也遭到監控，通報者可以領到獎金。

將手指伸進肛門裡……其實是正統的醫療行為
前列腺按摩療法的科學

將手指或道具插進肛門，透過直腸壁刺激位在膀胱下方的前列腺，此舉雖然給人一種提供性方面服務的負面印象，但其實是正式的醫療行為。讓我們從醫學的角度來解說吧！

坊間被稱為「前列腺按摩」的舉動其實是正式的醫療行為，正式名稱是「前列腺液按出法」。這個療法有登錄在前列腺炎的標準療法指引上，納入日本國民健康保險的給付範圍內，依據診療申報點數表J069可以申報50點。換句話說，就算醫師對患者進行前列腺按摩療法，也只能領到500日圓而已，而且這500日圓還不是進到醫生口袋裡的金額。雖然潤滑液的費用會另外計費，但是扣除協助診療的護理師人事費用，過程中使用的手套與手套廢棄費用等各項費用後，實際收益已經所剩無幾。

國家規定了診療金額，就算是由持有醫師執照的美女進行診療也只能領到500日圓，但是由沒有醫師執照的性工作者提供這項服務，卻可以領到10,000日圓以上，真是令人羨慕啊！不過，如果這位性工作者本身未持有醫師執照的話，會因違反藥師法遭逮捕，這難不成是要實習醫生去風俗店打工嗎？經營風俗業的店家在僱用員工時，是否真的確認過他們有無醫師執照，這一點令人存疑。至於價位，以自由診療的觀點來看，一次10,000日圓並不算違法，只要確實持有醫師執照的話，價位設定本身是沒有問題的。

但是，依法必須向衛生所提出診療所的開設申請，所以風俗業的業者請特別注意。

 天才醫師開發前列腺按摩器

「前列腺炎」是非常普遍的疾病，疫病學上生涯感染風險高達25%，幾乎每4位男性就有1位在一輩子之中會感染一次，而且大部分都是因為性行為或性病造成的感染症狀。前列腺炎初期會嘗試以抗菌藥物進行治療，但是有一種非病原菌造成的「非細菌性慢性前列腺炎」，這是非常麻煩的疾病，感染原因也不明。

發生嚴重排尿障礙時，醫師必須將手指伸進患者的肛門內，進行前列腺液按出療法。必須施行此項療法的患者以中高齡為主，未成年的患者極為稀少，所以醫師想遇到美少年的屁屁，這種機率毫無疑問是零。

每週將手指伸進大叔髒髒的肛門內按摩前列腺也只能領500日圓，為了拯救醫師們悲慘的遭遇，1996年出現了一位天才醫師，他發明了讓患者可以自行按摩前列腺的道具。這位在美國德克薩斯州休士頓執業的日籍泌尿科醫師Jiro Takashima，設立了名為High Island Health LLC.的公司，開始製造並販售前列腺按摩道具。

　　只要試著用Jiro Takashima搜尋專利方面的資訊，你會發現這位醫師申請了相當多塞入肛門的道具專利。製作成人玩具的日本廠商請小心，不要侵害他的專利。因為有專門管理專利權的公司，他們會針對專利侵害毫不留情地提起告訴。

　　知名的Enemagra和Aneros，因為銷售代理商合約等商業上的諸多問題，演變成兩家公司的產品，其實是同一位發明者的同一項產品的事件，而這產品日文的正式名稱是「前列腺按摩器」（前立腺マッサージ器）。

　　一如Aneros公司在網站上寫的「Aneros以外的都只是玩具！」這句豪語，這項產品真的進行過臨床測試並取得專利，是貨真價實具有醫學實證的產品。但是不管在美國或日本它都不被認定為醫療器材，所以購買時無法申請保險補助，請各位見諒。

　　在此簡單說明它的構造和原理吧！相較於後庭前列腺按摩棒這類刺激肛門的道具，Enemagra和Aneros是按壓前列腺的按摩器，但兩者採用的基本原理完全不同。從Enemagra和Aneros的外型就可以看出，露出體外的部分伸向身體的前方和後方，前方的部分則呈現圓球狀。這是將肛門括約肌運動轉換成前後運動時，讓插入腸道內的道具前端適度按壓前列腺的必要構造，這個部位也是最重要的專利所在。

　　使用方法請詳閱販售商網站上的詳細說明。如果使用時前後方向錯誤的話，將無法發揮效果。

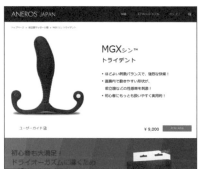

Aneros Japan　　https://www.aneros.co.jp/
該產品現有多款刺激前列腺並引導至乾式高潮的前列腺按摩器，這些產品已取得專利認證，並且具有醫學實證。

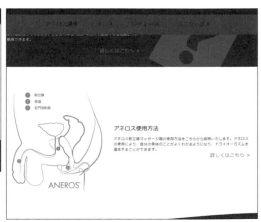

參考文獻．照片出處等　　　●High Island Health　http://www.highisland.com/ourcompany.php
　　　　　　　　　　　　　●光漢堂　https://koukandou.jp/　（Enemagra的經銷商）

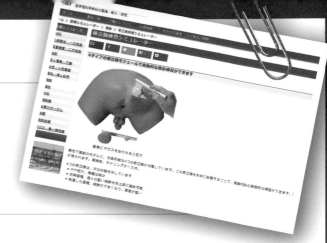

前列腺檢查模擬器
針對「前列腺肥大症」和「前列腺癌」
等前列腺的患者，可以進行直腸內診的
練習。日本國內從1997年開始販售這款
檢查模擬器。
日本3B Scientific
https://www.3bs.jp/

 醫師的診斷能力與經驗值成正比

　　老實説，因為醫師在前列腺觸診的診斷能力與經驗值成正比，你的手指插過多少男
性的肛門就決定了你的能力值高低，這種説法一點都不為過。在筆者那個年代還沒有
「前列腺檢查模擬器」這類方便的教材，只能拚命地拜託志願者讓我把手指插進他的
肛門裡，以這種方式累積經驗值。醫學院的學生也會互相用對方的肛門練習，像我在
醫學院學生時代就曾經被現在的老婆、我的妹妹以及妹妹的同學插過肛門。
　　雖然我太太問我感覺舒不舒服，可能是我的前列腺和肛門不夠敏感，完全沒有舒服
的感覺。照實回答之後被我太太罵了一頓，在我讓妹妹以及妹妹的朋友練習之前，還
被我太太拿後庭前列腺按摩棒插進肛門仔細檢查了一番。
　　三人一致表示我的肛門和前列腺相當柔軟。通常執行肛門異物插入以男性占壓倒性
多數，女性是少數派，但不知為何我的狀況卻是相反。
　　在「泌尿科初期研修課綱」中規定「可適當地進行前列腺液按出法」，所以實習醫
生一定會被要求配合做前列腺按摩。但是，實際在臨床上並不會進行前列腺按摩，只
會投藥治療而已。
　　假如前往有美女醫師看診的泌尿科，在醫學上必須進行前列腺按出法的患者，接受
前列腺按摩時應該會感覺有嚴重的壓迫感且相當痛苦吧！也就是説，可以使用健保診
療進行前列腺按摩的人，除了完全不會有舒服的感覺，日常生活上還會因為排尿障礙
而必須忍受苦痛。所以嘗試使用Enemagra和Aneros時感覺疼痛的人，罹患前列腺疾病
的可能性很高，建議盡早前往醫院檢查比較好。

「泌尿科初期研修課綱」…http://recruit.gakuen-hospital.com/program/pdf/curriculum04.pdf
＊作者在進行泌尿科初期研修前就辭職了，所以並未實際操作過前列腺液按出法。

異世界的轉世者？拯救日本糖尿病患者的隱世天才

胰島素研究者：福尾三郎

「胰島素」是眾所周知的糖尿病治療藥物，但是很多人不知道，曾經有一位留下巨大研究成果的日本研究者。讓我們一窺這位拯救日本後，像風一樣消失的男人。

　　直到「胰島素」開始量產為止，糖尿病一直找不到有效的治療方式。胰島素剛開始販售的時候是最昂貴的藥物之一。過去，糖尿病在日本被稱為「富貴病」，它並不是指這是擁有榮華富貴的有錢人才罹患的疾病，而是患者每天都必須持續施打如此昂貴的藥物直到過世為止，所以患者本身必須很有錢才能夠存活下來。事實上，當時的報章雜誌也以「世界上最高貴的藥品」來形容胰島素。

 胰島素治療始於1920年代

　　從發現胰島素到開始進入量產並全面普及為止，在當時來說進展速度相當快，於1922年底（大正11年）由Eli Lilly and Company公司開始銷售。Becton, Dickinson and Company則是在1924年推出將1個刻度作為1個單位的胰島素專用注射器套組。

　　日本於1924年3月，現代之醫學社出版了平川公行所寫的《糖尿病的胰島素療法》這本治療手冊之後，才開始從美國進口胰島素。書籍的最後，刊登了進口胰島素的廣

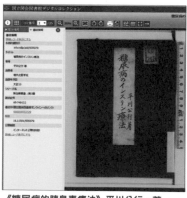
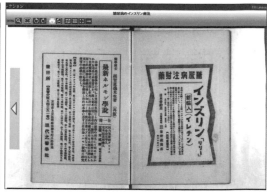

《糖尿病的胰島素療法》平川公行・著
1924年，現代之醫學社出版了這本使用胰島素的糖尿病治療手冊。當時胰島素只有在美國進行製造，書籍的最後刊登了進口胰島素的廣告。（參考「國立國會圖書館數位典藏」）

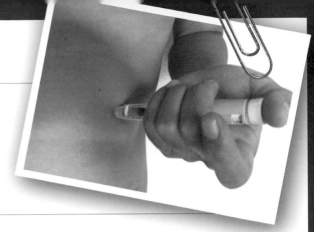

胰島素是讓血糖下降的賀爾蒙。罹患糖尿病之後，胰腺幾乎不會再次分泌胰島素，所以必須透過自行注射的方式補充胰島素。現在任何人都可以接受治療，但過去胰島素曾經是非常昂貴的藥物，只有少數有錢人才負擔得起，於是日本的天才研究者找出使用魚類臟器來做的廉價製作方式。

告，50單位要價日幣4圓50錢，100單位則是日幣8圓，這真的是相當昂貴的藥物。如果是一天需要注射30單位的患者，每個月就必須花費72日圓。在大學畢業首份工作薪資50圓的年代，每個月72日圓是非常可觀的數字。

其他還有像是注射費、血糖量測檢查、醫師診療費等必要花費，直到患者過世為止的幾十年，光是診療費用每個月就高達一般庶民的月收入三倍以上，整年的醫藥費更是輕鬆超過日幣千圓大關。換句話說，只有年收入在平均所得10倍以上的金字塔頂端國民，才有能力接受完整的治療。以現在的說法，相當於年收入未達3千萬日圓以上的糖尿病患者只能等待死亡，所謂「富貴病」和「世界上最昂貴的藥物」也無可厚非。

當時有能力生產胰島素的國家只有美國而已。由於從美國進口到日本的運輸費用相當高，再加上日圓對美金相對薄弱，匯率1美元＝2日圓以上，導致胰島素價格居高不下。

於是日本開始著手進行胰島素的國產計畫；帝國臟器製藥株式會社於1935年（昭和10年）開始銷售第一支日本國產的胰島素藥劑。但是，由於它是從豬隻和牛隻的胰臟抽取淬煉而成的藥物，價格非常高且產量稀少，再加上與進口品相比並沒有比較便宜，所以無法順利國產化。

 為何出現糖尿病患者？大日本帝國軍隊的暗黑面

1938年，由於外交關係惡化，包括胰島素在內的藥品輸入完全停止。這個狀況讓日本國內陷入胰島素嚴重不足的窘境。隨後，日本政府設立「全國醫藥品原料配給統制會」，將醫療用藥品納入管制並指定為配給品，其中也包含了胰島素。但不知道是什麼原因，針對販售胰島素的帝國臟器、武田藥品、鳥居藥品、友田藥品等公司，政府下達了以軍隊需求為優先的命令。

當時，實際在日本國內生產的只有帝國臟器一家公司而已，其他三家公司都是專門做進口販售的公司，因此庫存立刻就枯竭了。也就是說，當時的日本軍隊裡存在著大量罹患糖尿病且必須經常性使用胰島素的官兵，這件事存在著前所未有的矛盾。

因為軍人的不適任條件中，有一項是「罹患糖尿病或是疑似糖尿病者」，這説明糖尿病患者無法成為軍人，而且軍人罹患糖尿病的話就必須因病被迫離隊。照理説，罹患糖尿病的軍人不應該存在，軍隊也不需要使用到胰島素才對，為什麼會變成這樣呢？

　　大家都知道秋山好古上將因為飲酒過量而罹患糖尿病，但因為他居功厥偉，一直到他走不動為止都無法要求他辭職（最後是榮譽職），他算是一個例外。倘若1938年的現役士兵之中有很多糖尿病患者的話，為什麼他們可以一邊施打胰島素並維持軍人身分呢？恐怕是因為辭去軍職之後就無法免費獲得藥物，才會一直霸占著軍籍吧！如果辭去可以免費獲得治療富貴病特權的軍籍，就意味著死路一條。想要自費負擔一年高達上千日圓的醫療費，最低限度也要達到上尉的年收1860日圓，或是比少校的年收2640日圓更高的位階，而且服役年限必須達到13年以上並領得到退休金的人才行。（因為採行年功序列制，按照資歷來看，士官學校畢業後從軍13年，照理説至少可以做到上尉。）

　　另一個合理的理由是，自從1937年爆發日本侵華戰爭（八年抗戰）後軍官將校人數不足。或許就是因為人手極度不足的關係，即使他們罹患了糖尿病，還是無法讓這些優秀的人才離職吧！

　　順帶一提，依據當時陸軍的資料，胰島素的使用目的為「治療精神分裂症」和「防治毒瓦斯」。需要治療精神分裂症的軍人根本沒辦法打仗吧！到底是如何使用胰島素預防毒瓦斯攻擊啊？這些都忍不住讓人想要吐槽一番。

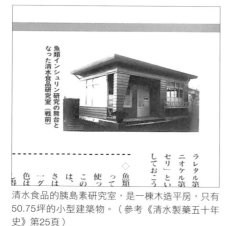

清水食品的胰島素研究室，是一棟木造平房，只有50.75坪的小型建築物。（參考《清水製藥五十年史》第25頁）

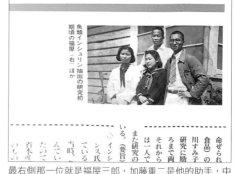

最右側那一位就是福屋三郎，加藤重二是他的助手，中村富美和大川すみ子從旁協助。這似乎是從魚的身上成功萃取胰島素時的照片。（參考《清水製藥五十年史》第24頁）

參考文獻．照片出處等　　　●《糖尿病的胰島素療法》「國立國會圖書館數位典藏」　https://dl.ndl.go.jp/info:ndljp/pid/935370
　　　　　　　　　　　　　●《清水製藥五十年史》等

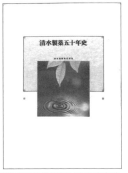

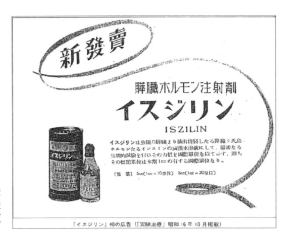

清水製藥開始販售ISZILIN時的廣告，刊登在1941年的醫學專門雜誌上，説明這是從魚的胰臟萃取之後製作的藥劑。（參考《清水製藥五十年史》第57頁）

✔ 天才的出現並展開革命

1938年3月28日，一名男子進入位在靜岡縣清水市，專營魚肉食品加工的清水食品公司。他的名字是「福屋三郎」，是一位剛從水產講習所畢業的新鮮人。到職後不久，他就被任命為清水食品胰島素研究室的室長，與三名助手一起展開研究。

將清水食品販售的魚貨作為胰島素的原料，比起哺乳類家畜更具優勢。哺乳類的蘭格爾翰斯島（胰島）是在胰臟內且分布於細胞碎片中，魚類的胰島則是密集且獨立存在的臟器。硬硬的容易摘取，只要掌握訣竅的話，就算是動作不熟練的女性員工也能輕易地將胰島從內臟上分離出來。而且可以從一尾鱈魚身上萃取出20單位的胰島素，也是效率極高的素材。當時20單位的胰島素價格與在魚市場銷售的鱈魚相比，竟達40〜50倍之多。

從廢棄魚類內臟中的胰島，福屋找出了使用三硝基苯酚和丙酮，萃取胰島素的方法，而且不需使用規模很大的工廠或是高價設備。這對戰爭時期的日本來説，是不需要難以取得的原料和大量人力的完美萃取法。

1941年5月14日，清水食品與武田製藥、三菱財團共同出資19萬日圓，讓清水食品製藥部獨立成為一家公司。因為是以魚類作為原料進行製造的純國產胰島素，所以設立了員工只有14名的小公司「清水製藥」。公司設立後，生產線立刻開始投入製作，並在同年7月開始出貨。胰島素透過武田製藥的銷售網絡販售到日本全國各地。

從魚類萃取出來的胰島素，如果以當時的漁獲量計算的話，足以生產日本每年需求量730萬單位的66倍之多。而且，因為能夠在小工廠裡以便宜的成本大量生產，售價是庶民也能買得起的價格，所以糖尿病終於不再是「富貴病」了。

福屋三郎是異世界轉世者的疑慮？

我總覺得，福屋三郎這個人實在騙很大。該公司的社史裡寫道，福屋三郎的到職日不是4月1日而是3月28日，這是因為清水食品的社長非常讚賞他的能力，拜託他「盡快來公司報到」，所以他在畢業典禮的隔天就到職了。福屋在學期間的水產講習所是設定為四年制的專門學校，是相當於大學程度的教育機構。它也是後來的東京水產大學（現為東京海洋大學）的前身，在當時號稱是很難考上的學校之一。

主修水產學的20幾歲年輕小夥子，到職後立刻被拔擢成為研究室的室長，靠兩名女性員工和1名助手，在小小的研究所裡沒有完善的設備和充足的預算，卻只花1年半的時間就完成如此完美的藥物開發，半年後還說服大型製藥廠和財團同意出資興建工廠並進行大量生產，然後販售到日本全國各地。更重要的是，當時還在打仗呢！

他從1939年開始著手研究，1941年7月產品完成出貨，並在同年8月發表論文，這個進行的速度真是超乎想像。而且，產品出貨日比論文發表日還要早。整體的時間軸順序不是很奇怪嗎？當時的報紙也刊登了福屋三郎的功績，因為他沒有取得學位，所以用「福屋三郎技師」來稱呼他。

的確，有錢人大量需求的藥物，如果能夠以幾近於免費的成本，在使用便宜設備的工廠裡大量生產的話，一定會數鈔票數到手軟，所以大型製藥公司和財團才躍躍欲試，這一點並不難理解。水產化學這個領域是利用魚類作為食品以外的醫藥品進行研究的專門學問，福屋是來自異世界的轉世者嗎？若是現代的研究人員被要求必須像福屋三郎看齊的話，應該會覺得很困擾吧！抱怨沒有研究經費，沒有人手，沒有時間的話，應該會被罵太天真了。

福屋堪稱是國產胰島素製造的最大功臣，但卻於1944年6月1日被中部第三十六部隊徵召，成為一等兵。隨後中部第三十六部隊被送往滿州，迎接終戰的同時遭到蘇聯的軍隊逮捕成為俘虜，並遺留下被移送至西伯利亞的記錄。我們沒有找到他從西伯利亞回國的記錄，也沒有記錄顯示福屋三郎一等兵究竟是在何時何地死亡。大日本帝國陸軍無知地將這位年輕的天才科學家當成戰士，送往戰場。

福屋是否在完成他的任務後，順利回歸他原來所屬的世界了？我深信一定是這樣。

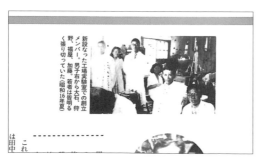

以清水製藥名義獨立出來後，新設置的工廠實驗室照片。福屋與創立成員們一同合影，正中央戴眼鏡的男性就是福屋三郎。（參考《清水製藥五十年史》第35頁）

超級醫師M和福屋三郎的後繼者

續·拯救糖尿病患者的男人們

在第28～32頁中，介紹了成功開發國產胰島素的福屋三郎。接下來讓我們聊聊持續拯救貧窮的糖尿病患者的醫師，以及繼承福屋意志的助手們的故事吧！

在福屋被軍隊徵召離開後不久，日本的海域因為遭受美軍控制無法進行漁業活動，無法取得作為胰島素原料的漁獲也導致生產停擺。陸軍擅自將清水製藥認定為指定工廠並扣押所有庫存，海軍則是前往鳥居藥品扣押工廠。無法取得胰島素這件事傳開之後，擁有金錢和權力的糖尿病患者之間拚命搶奪胰島素，導致胰島素的價格暴漲，又一次回復到「富貴病」了。

這時，從東京的秋葉原車站徒步7分鐘路程的地方，對貧困者提供免費治療服務的三井厚生醫院中擁有大量的胰島素庫存。據說聽聞這件事的富豪和黑道們，帶著大把鈔票和刀子擠到醫院裡。這時有一位醫師霸氣回應說：「這裡的藥都是為貧困者準備的，沒有可以提供給有錢人的藥。」這位醫師以第一名之姿從東大醫學部畢業，不僅20幾歲就取得博士學位，本身還是一名柔道達人。以現在的幣值換算，他相當於年收100億日圓以上的日本最大財團的少東。不向貧困的病患收取任何一毛錢，並提供最

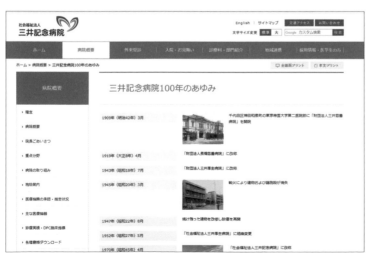

三井紀念醫院網站
https://www.mitsuihosp.or.jp/about/history

在「三井紀念醫院100年的軌跡」頁面中，有一篇關於三井厚生醫院的文章。1943年7月更名為「財團法人三井厚生醫院」，1945年遭受戰火波及導致建築物和多項設施慘遭燒毀。難道……三井二郎左衛門醫師也在此時身亡嗎？

妥善的醫療服務，他就是人稱「超級醫生M」的三井二郎左衛門這號傳奇人物。因為他是內科醫生，據說不會亂扔手術刀。

超級醫生M投入莫大的個人資產購置胰島素，免費提供給貧困的糖尿病患者使用。為了確保有限的胰島素庫存不餘匱乏，他採取飢餓療法與胰島素療法交錯使用的方式，直到戰爭結束後再次取得藥物為止，皆採取如此延續病患生命的治療方針。

「別擔心，清水港有一位名為福屋三郎的天才科學家，等戰爭結束立刻就可以買到藥。再忍耐一下吧！」許多醫師和糖尿病患者都懷抱著這個虛無飄渺的期盼，儘管已經瘦到前胸貼後背還是勉強維持生命。但他們卻完全不知道，最重要的這位福屋三郎已經成為一名士兵，還被推上前線。

然而這位超級醫生M終究還是敵不過B-29轟炸機的攻擊，在1945年3月的東京大空襲中，醫院建築慘遭飛彈擊中後完全燒毀。包括胰島素和超級醫生M全都化為烏有。隨後1945年7月7日，位在靜岡縣清水市的胰島素工廠也因空襲慘遭燒毀。全盛期足以滿足日本國內需求的國產胰島素生產，至此完全劃下句點。

在沒有胰島素的年代，1型糖尿病患者發病後幾年之內就會因糖尿病昏迷而死亡，據說最長也只能存活三年以下。因此，大多數的患者都沒辦法撐到重新生產胰島素的那一天吧！他們也可說是不知名的戰爭犧牲者。

《日本農藝化學會誌》17卷（1941）11號
「作為Insulin資源的魚類相關研究」

《實驗醫學雜誌》25卷（1941）10號
「魚類『胰島素』相關研究」

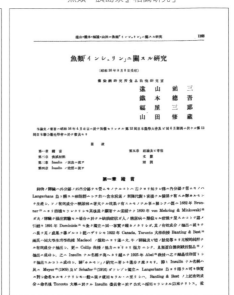

1941年，福屋三郎等人為了利用魚類製造胰島素所發表的論文。

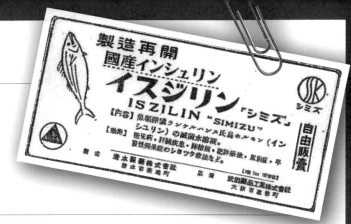

國產胰島素重啟製作
繼承戰死的福屋三郎的遺志，過往的助手加藤重二企圖再次使用魚類製作國產胰島素。終戰後立刻開始生產，送到日本全國各地的糖尿病患者手上。這是通知重啟生產的廣告，上面畫了魚的插畫。（參考《清水製藥五十年史》）

 繼承福屋三郎意志的男子

　　終戰後，受到戰火摧殘後的靜岡，幸運存活下來的胰島素研究室助手加藤重二，獲得名為二又川組的土木工程公司協助，興建了一間僅40坪大小的小平房。在終戰後不久，所有物資嚴重缺乏的年代竟能蓋成研究室，據說二又川組的負責人如此表示：「剛好有多餘的木材用不到而已。」

　　舊制中學畢業（相當於高中畢業），只不過是一名助手的加藤重二，回想起與福屋一同進行研究那段短短不到5年的時光，於是拜託女性從業人員幫忙手工處理魚的臟器，計畫重新開始生產胰島素。武田藥品和三菱財團身為清水製藥的出資者，放棄向清水製藥追討出資金等所有債權的同時，也勸告清水製藥停止這項業務，但是在清水食品的援助下公司仍勉強得以存續。即使數量稀少，清水製藥仍在終戰後不久立刻重新投入生產，再次販售魚類製作的胰島素。加藤繼了福屋的意志，留在清水製藥繼續生產胰島素，並將胰島素提供給眾多糖尿病患者使用。

　　現在胰島素的生產方式已經改變，利用魚類製作的胰島素也不再生產了，但福屋三郎所留下的那份對胰島素的熱情，至今依然持續被承繼下來。生命是平等的，藥物並非少數有錢人專屬的東西。藥物不論貴賤，「世界上最高貴的藥品」是不應該存在的。

　　2020年現在，在日本糖尿病所需負擔的醫療費每月最高金額是3萬6,580日圓（自行負擔的金額約1萬1千日圓），一年下來自行負擔的金額控制在13萬2千日圓以內。雖然稱不上便宜，但是已經不會再發生因為無法負擔，是超過庶民收入3倍以上的醫療費，而導致死亡的狀況。再也沒有人會把胰島素稱作「全世界最高貴的藥」了。

參考文獻・照片出處等　　●《清水製藥五十年史》　　●《三井紀念醫院史》
●作為Insulin資源的魚類相關研究　https://www.jstage.jst.go.jp/article/nogeikagaku1924/17/11/17_11_905/_article/-char/ja
●魚類「胰島素」相關研究　https://www.jstage.jst.go.jp/article/jsb1917/25/10/25_10_1165/_article/-char/ja

骨骼標本過去是使用真人的屍體製作？

理科教室的怪談

放在日本理科教室的骨骼標本，現在是使用合成樹脂製作，但在過去卻是使用真正的人骨製作。理科教室的骨骼標本半夜會亂動，日本知名的校園怪談故事背景，事實是……

　　從2016年開始，有人陸續在學校發現真的人骨或真人製作的標本，這事造成不小的話題，但其實是有其歷史淵源，而且是由文部省指導執行的。1891年（明治24年）島津製作所的創始者島津源藏開始製作並販賣標本，據說這就是日本正式製作與販售骨骼標本的起源。明治時期以後，雖然也有一段時間寡占市場，但原則上戰前在日本製作販售的骨骼標本，大部分都是島津製作所利用真人作為材料製作的產品；其他還有一些醫科大學或醫學研究機構等限定單位會自行製造使用。撇除進口品等特殊案例，我們可以說戰前開始，學校裡的骨骼標本幾乎清一色都是島津製作所的產品。

　　戰爭時期的1944年（昭和19年）該事業暫時中斷，直到戰後1948年標本部才從島津製作所獨立，以京都科學標本株式會社這個獨立法人重新出發，但是隔年1949年，就因為屍體解剖保存法的制定，該公司無法再使用真人為材料製作標本，於是才在1954年開發樹脂製的標本來販售。自此之後在日本製造、販售以真人屍體為材料的骨骼標本的這件事，便成絕響。

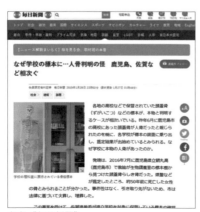

參考《每日新聞》

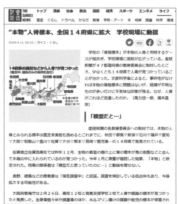

參考《產經新聞》

在高中的理科教室發現了使用真人骨骼製作的骨骼標本，它最早是2016年在鹿兒島的縣立高中生物教室內發現的人類頭蓋骨。到2019年4月為止，已經在日本全國14個府縣發現人類骨骼。

參考文獻　　《日刊工業新聞》1993年3月19日38頁

理科教室的骨骼標本

依據文部省的公文通知，日本全國中小學都必須購置一組人類骨骼標本。過去有一段時期，骨骼標本曾經使用真人的屍體來製作，雖然陸續替換成合成樹脂製作的標本，但還是會出現遺漏之魚。未進行替換的可能性並不是零，而且實際上2019年就發現了好幾件……

 為什麼學校裡有骨骼標本？

　　各位就算沒有在課堂中有實際用到的印象，但看過骨骼標本放在學校理科教室裡的人應該不少吧！文部科學省在2011年（平成23年）4月頒布的中學與小學「教材準備指南」中針對理科教材的部分，希望每間學校準備一具「人體模型A」（人體骨骼、人體解剖等）作為發表和展示用教材。換句話說，是由文部省指示日本全國中小學校必須配置一具人類骨骼標本。

　　實際上因為經濟層面的因素，全國各學校並非都在1953年開始受指示後立刻添購骨骼標本。1967年，文部省要求由國庫負擔經費購買必要的教材，於1967～1976年間投入總額高達1,600億日圓的預算，因此學校購買了各式各樣的教材。此時每間學校都被要求必須具備的一組教材，就是人類骨骼標本。文部省的命令，要求全國所有的中小學校都不得不購買骨骼標本。

　　公家機關的工作流程相當繁複，文部省拿到的預算會透過總務省以地方交付稅交付金的形式，撥款給各個市町村，再由文部省指示都道府縣的教育委員會進行購置。接著下達至各市町村的教育委員會，由市町村教育委員會從市町村政府領取預算後，分配至學校進行教材購置。教材製造商因為9年內暴增1,600億日圓的鉅額公共事業，一口氣擴展了事業版圖。這個年代的京都科學標本也因為合成樹脂製的標本，營收大幅成長，資本額增資到4倍之多。

　　因為這樣，每間學校的理科教室裡都有一具骨骼標本了。但是骨骼標本的生意榮景一轉眼就結束了。理由很簡單，因為只要買過一次，就沒有必要再買第二次。世界上不會有腦子壞掉的教育委員會或是校長，每年都大量購買骨骼標本然後一字排開展示在理科教室裡。如果產品已經遍及日本全國的學校，就不會產生第二次需求。

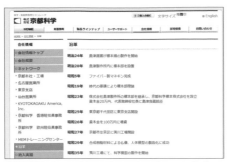

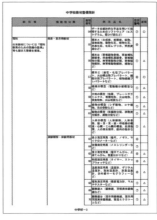

學校教材的整備
**http://www.
mext.go.jp/a_
menu/shotou/
kyozai/indel.
htm**
文部科學省制定
中小學校的「教
材整備指引」，
針對理科教材的
部分，希望進行
人體模型」（人
體骨骼、人體解
剖等）的準備。

京都科學　https://www.kyotokagaku.com/jp/

位在京都的醫療教材製造商，從島津製作所開始標本
的製作與販售，逐步擴展市占率。現在製作各種醫療
用途的訓練用產品和模擬器，並同步擴展海外的事業
版圖。

 1971年出現奇怪的標本販售公司

　　在這9年間，出現了販賣便宜骨骼標本的「株式會社羽原骨骼標本研究所」這間奇
怪的教材製造商。公司的登記資料上明白寫著該公司的業務內容為「人體與動物的骨
骼標本製作及輸入」，是一間專精於骨骼標本的製造商。由獸醫師於1971年創立，將
位在東京的私人住宅登記為公司所在地。據說與目前在東京經營動物醫院的是同一個
人，現在的羽原骨骼標本研究所的所在地，就是那間動物醫院。進入平成之後公司似
乎還是繼續營運，1993年日立精工跨足製作動物骨骼標本這項新事業時，這間公司還
提供了協助，並參與了位在茨城縣日立市神峰動物園的印度象峰子的骨骼標本製作。
身為亞留間家親戚的九帶犰狳也受到他們關照，變成標本後現在於國立博物館內展示
中。

　　實質上，這是擅長製作骨骼標本的獸醫師本人所經營的公司，它似乎在動物業界內
累積了相當程度的實績。但不知為何，1971年公司成立後也從事從印度進口大量人
骨的神祕事業。不禁令人懷疑……他是為了輸入人骨所以成立這間公司的。2019年2
月，擁有這間公司兼私人住宅的建築物所有權男性親屬病逝後，警察進入屋內查看，
意外發現500具成為不良庫存的人骨，因而鬧上新聞版面。

　　接下來是筆者的臆測，如上述說明，文部省於1967～1976年間投入大筆資金作為學
校的教材購置費。為了配合這項政策，才以低廉的價格從印度的加爾各答買進以真人
為材料製作的骨骼標本吧！當時因為印度與巴基斯坦之間發生戰爭，有著屍橫遍野的
狀態，加爾各答作為屍體產業的主要集中地，也因為鄰近一級戰區，應該很容易就能
取得材料。印度的骨骼標本製作可以回溯至英國殖民地時代，是一項擁有近200年歷

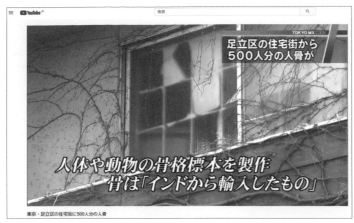

東京・足立区の住宅街に500人分の人骨

2019年的新聞報導中表示，在東京的住宅區裡發現500人份的人骨。名為羽島骨骼標本研究所的教材製造商，為了製作骨骼標本，過去曾經從印度輸入人骨。因故滯銷留下的庫存，被人發現，由於1985年印度已經禁止屍體輸出，研判應該是1985年以前輸入的東西。（參考TOMYO MX／YouTube）

史的傳統產業，也有輸出至歐美等先進國家學校的歷史。所以就算新增了日本這個顧客，我推測500人份的話應該可以輕鬆應付。

但是，似乎沒有任何一位腦子壞掉的教育委員或校長，會願意購買以真人屍體製作的骨骼標本，導致無法處分的不良庫存堆積如山。換句話說，20幾歲的獸醫創業後想大賺一筆，於是進口了大量人骨，但因為找不到買家又無法處分庫存，這段黑歷史再一次浮上檯面……應該是這樣沒錯吧？公司成立時準備了資本金1千萬日圓，但是支付購買500具屍體的費用和進口費用之後全額虧損。儘管如此公司還是沒有倒閉，可見得他是一位含著金湯匙出生的有錢人吧？1985年，印度認定出口屍體是違法行為，真人骨骼標本也因為無法繼續合法輸入而從日本市場完全消失。

 理科教室的怪談成為傳說

從戰前開始存在於學校內的骨骼標本其實是真人的屍體，這件事到了平成之後演變成嚴重的問題，全國的教育委員會著手進行調查，並將相關骨骼標本逐一銷毀。所以，現在擺放在中小學校內的骨骼標本是由屍體製作的可能性已經微乎其微。儘管如此，骨骼標本是不是因戰爭過世的印度人的屍體，這項疑慮並未完全解除。很有可能教育委員會沒有發現，或是學校老師也誤以為是由合成樹脂製作而成，這樣的可能性依然存在。

最近，學校已經逐漸換成不是實物大小，而且是不占空間的迷你版標本。加上平成也結束了，誕生在新時代的孩子們可能已經不知道什麼是理科教室怪談了。

宛如毒品一般危險卻戒不掉的燃料

汽油的歷史和危險性

除了核燃料之外，汽油的殺傷力堪稱是所有燃料之中最高的。舉凡對人體有影響、破壞力、武器化……這裡再次說明過去歷史證實的汽油的暗黑面。

　　古代的人要以一己之力殺害他人是相當困難的，像是日本戰國時代能一瞬間斬殺七個敵人的佐竹義重，就有著「鬼義重」和「板東太郎」的稱號。連在殺死越多敵人越偉大的戰國時代，一個人可以瞬間殺死七個人就成了傳說中的翹楚人物，可見得要大量殺人，基本上是一件相當困難的事。

第一次世界大戰讓汽油普及

　　隨著時代演進，第一次世界大戰時期因仰賴汽油發動引擎，讓交通工具大量普及。但食古不化的保守派軍人對汽油的看法是：「搭乘裝滿汽油的運輸工具前往戰場是自殺行為」、「被汽油燒死稱不上是光榮地戰死」。因為這些理由，他們反對並主張遵循中世紀以來「騎馬是最棒的！」的傳統。英軍在第一次世界大戰時將汽油桶塗成紅色，因為當炮彈擊中它就可能全車著火全員陣亡，所以才用這種方式標記危險部位。

　　的確，馬車和馬就算中彈了也不會燒起來，所以是安全的。由於 1 馬力這個單位相當於一匹馬的力氣，所以才有「馬力」的稱呼，所以搭載20馬力的汽車引擎，等同於有20匹馬牽引的馬車同樣的力道。現實中，要讓20匹馬拉車這件事在物理上是不可能做到的，加上是不需要馬匹牽動，自己就會動的車子，所以日文便將汽車稱為「自動車」。

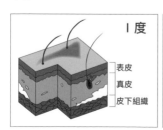

Ⅰ度

表皮
真皮
皮下組織

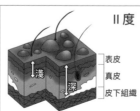

Ⅱ度

淺
深

表皮
真皮
皮下組織

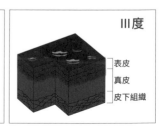

Ⅲ度

表皮
真皮
皮下組織

參考文獻・照片出處等　　●慶義義塾大學醫院　http://www.hosp.keio.ac.jp/
●東京瓦斯　https://www.tokyo-gas.co.jp　　　　●Wikipedia　https://en.wikipedia.org/wiki/Gas_engine等

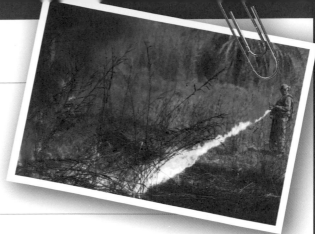

在戰爭中，汽油一直以來都被當成武器使用。像是在越戰時就使用了比汽油彈和火焰噴射器更有效率，並將人和建築物燒毀殆盡的燒夷彈。現在美軍並非將火焰噴射器用在戰場上，只有在一般作業時才用。這張照片是恐怖分子為了不讓敵人躲藏起來，而將野草燒掉的模樣。（伊拉克）

　　不管實際上發生過多少次因為使用汽油讓引擎運作的汽車或飛機等，遭到砲擊後使搭乘者死亡的事故，由於獲得的利益遠遠凌駕於他所存在的風險，所以汽油引擎還是被廣泛地採用。汽油是在戰爭中普及的，因為死亡人數這個分母過於龐大，導致遭汽油殺害的人數並未發展成為驚人的數字。

　　潑灑汽油之後點火的話，不管多麼頑強固守陣地的敵人都能輕易地殺光。另外比火焰噴射器更簡便的汽油彈也問世，如各位所知，直至今日仍然被使用。但因為汽油是液體，很難像炮彈一樣飛得很遠，導致火焰噴射器和汽油彈的射程距離過短這個問題一直無法獲得解決。這時開發出來的是足以單方面燒死敵人的超巨大汽油彈，也就是名為「凝固汽油彈」（燒夷彈）的航空砲彈，在越戰時它燒死了大量的人們。

　　也因為這段歷史，除了刺殺、射殺、炸死之外，人們也認定「將人燒死是非人道的行為」，並持續宣導不可以使用汽油燒死人。汽油的高度殺傷力早在普及當時已經廣為人知，還在戰爭中廣泛用來殺人。在沙林毒氣和VX神經毒劑等化學武器和核武器問世之前，唯有汽油才是最強大的大量殺人武器。

　　然而，從萊特兄弟首次飛上天空的那一天開始，一直到噴射引擎被廣泛使用的時代為止，除了少部分例外的狀況，汽油堪稱是可以飛上天空的唯一燃料，而且能夠持續奔馳好幾百公里的交通工具也必須使用汽油。只要把汽油裝在密閉的金屬容器中就可以安全地使用，導致人類變得更加無法抗拒汽油的魔力。沒錯，汽油就是只要施加封印術就能飼養的惡魔。

 遭汽油燒傷時對人體造成的影響

　　燒燙傷會依據深度和面積這兩大要素，來判斷嚴重的程度。如果是因為汽油的關係而全身著火時，燒燙傷的深度和面積都會達到最嚴重的等級。更可怕的是連汽化之後的汽油也會跟著一起燒起來，萬一吸入這些火焰的話將會導致氣管和肺部等內臟都跟著燃燒。

如果完全符合這三種條件的狀態下緊急送醫，原則上醫師應該會直接宣告「可能已經回天乏術」，就是這麼嚴重的程度。燒燙傷分級具體可以分成以下四種等級，其中汽油輕輕鬆鬆就達到三度燒燙傷的程度，真的是不容小覷啊！

一度燒燙傷（EB）：數日內痊癒
淺二度燒傷（SDB）：2～3週可痊癒
深二度燒傷（DDB）：4～5週可痊癒，如有必要需進行皮膚移植
三度燒燙傷（DB）：必須進行基本程度的皮膚移植

最恐怖的是，達到最嚴重的三度燒燙傷，患者不會有痛覺，因為所有感知疼痛的神經全部都壞死了。在醫學上真正的重症患者，就是不會感到疼痛的患者。

而且其中最嚴重的犧牲者，就是被救護隊判定「死亡不送醫」的等級。基本上只有醫師可以做出死亡判定，所以即使是心肺停止的患者，救護隊還是必須協助送醫。在新聞報導中，即使被認定已經完全沒有生命跡象的人，還是只會説他心肺停止 OHCA，就是這個原因。如果連不是醫師的救護隊員都可以一眼判定患者已經明顯死亡的話，就構成死亡不送醫的條件。

可以判定為死亡不送醫的基準有以下4種。

1. 頭部和軀幹等遭到切斷
2. 屍體已經腐爛
3. 已經成為白骨
4. 符合以下6項條件時

4-1. 意識等級為對疼痛和刺激完全沒有反應的最低等級
4-2. 呼吸完全停止
4-3. 心跳完全停止
4-4. 被稱為一般瞳孔放大的狀態
4-5. 達到一般性軀體冰冷的狀態
4-6. 四肢僵直或已出現屍斑

上述1～3是連一般民眾也可以斷定毫無疑問已經死亡的狀態，但是在2019年發生的「京都動畫縱火案」，我們可以合理推測已經達到難以判斷的第4種狀態。這起事件一口氣就有10個人當場決定不送醫，最後造成36人死亡。10個人都滿足第4種狀態的6個項目，可説是非常罕見的異常事件。想必現場一定是慘絕人寰吧！再次對那些在這場災難中犧牲的人們致上最深的哀悼之意。

前面已經敘述過，如果遭到汽油攻擊並受到上述三重傷害時，受傷程度會非常嚴重，而汽油急速燃燒意味著室內會同時引發急速缺氧、二氧化碳中毒與一氧化碳中毒。遭受這四重攻擊的話就會當場死亡。即使不是專業人士也能一眼看出已經完全死亡的程度。

 汽油的殺傷力的祕密

燃燒 1 公斤的汽油會產生44焦耳的能量，與重油或柴油相比並不是特別高的數字。TNT（三硝基甲苯）炸藥產生的能量更少，但因為產生能量的速度相當快，所以發揮了恐怖的殺傷力。以TNT炸藥等軍用炸藥來説，平均 1 公斤的炸藥釋放能量的時

間為10毫微秒以下。汽油燃燒的速度與木材、煤炭和重油等互相比較的話，最大特徵就是具有不同等級的速度差異。而且在獲得同樣的能量的前提之下，能量的產生速度越快，破壞力和影響力也就越大。

科學的根本原則是，東西燃燒時是在物體的表面引發燃燒反應，所以表面積越大，火力也會變得越強。實際上，使用煤炭運作蒸汽機關的軍艦，在戰鬥中為了讓鍋爐的火力提升，鍋爐操作人員會將煤炭完全搗碎，這已經成為標準作業流程了。因為煤炭的表面積增加，火力就能提升。重油、柴油、汽油等液態燃料也一樣，表面積越大燃燒的速度越快，火力也會變強。所謂液體的最大表面積狀態，就是成為細霧狀的狀態。

當汽油點火時，會因為本身的熱能分解成細霧狀並以最大火力燃燒，接著這股熱能又會再度汽化，透過連鎖反應引發爆炸性的大範圍燃燒。汽油之所以能夠快速燃燒，就是因為本身容易汽化且容易著火的特性所致。

木材的燃燒速度很慢，是因為由碳元素所組成的纖維素塊，受熱分解之後燃燒的緣故，燃燒速度無法比分解的速度更快。那麼，如果重新進行化學處理，將碳元素分解成微小分子的話，結果會是如何？最終極的狀況就是汽油。

漫畫《Dr. STONE新石紀》第一話中，如同主角千空所說的「想想聚乙烯的分子構造啊……笨蛋！只是硬生生地把碳氫化合物切成汽油的長度而已。看了就知道吧！」所以只要把碳化合物切短一點就變成汽油。將煤炭的碳氫化合物硬生生地切成汽油的長度，如此製作的人造石油，在第二次世界大戰時德軍已進行大量生產。

人類使用的燃料依序為：木柴→煤炭→油→汽油。為了尋求高效能，透過化學處理將碳元素的長度變短，加工成更容易燃燒的狀態。化學處理後達到極度容易燃燒的狀態，這種液體就是所謂的汽油。在加油站可以發現汽油比柴油的價格還要高，那是因為汽油比柴油進行了更多項化學處理的緣故。

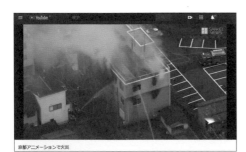

京都動畫縱火案

2019年7月，一名男子闖進京都動畫第一工作室，潑灑汽油後用打火機點火。瞬間猛烈燃燒的火勢造成工作室全毀，許多人在這次事件中不幸犧牲，同時有10人被認定「死亡不送醫」。死亡不送醫與檢傷分類的黑色等級無關，而是一開始就沒有進行檢傷分類。（參照產經新聞／YouTube）

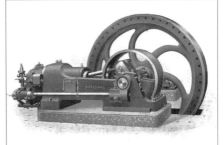

1905年左右的燃氣發動機，擁有36匹馬力。因為燃氣發動機的液態燃料而開發出汽油，於是也誕生了汽油引擎。它除了小型輕量並具有高輸出功率之外，也因為可以用低廉的成本進行生產，導致汽油引擎迅速普及。燃氣發動機現今是摩托車和汽車的動力源，已成為不可或缺的必需品。

汽油為什麼會誕生？

　　明明知道製作程序很繁複而且具有危險性，卻還是製作出汽油，這背後有一段發展歷史和理由。伴隨著近代化的腳步，利用煤炭運作的蒸汽機問世，連帶地誕生了蒸汽船和蒸汽火車等交通工具。在那之後，當使用煤氣的煤氣燈問世之後，都市瓦斯公司在城市裡設置供應瓦斯的瓦斯管線。

　　明治30年代之後，使用煤氣燈的煤氣運作的小型輕量煤氣發動機問世。除了小型輕量之外，燃料可以透過瓦斯管無止盡地供應，人們不用再搬運沉重的煤炭，運作的時候也不需要補充煤炭的作業員，因而被眾多工廠採用。因為煤氣是氣體，適合透過配管進行配送，但是將它當成交通工具的燃料使用，在那個不存在煤氣鼓的年代是不可能辦到的。如果沒辦法利用煤氣讓汽車發動的話，製作能夠讓煤氣發動機運作的液體燃料就好啦！從這個發想誕生出來的東西就是汽油。在日文中被稱為「揮發油」，這名字凸顯它容易揮發的特性，而且當初就是基於可以輕易變成氣體（煤氣）的液體燃料的這個理由而誕生的。

　　透過汽油這項專用燃料的發明，汽油引擎成為小型輕量化、高輸出功率、低成本且可以大量生產的引擎，並在全世界廣泛流通。雖然船舶和火車等大型交通工具在那之後依然長期持續使用蒸汽機，但是像摩托車和汽車等小型交通工具，以及飛機這種必須極端輕量化的交通工具所使用的引擎，就只能長期仰賴汽油引擎了。

　　現在像是計程車和巴士等LPG液化石油氣汽車已經很普遍了，這是因為LPG（液化石油氣）問世的關係。為了讓汽油車容易改成LPG液化石油氣汽車，本質上汽油車的引擎就是從燃氣發動機衍生出來的同質性商品。如果LPG比汽油更早被發明的話，或許汽油就會做為特殊化學藥品，而不會在市面上流通吧！

　　堪稱要讓不使用汽油，而是使用柴油做為燃料的柴油引擎復興的企業，就是「野馬柴油發動機株式會社」。這間公司早期從事燃氣發動機的生意，因成功發明世界上第一台小型柴油引擎而一躍成為世界級的製造商。

　　當噴射引擎使用柴油，讓柴油成為噴射燃料的主流之一，使用汽油的飛機有逐漸減少的趨勢。隨著科學的進步，誕生了不須使用汽油的引擎並持續增加。石油製品的價格順序是：重油＜柴油＜汽油。汽油價格昂貴的原因單純只是因為製造成本很高的關係，汽油引擎必須使用高級燃料才能夠運轉。

　　現代隨著環保車輛的開發，使用汽油的交通工具持續減少，而且朝著受管制的方向邁進。鐵路和船舶只使用柴油或重油，靠汽油運轉的已經相當稀少了。

　　50年後汽油引擎恐怕就會絕跡，汽油便會成為只能用來殺人的危險品，連生產製造都會受到管制。喜好中古車的玩家，將無法讓使用汽油的汽車再次奔馳在街道上。如果從長久以來科學的發展史來看，汽油非常可能成為僅僅使用200年的危險物品，最後成為過去的遺物消逝在歷史之中。

KARTE No. 010

電極插入肛門，睪丸藥物注射，讓精子不斷流出的藥……

強制射精的世界

在特殊新聞網站TOCANA上發表，同時創下驚人點閱記錄的就是這篇報導，但明明是一篇認真解說醫療行為的文章……

　　強制射精，顧名思義就是與本人的意志無關的強制性搾取。最近在情色漫畫中出現了不是「搾乳」而是「搾精」這個字眼。難道，世上真的有如同情色漫畫那樣的機器和技術存在嗎？

　　「人工射精法」是在醫學上的正式名稱，但目的不是用來自慰，而是用在那些無法進行性行為，想利用人工授精方式生小孩的人身上。適用對象包括因脊髓損傷等原因導致下半身癱瘓且失去知覺的成年人，或是接受兒童癌症的放射線治療因而喪失生殖能力的孩童。如果考量成年之後有生小孩的可能性，就會利用這個方式將精子冷凍保存。

　　首先是「人工陰道法」。換言之，它就是使用人工陰道、TENGA等方式。但是不適用於那些無法自行勃起的脊髓損傷患者，用途受到限制。

　　第二種方式是「震動刺激法」。將按摩棒插入肛門進行直腸按摩，讓患者強制射精

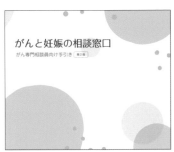

癌症與妊娠諮詢櫃台
癌症專門諮詢的指導手冊

為了結婚後生孩子時預做準備，癌症患者在接受治療前，會先採取精子，並用冷凍精子的方式保存。右圖是說明採取精子的方法，包括以直腸按摩與電流刺激等方式強制患者射精。

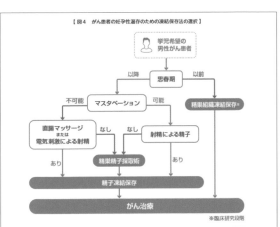

参考文獻·照片出處等　　●癌症與妊娠諮詢櫃台「癌症專門諮詢的指導手冊」　http://www.j-sfp.org/ped/dl/teaching_material_20170127.pdf
　　　　　　　　　　　　●《日本脊髓損傷醫學會雜誌》16卷184頁

的方式。有時，也會由護理師直接進行直腸按摩，但是無法順利射精的狀況很多，目前已逐漸不再使用。

講到這裡應該一如很多人的想像吧！認為強制射精說穿了就是類似電動人工陰道的方式。但是事情不是這麼簡單就結束，還有更厲害的方式，那就是「電流刺激法」（electro ejaculation：EE）。

最強的人工射精法：電流刺激法

那就是將很粗的電擊棒插入肛門，透過電流刺激的方式強制性到達高潮並射精的Electron Ejaculator這項專用器具。它本來是用於收集牛、馬、豬等家畜的精子時的道具，現在它依然是用來收集家畜精子的主流方式。但直到近年，人類也可以適用這個方式，於是電流刺激法在全世界各地廣泛使用。

在兒童癌症的治療守則中，適用對象為從未自慰過的青春期少年。護理師將手指插入青春期少年的肛門內，進行直腸按摩讓患者強制射精，更進一步是將電極插入肛門內讓他強制射精。看起來很像變態或是進行性虐待，但這其實這是被認可的正統醫療行為。順帶一提，從少年身上擷取精子時，為了不要造成患者的心靈創傷，或是喚醒奇怪的性癖好，都會在全身麻醉的狀態下進行。體驗者處在意識不清的狀態下，不清楚這個過程到底有多麼舒服。不過，有一種說法是，那是一種前所未見的舒適感……

在國外網站上，牛支用的設備售價為2,095美元（約23萬8千日圓），一般人也可以購買。無論如何都想嘗試這種電極肛門自慰法的人，自行承擔後果，再嘗試看看如何？

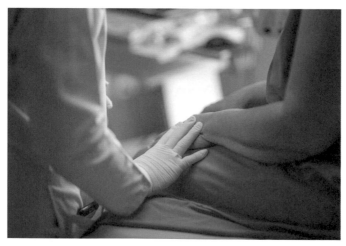

擷取精子是醫療行為

從沒有自慰經驗的少年身上擷取精子時，護理師會將手指深入肛門內進行直腸按摩，這個方式是獲認可的。此外，也有將注射針筒直接插在睪丸上吸出精子的方式。但這些方法都會在全身麻醉的狀態下進行，實際上當事人感受到何種程度的快感或痛感，不得而知。

●京都大學學術情報資料庫KURENAI「將新斯的明注入蜘蛛膜下腔，透過人工射精方式獲得女兒的男性脊損患者一例」　https://repository.kulib.kyoto-u.ac.jp/depace/bitstream/2433/119599/1/34_1047.pdf

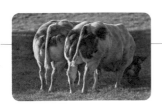

**Lane Pulsator IV Bull
Electronic Ejaculator**

家畜用的電流射精裝置，包括牛、麋鹿、綿羊、山羊等動物都可以使用。將電極插入肛門內，給予電流刺激促使他們強制射精。產品有五年保固，使用者的評價也很高。

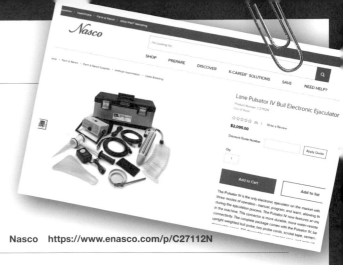

Nasco　https://www.enasco.com/p/C27112N

　　裝置的內容很簡單，使用500mA的電流，以頻率60Hz的正弦波交流電在12～24V範圍內，斷斷續續地提升電壓。說明書上寫著如果用這個機器進行榨精，可以取得含有精子的高濃度精液。如果擅長電學的話，自行製作應該也不是什麼困難的事情，但是為了一時的歡愉，付諸執行的話風險實在太高，建議還是別這麼做吧！

 使用針筒注射器和藥物取得精子！

　　還有其他各式各樣強制擷取精子的方式，其中之一就是「睪丸切片取精術」（testicular excision sperm extraction：TESE）。顧名思義，就是使用針筒從睪丸直接吸出精子的方式。從孩童到重度障礙者，適用於各類患者，而且是確實性最高的方式，但是因為將針插入睪丸深處會非常疼痛，必須進行全身麻醉。如果不進行麻醉的話，要不就是痛到氣絕身亡，要不就是喚醒奇怪的性癖好，不建議沒有麻醉直接執行。

　　最後為各位介紹，僅使用藥物就讓精液流個不停的方法。

　　感覺像是會出現在情色漫畫中的橋段，其實注射後就會無止盡射精的藥物是真實存在的，而且還是普遍添加在眼藥水中的一般藥劑。將「新斯的明」這款膽鹼酯酶抑制劑注入脊髓管的蜘蛛膜下腔，在藥效停止前就會無止盡的強制射精。

　　新斯的明因為沒有通過腦血管障壁，用在眼藥水中或是進行靜脈注射，不會對脊髓等中樞神經產生作用，所以是很安全的，但是要讓患者強制射精時，就必須直接注射到脊髓內。當然，這需要高超的技術能力，同時也伴隨著風險，如果不是經驗豐富的醫師應該很難完成這個困難的方法。儘管如此，實際上在1986年就已經使用這個方法擷取精液並成功孕與生產。

　　說到強制射精，聽起來或許像是在情色漫畫的世界裡才會出現的橋段，但現實上卻是實現生孩子這個真切的願望，極度正統的醫療行為。

位於私密部位更深處的第2處女膜的祕密

何謂奪走「子宮口的處女」？

以實際的性醫學書籍為基礎，針對出現在情色漫畫中，關於子宮的描寫，本文完全從醫學角度進行驗證和解說。所謂奪走「子宮口的處女」這項行為真的可能發生嗎？

　　處女和非處女，以是否有性交經驗作為判定基準是很曖昧的。實際上，還有另一個處女的定義，但並不是肛門唷！而是「子宮的處女」。

　　過去，美國婦產科醫師Robert Latou Dickinson（1861～1950年）曾經提倡「處女除了入口處的處女膜之外，還有一個「子宮口的處女」這個概念。

　　在48頁的照片中，左上方寫著「處女」的就是未使用的子宮入口。如果有生產或

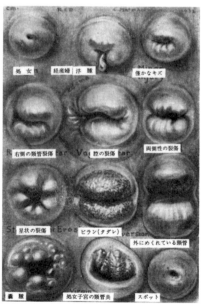

左上角寫著「處女」的，就是未使用的子宮入口。（參考第3頁）

《用眼睛看的人體性解剖學》（新風社）

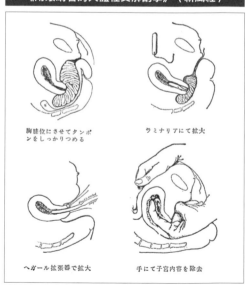

這是到昭和中期為止採行的人工流產手術方法，做法是把手指伸進子宮內將胎兒挖出來。（參照205頁）

參考文獻、圖像出處等　　●《用眼睛看的人體性解剖學》（R.L. Dickinson著／新風社）
●日本Laminaria株式會社　http://nipponlaminaria.com/

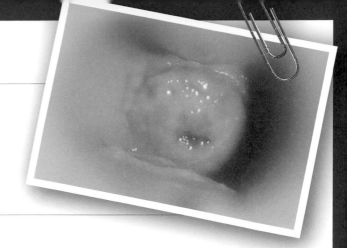

子宮口的真實照片

（攝影／亞留間次郎）

是子宮口擴張的經驗，就會如下排照片那樣產生撕裂傷而變大。其中也有造成子宮口翻折、潰爛或浮腫的狀況，所以婦產科醫生只要一看子宮口就知道是否有生產過的經驗。換句話說，女性的子宮入口直到有生產經驗為止，都算是處女。

在情色漫畫中曾經出現過「男性的性器插入子宮裡面的描寫」，其實子宮口很硬而且是緊閉的，想要插入任何東西，原則上都插不進去。因為漫畫劇情在醫學上實在太不合理，所以如果陰莖真的插進去的話，應該就像從鼻子裡掉出西瓜一樣感受到劇烈疼痛吧！我不得不說「陰莖插入子宮感到愉悅是超自然現象」。但是，我希望情色漫畫家們不要畏懼這項事實，之後也請繼續描寫子宮口的處女喪失。

話說回來，現實中只要是普通的性行為應該不至於會奪走子宮口的處女，但是如果過度擴張的狀況下就很難保證了。確實有用器具從子宮口插入子宮內的正統醫療行為，但如此一來就會產生撕裂傷，形成雖然沒有生產經驗卻喪失子宮口處女的狀況。

 打開子宮口的醫療行為真相

如同情色漫畫中，將手伸進子宮內的橋段，事實上是……如果只是一根手指頭的話也並非不可能辦到。48頁右側的照片是實際上到昭和中期為止，進行人工流產手術的方式。把手指插進子宮內，接著將胎兒用手指摳出來。這種做法稱為「子宮內搔爬術」，現今的醫療則會使用專用的器具進行。

要讓子宮擴張到手指能夠插進去的程度，首先必須將衛生棉條盡可能塞入陰道裡面，利用吸收水分後膨脹的特性讓陰道擴張。等陰道擴張到可以看得見子宮口的程度時，將名為「子宮頸擴張器日本Laminaria桿」的子宮入口擴張專用器具，插入子宮口內。它也會跟衛生棉條一樣吸收水分之後膨脹，然後必須等待幾個小時直到子宮口擴張為止。

順帶一提，這項產品是源自於昆布的學名Laminariacea，真的使用乾燥後的昆布根莖製作而成的棒子。「日本Laminaria株式會社」就是一間真實存在，單純販賣乾燥昆

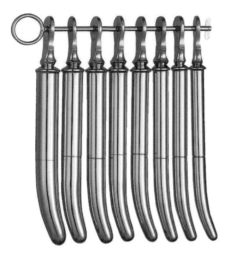

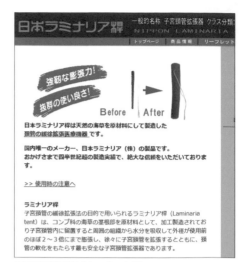

子宮頸擴張器

讓子宮的入口開口更大的金屬製專用器具，為了防止造成子宮破裂和撕裂傷，包括長度和粗細都有規定。（Hegale型）

子宮頸擴張器日本Laminaria桿

用昆布製成的醫療器具，用來擴張子宮的入口。透過吸收周圍的水分，外徑可以膨脹2～3倍。

布棒的特殊醫療儀器公司。查看該公司的網站發現，它就只有這項產品而已。

　　使用乾燥昆布擴張子宮入口，這是極為正統的醫療行為，現今尚未找到其他方便的道具足以取代它。Laminaria桿從流產、潰瘍手術到不孕症治療，擁有廣泛的子宮相關應用實例，並擁有100年以上的實績。因此直到21世紀的現在依然持續被使用。

　　使用Laminaria桿擴張子宮口，會伴隨著極大的痛苦。使用Laminaria桿刮自己看看就能理解，在人工流產和人工受精時，在剛開始的準備階段光是將Laminaria桿插入，就因為產生劇痛而無法忍受的女性也不在少數，所以通常會進行麻醉。等子宮口充分擴張後，接著插入好幾支名為「子宮頸擴張器」的金屬棒，繼續擴張到手指可以伸進去的程度，接著把手指伸進去將胎兒摳出來。過程非常粗暴而且併發感染症的風險也很高，還曾經發生子宮破洞的子宮穿孔事故。因此，過往也有因人工流產手術而死亡的案例。如前面所述，現在已經改用專用器具進行處置，而不會將手指伸入子宮內，所以也沒有必要勉強擴張子宮口了。

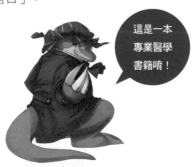

這是一本專業醫學書籍唷！

暗黑醫學史

[KARTE No.012-023]

最強武器過去曾是醫療機器？

電鋸的殺傷力

電玩裡可以給大魔王致命的一擊，電影中可以把鯊魚切成兩半，或是殺人魔隨心所欲地使用它來砍人……讓我們透過各種角度驗證電鋸這個最強武器。

　　伴隨著咚隆隆隆的引擎聲，「電鋸」的刀刃迴轉構造看起來極具殺傷力。實際上用來砍人會是什麼樣的感覺呢？我曾經聽過一種說法是，因為細碎的肉渣會卡在電鋸裡，所以電鋸很快就無法使用，根本不可能達到無雙的境界，究竟這種說法的真實性如何呢？

　　關於電鋸的殺傷力，其實已經透過模擬實驗證明，它確實可以輕易地將人類一分為二。只是把電鋸稍微碰觸胯下部位就足以達到致死程度，就算是在碰到的瞬間立刻放手鬆開開關，還是多多少少會切到深可見骨。

　　事實上，因電鋸造成的死亡事故相當多，如果是專業用的高功率電鋸的話，只是輕輕碰到一下就會當場死亡，身受重傷的狀況也時有所聞。根據日本厚生勞動省勞動基準局安全衛生部的調查結果顯示，2015和2016這兩年間的79位林業相關死亡者之中，因電鋸導致死亡的就高達49人，占了這項死因的半數以上。因操作電鋸不慎受傷送醫的人數有247人，死亡率就占了受傷人數的20％，從數字上已經能夠窺見它的殺傷力了。

　　而且這個數字是在遵循安全裝置穿戴義務下，使用電鋸所造成的死亡事故，如果以殺人為目的使用電鋸的話，死亡率一定會更高吧！發生在2009年，實際使用電鋸切斷

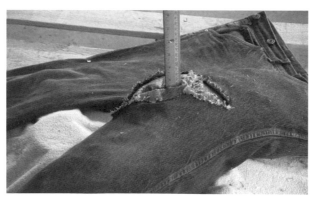

模擬使用電鋸切開的胯下部位。美國的專業級電鋸商店，在牛仔褲裡面塞滿帶骨的肉，然後使用電鋸碰觸進行測試的過程。
Madsen's Shop & Supply Inc.
http://www.madsens1.com/

參考文獻、圖像出處等　　●「世界上第一支電鋸的圖像」等https://en.wikipedia.org/wiki/Bernhard_Heine
●Cur@Cutter大田區產業振興協會　https://www.pio-ota.jp/concours/c26/post_36.html

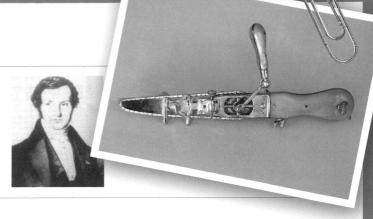

殺害被害人的「橫濱港殺人分屍事件」的判決書中，就有記錄表示不到30秒就能將頭切斷的證詞。

　　想知道電鋸碰到人體之後會變成什麼模樣的話，只要在Google上搜尋chainsaw injury就能看到大量慘無人道的照片，搜尋這項資料的相關責任請讀者自行負責。

電鋸無法用在軍事用途？

　　既然殺傷力這麼強，為什麼沒有軍用電鋸之類的產品呢？這是因為在現代的戰爭之中很少會有肉搏戰的機會，沒有哪個笨蛋會扛著這麼重的武器上戰場，理由就是這麼地單純。不僅如此，當你揮動電鋸碰觸到任何東西的瞬間，東西也會彈回到自己的身上，是自我毀滅風險非常高的雙頭刃武器。這就是所謂的kickback，是所有電鋸造成的事故原因之中的首位，也是講習會上必修的內容，是再三強調絕對不可以做的舉動。因為電動工具的能力遠遠凌駕於人類之上，作為白刃戰的武器使用的話絕對會傷害到自己。

　　因此，使用電鋸時建議戴上安全帽、防護面罩並穿著防刺衣。如果必須揮動電鋸的話，至少必須穿戴類似電影《面具傑森魔》（Jason Voorhees）使用的曲棍球面具；像皮面人那樣的皮製面罩是沒有防護作用的。咦？但是面具傑森魔好像沒有使用過電鋸吧？

可以砍斷鯊魚的最強電鋸

　　説到出現電鋸的電影，就會想到知名的經典鯊魚災難電影《風飛鯊》（Sharknado）系列。主角芬恩・謝波德就是使用電鋸將鯊魚切成兩半，達到天下無雙的境界。

●關於電鋸的歷史參考〈Clinical Orthopaedics and Related Research〉474卷5號1108～1109頁
●Bernard Heine的博士論文〈Das Osteotom und seine Anwendung〉　https://reader.digitale-sammlungen.de/de/fs1/object/display/bsb11025027_00001.html

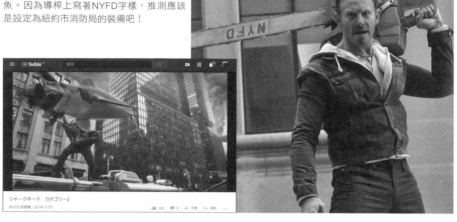

鯊魚災難電影《風飛鯊》系列的主角芬恩·謝波德使用大型電鋸作為武器大肆砍殺鯊魚。因為導桿上寫著NYFD字樣，推測應該是設定為紐約市消防局的裝備吧！

　　在此回顧本系列的第2部作品《風飛鯊2》，在美國紐約街頭迎面飛來的鯊魚被芬恩一刀兩斷的知名場景。仔細看他手上的大型電鋸，可以看到在導桿上寫著NYFD的字樣，所以我認為這把電鋸應該是New York Fire Department（紐約市消防局）的裝備。這是在所有電鋸之中最高功率的款式，被稱為「救難專用電鋸」，搭配碳化鎢製的刀刃和小型摩托車同等級的引擎，連鋼筋水泥的柱子都可以一刀兩斷，堪稱是紐約市消防局的最強武器。如果在林業使用的電鋸是自動步槍的話，那紐約市消防局的這款電鋸就是等同於反器材步槍等級的狠角色了，是一款將鯊魚切成兩半也不覺得奇怪的最強凶器。

　　電影中的電鋸怎麼看長度都達到40英吋（約1公尺），但是真正的紐約市消防局裡並沒有長度40英吋的救難專用電鋸，製造商也沒有生產這類產品。因此，這只不過是電影拍攝用的道具電鋸而已。那不是自殺式的揮舞方式嗎？因為是娛樂性很高的電影，所以沒有關係。其實，早在鯊魚飛在空中的時間點就已經不需要再深究這麼多了。（笑）

 作為醫療儀器使用的電鋸

　　順帶一提，雖然一般人認為用電鋸切開人類是邪門歪道，但電鋸其實本來就是用來切開人類的，是1830年由德國的整形外科醫師Bernard Heine發明的醫療設備。雖然用電鋸來切斷人類是不當的行為，但是這個説法並沒有錯。

　　Bernard　Heine醫師於1836年發表了一篇使用電鋸切開人類的研究論文，並順利取

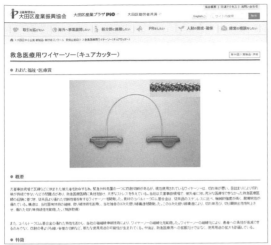

急救醫療用線鋸機 Cur@Cutter

在災害現場用來緊急將人類手腳切斷的線鋸機,這款電鋸採用鈷鉻合金製成,切斷時的順暢度比過去的產品更加提升。由於它的線徑很細,對患者造成負擔也相對減輕。這是由東京電線製作所開發的產品。

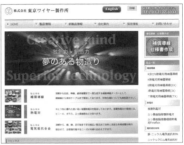

東京電線製作所 www.twire.co.jp

得醫學博士學位。隨後這款電鋸透過德國的醫療儀器製造商進行量產,並在1876年的「費城萬國博覽會」上展出。美國則於1872年由George Tiemann & Company開始量產,大量交貨給美國陸軍。1872年(明治4年)當時的定價是300美元;換算成現在的價格則超過一千萬日圓以上,美國似乎將它視為一款非常昂貴的醫療儀器進行販售。同一份商品目錄上,切斷手腳用的鋸子只要5美元,在一般的醫院都是勉強湊和著使用這種5美元的鋸子。

那麼,為什麼在這個時代,需要將電鋸用在醫療用途上呢?其實存在著相當殘酷的理由。過去因為沒辦法進行全身麻醉,只能勉強壓住痛苦掙扎的患者執行骨骼切斷手術。由於只有這個極度痛苦的處理方式,所以轉而將重點放在能否在短時間內結束手術上,因此能短時間內切斷人類骨頭的電鋸成為不可或缺的工具。

現代醫學進步,麻醉已經是理所當然的事,長達數小時之久的手術也很普及,電鋸的性價比顯著下降,所以醫院現在已經不再使用電鋸了。但是,以前基於多少可以減輕患者的痛苦這項人道的理由,會用電鋸來切斷人體。確實有一段時間認為,用電鋸切斷人類這件事,和斷頭臺一樣屬於人道的做法。

時光飛逝,到了21世紀的現代,作為災害現場的緊急處置方式之一,開發出Cur@Cutter這款類似〇之美少女道具名稱的人類用線鋸,它能在短時間內將遭到傾倒的建築物壓住的人的手腳切斷。如果用鈷鉻合金的線材製作電鋸的話,應該可以成為最強大的對人武器,就請讓它出現在漫畫中吧!

最後提醒各位,無論是電鋸、旋轉圓鋸、鑽頭等出現在科幻片中的旋轉式武器,每一種都會因為kickback造成自我毀滅事故,是風險性很高的工具。使用時請務必充分注意自身安全。

「吃吃看是什麼味道」其實是研究行為！

精液的秘密

苦的、甜的、鹹的……據說每個人的精液味道都不同，這其實是有原因的。不是因為性癖好，完全是為了做研究而品嘗精液的味道，也有那樣的時代。

作者我這個怪人只是打工而已，其實正職是幫家畜配種。因為射精這件事是我的工作範圍，所以我比AV業界的人更了解精液。我們就先來聊聊精液吧！

一般人普遍認為精液是由睪丸製作出來的，但實際上精液是在射精前夕由多重器官的分泌物混合而成的東西。在一般狀態下，精液本身並不會存在於人類的體內。精液有大約7～8成是精囊分泌的體液「精漿」，在射精前夕才會與前列腺分泌物和精子混合成精液。精囊是位在前列腺後方約5公分左右的袋狀物，一般而言被稱為精液的東西大約7～8成不是在睪丸而是在這個袋子裡生產。接著，精液中的蛋白質在精囊生成，一般大眾以為是精液的液體，其實是精漿。睪丸是生產精子的專門器官。前列腺生產的蛋白質分解酵素，肩負著調節精液黏稠度的任務，精液那種濃稠的黏液感就是靠前列腺的分泌物來決定的。

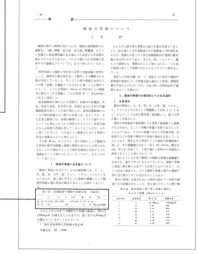

第1表　各種動物の精液內果糖含量　（mg/dl）

	人	牛	羊	山羊	豚	馬	兔
範圍	91～520	280～1500		270～850	5～25	9～45	
平均	224		247		12	15	935(μg/器管)

《日本獸醫師會雜誌》12卷（1959）1號
精液內的果糖
這是一篇關於精液內的果糖含量的論文，人類精液的數據是91～520mg/dL，平均數據則是224mg/dL。

參考文獻、圖像出處等
● 《日本獸醫師會雜誌》12卷（1959）1號
● 「精液內的果糖」（小笠 晃）　https://www.jstage.jst.go.jp/article/jvma1951/12/1/12_1_31/_article/-char/ja

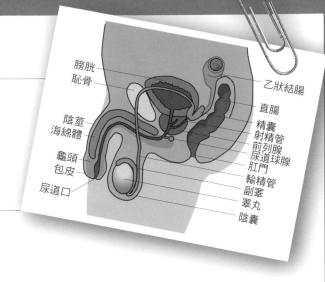

精液的生產線

精液是在射精前夕，將多數器官的分泌物混合製作而成。大部分都是在精囊內製作的精漿這種體液，射精前夕它會與前列腺分泌物和精子混合。精液的黏液感是前列腺分泌物造成的，睪丸只有生產精子而已。

圖中標示：膀胱、恥骨、陰莖海綿體、龜頭、包皮、尿道口、乙狀結腸、直腸、精囊、射精管、前列腺、尿道球腺、肛門、輸精管、副睪、睪丸、陰囊

 射精的構造原理

射精會透過兩階段的生理現象進行，構造、感覺是這樣的。

■階段1

透過性刺激進入射精準備狀態時，輸精管的平滑肌會將精子送入輸精管膨脹部位，讓處在休眠狀態的精子活性化。同時開始在精囊內生產精漿，並開始累積。

■階段2

各部位的平滑肌收縮，精子、精漿、前列腺分泌物被送到射精管內進行混合，通過尿道時和尿道球腺液混合後進行射精。

然而，精液能夠用多麼強勁的力道射出，這項能力是由精囊平滑肌的肌力來決定的。因為平滑肌無法透過肌力訓練進行鍛鍊，所以「精液射程很遠」這項能力，簡直就是天賦的才能。

 精液有不同味道的理由

自古以來，就已經有針對精液裡面所含成分的研究。但是，想要分析共由多種有機物和蛋白質混合液組成的精液成分，是一件很困難的事情。1901年荷蘭的格羅寧根大學的William Mann教授，就實際品嘗了244人的精液並進行調查。結果證實精液的味道會因人而異，但是並未具體提出究竟有哪些差異。

當時分析儀器尚未發展成熟，在科學研究的領域中，作為進行成分的分析、比較和辨別的手段，主流的方式就是直接品嘗味道。就像糖尿病是因為舔了尿液後發現尿液很甜而命名的方式一樣，古代的尿液檢查真的是由醫師將患者的尿液含在口中品嘗後進行診斷。糖尿病的診斷基準就是尿的味道。

所以，老大不小的醫生舔了244人的精液進行的研究，在當時並不會被當成變態或是覺得他很奇怪，反而因為他提倡關於精液的奇妙學說，促成大家認真針對精液進行研究，是具有特殊意義的面向。針對這個「奇妙的學說」會在69頁進行解說，請各位翻到該處閱讀。

不只是醫學，在有機化學的領域中，閱讀以前的論文會發現很多「舔了某物質之後關於其味道」的相關論述。據說，發現萬有引力而聲名大噪的艾薩克・牛頓就是因為舔了太多糟糕的東西，導致他晚年把腦子都搞壞了。

回到主題，隨後在1925年，出現了成功將精液中的果糖單獨分離出來的學者。因為他發現了精液中果糖濃度的量測反應，於是廢止了品嚐味道這項手法，轉成變更為科學的分析法。

精漿中含有各式各樣的成分，精子本身並不具有讓精子游到與卵子相逢為止的能量，必須從精漿中含有的果糖獲得能量，才能向前游。人類的血液中有葡萄糖溶解成為養分，但是製作精漿時，血液中的葡萄糖如何轉換成為果糖就不得而知了。似乎是因為精子的運動是無氧運動，所以果糖才會比較適合的緣故。數據顯示，人類精液中的果糖含有量為91～520mg/dL，平均值是224mg/dL。每個人的差異還挺大的。

來到體外的精液，隨著時間流逝pH值會大幅下降。這是因為，精子分解了精漿中的果糖後產生乳酸的關係。以「果糖分解指數」來顯示它的分解速度，定義為「37℃狀態下10億個精子在一小時內分解的果糖mg數」，數字越大顯示精子的活動越活潑。

那麼，為什麼不從一開始就是精液的形式，而要等到射精前夕才進入精子和精漿的混合階段呢？我認為，這也是為了不要浪費能量的關係。

順帶一提，如果維持在階段1不射精的話，精子和精漿就會慢慢地從前列腺裡面開始漏出來，並開始與尿道球腺混合之後排出體外。所以體外射精也有懷孕的風險就

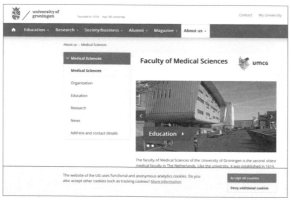

品嚐味道這項行為是古典的研究手法之一。關於精液也是，1901年荷蘭的格羅寧根大學的William Mann教授就舔了超過200人的精液來進行調查。然而這項研究並未留下原文資料，只能從其他文獻資料中引用。因為第二次世界大戰時，納粹在逃亡之際將建築物炸毀，所有研究資料付之一炬成為灰燼。重建之後現在的格羅寧根大學醫學部變身為現代感設計的建築。

格羅寧根大學
https://www.rug.nl/

是這個原因。沒有進入階段 2 直接陽痿的話，精子和精漿會一點一點地跟著尿液一起排出體外。精漿在階段 1 進入射準備狀態後，以血液為原料進行製作並儲存在精囊中。由於精液平常不會囤積在體內，這時血液中的成分會直接反映在精液的成分裡，所以飲食對精液的味道造成影響是有明確醫學實證的。

所以，如果情色漫畫中登場的男性角色射精時的精液，是以讓對方懷孕為目的的話，理想的果糖含量必須在500mg/dL以上，果糖分解指數在200以上是最理想的。同樣的，AV業界進行男演員選角的時候，建議也確認一下精液的果糖含量和果糖分解指數，數字越大表示精液的力道越強，越適合這份工作。

 ## 來自配種用家畜的建議

大家都有精子是從睪丸裡面直接射出來的印象，事實上則是長期儲存在輸精管中的精子被射出來。精子製作的歷程相當長，直到成為睪丸裡面的精子為止，實際上需要將近3個月的時間。

精原細胞→精母細胞→精細胞→精子

依照上述流程製作出來的精子，會從副睪再次經歷漫長的旅程，花費數天移動到輸精管之後就呈現休眠狀態，在這裡等待射精的時機。等待期甚至會長達 1 個月以上，所以精子出人意料的並不是新鮮的狀態，可說是長時間慢慢熟成的產物。因此，射精一次就會將輸精管內儲存的精子射出導致精子庫存不足，第二次射精時精子的數量會銳減到1/3的程度，到的第三次之後則減為1/10。要回復到完全滿檔的狀態，一般人需要花費3天以上的時間。

所以，第一次在體外射精之後，第二次才在體內射精的話，懷孕的機率會大幅銳減。如果目的是為了懷孕的話，第一次就應該在體內射精。相對的，如果不想懷孕的話，只要先在體外射精兩次以上的話，懷孕的機率就會銳減，請情色漫畫家務必參考這份數據。當然，在現實中不建議這麼做。

相較於精子數量的減少，精漿中的果糖含有量則不受射精次數影響，並維持在一定的數值，就算短時間內連續射精，精液的成分也幾乎不會有變化。這顯示了精漿是可以在短時間內製造出來的分泌物，但是第三次之後因為不含有濃稠的精子，可以說只是單純的體液而已。

體力絕倫可以射精好幾次的人，並不是精子的生產能力特別高，只是精漿的生產能力很高而已。也就是說，AV男優之中專門負責射精的男優，比起睪丸應該更加重視精囊的性能才是。我是說真的唷！

即使學科成績優異，感染性病就是不合格……

東大入學測驗的陰莖檢查

據說從明治時代到戰後為止，知名大學的健康檢查項目中也包含了檢查男性生殖器。
這似乎也有素行調查的意味，據說也有應付這項測驗的對策哴！

　　以現代人的觀感來説，會覺得這是很變態的做法，但是在很久很久以前，以東大為
首的知名大學和知名高中，入學測驗的科目裡確實有「陰莖檢查」這個項目。甚至還
有專門應付陰莖測驗，類似補習班那樣的醫院存在。

天才・羽太銳治博士的工作

性科學家羽太銳治博士本身也是一位快手文學作家，光是以他本人的名義出版的醫學書
籍就多達74冊，外加一本從德文翻譯成日文的書籍。他也在《家庭醫學》等眾多醫學雜
誌上投稿；為了賺取留學德國的費用，他以筆名執筆許多文學作品，其中也不乏翻拍成
電影的作品。他似乎與當時的電影明星和電影業界人士有交流，《電影明星的素顏與表
情》（南海書院）這本電影書就是以他本人的名義出版的。

坊間都以低俗文學來挪揄他，以現代的説法就是「次文化作家」，另外也有他是來歷不
明的幾位作家其中之一的説法。電影史研究者牧野守認為，他是「許多大眾娛樂電影的
原作者」。

當時似乎認為留學德國並取得德國的博士學位，比日本的醫學博士更厲害，所以他在雜誌
上都會附註Doktor der Medizin的片假名「ドドクトルメヂチーネ」作為他的頭衡。

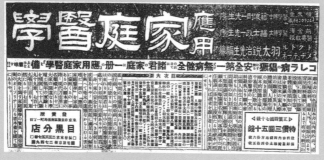

《讀賣新聞》1916年
10月26日的報紙廣告
編撰《家庭醫學》並以
ドクトルメヂチーネ為
頭衡，寫著羽太銳治的
名字。

參考文獻、圖像出處等　　●日本皮膚科學會化學剝皮指南（改訂第3版）
　　　　　　　　　　　　　https://www.dermatol.or.jp/uploads/uploads/files/guideline/1372913831_1.pdf

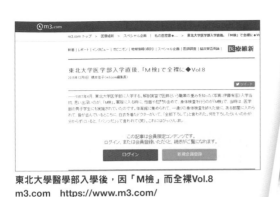

東北大學醫學部入學後，因「M檢」而全裸Vol.8
m3.com　https://www.m3.com/

M檢的模樣

這是戰爭時期進行的徵兵檢查，男性必須全身赤裸進行身體檢查。東大等知名大學，也會比照進行男性生殖器官的性病檢查。（照片／參考Wikipedia）

　　這項陰莖檢查，也就是通稱為「M檢」的測驗，被當作徵兵檢查的一環嚴格執行。但是在1906年（明治39年），當時堪稱是名符其實的東大附屬高校，日本最頂尖的高等學校‧第一高等學校的學生在進行健康檢查時，意外驗出全校1/3的學生都感染性病的驚人結果。當然，所有人都是未成年的高校生。高校生出入風月場所，感染性病也是家常便飯，這件事讓學校教職員大為震怒。

　　因此隔年開始，所有希望進入東大的應試者都必須接受性病檢查。即使測驗的成績優異，倘若感染性病就不合格。判定基準相當嚴格，即使應試的時候已經完全根治，只要看得出曾經罹患過性病就會判定不合格。與其說是健康檢查，應該算是確認有無涉足風月場所的素行調查吧！如果還是中學生就出入風月場所的話，現在當然是不行的，當時的高校入學測驗也無法通融。以「中學生或高校生的身分出入風月場所的男性沒有資格接受菁英教育」來說……我認為這樣的判斷是妥當的，而且如果是菁英就必須留下子嗣，從優生學角度的未來性也成為評定的依據。像是睪丸未降至陰囊內的隱睪症等，患有先天性疾病導致無法傳宗接代的人，或是包莖、包皮垢太過嚴重、陰莖過小等，都會判定為不合格。

● 《電影明星的素顏與表情》（ゆまに書房）牧野守‧監修，羽太銳治‧著
　　羽太銳治於大正時代出版的書籍的現代重製版，2006年出版。

戰前沒有使用抗生素進行治療。導致感染梅毒之後，第10年開始會引發第4期症狀，許多內臟器官都會產生腫瘤，病毒會入侵大腦或神經而產生「麻痺性痴呆」的症狀，最後導致意識不清而死亡。因此，如果在高中或大學應試階段感染梅毒的話，30歲之前發病死亡的機率很高，接受了高等教育也都白費了。而且，包括結婚對象和出生的孩子都會感染梅毒，菁英家族的血統也可能到此中斷，所以梅毒也有單純被認定是「沒有資格入學」的原因。

東大一直到1956年度（昭和31年）的入學者為止，都實施M檢。後來因為東大廢止這項檢查，其他學校也跟著廢止，到了昭和40年代中期已經不再實施這項檢查了。1952年4月進入東北大學醫學部就讀的東北大學名譽教授久道茂表示「曾經接受過M檢」，但不是在應試的時候，而是入學之後的事情。

 大學入學測驗科目「M檢」之謎

首先，M檢的M到底是什麼意思呢？對此大家眾說紛紜。源自於男性生殖器之意的「魔羅」（Mara）這個說法相當有名，但是M檢本身只是俗稱，它並未出現在官方文件上，所以究竟是誰在什麼時候取的名稱就不得而知了。

1928年的頒布的陸軍規則中寫道「全員進行砂眼及花柳病的檢查」，在那之前的只有寫患有什麼疾病而已。砂眼是砂眼衣原體導致的眼部疾病，雖然是性病檢查但檢查的位置卻是眼睛。在戰前，砂眼已經成為造成失明和視力退化的原因。有一種說法是，荷蘭籍醫師安東尼・博杜恩是最早將眼部檢查納入性病檢查項目中，他的專長是眼科。此外，據說明治時代在歐洲接受梅毒檢查的對象不是軍人，而是跟軍人發生性關係的妓女。因為當時歐洲的社會規範是，直到結婚為止都必須維持處女和處男的身分。

日本開始進行梅毒檢查是1867年（慶義2年），剛開始是因應英國公使巴夏禮爵士，在橫濱設立梅毒醫院的要求。此外，也和身兼東京慈惠會醫科大學創校者的醫師松山棟庵有關，這是為了檢查與英國士兵發生關係的妓女的醫療機關。至少，日本軍是到1928年才由官方開始進行性病檢查，1871年日本首次進行徵兵檢查時，根本連這樣的概念都不存在。

從上述內容可以推測的是，M檢並不是從軍隊開始的，可能是從第一高等學校→帝國大學→陸海軍這樣的流程順序發展。在青空文庫、國會圖書館的數位典藏以及戰前的新聞報導中，都沒有查到「M檢」這個詞彙。說不定，這個稱呼方式本身就是戰後的創作。

第十條　壯丁名簿ニハ甲種ト爲ス者及ビ身長
不足ノ故ヲ以テ丙種又ハ丁種ト爲ス者ヲ
除クノ外ハ其ノ體格等位ヲ定メタル疾病
其ノ他ノ身體又ハ精神ノ異常ヲ記入シ尚將
來ノ參考ト爲ルベキ事項ハ之ヲ相當欄ニ記
入スベシ

前項ノ記入ハ事項二箇以上アルトキハ體格
等位ヲ定メタル疾病其ノ他ノ身體又ハ精神
ノ異常（綜合シタル場合ハ主要ナルモノ）
ノ右肩上ニ「△」ノ符號ヲ附スベシ

壯丁名簿ノ各欄ニハ當該檢査所見ヲ記入
シ其ノ直下ニ、記載事項ナキトキハ空欄ト
ノ上部ニ自印ヲ押捺シテ檢査ノ責任ヲ明
ニスベシ但シ規定上檢査ヲ省略シタル場
合ハ捺印セザルモノトス

第十一條　微兵醫官ハ身體檢査上騎乘ノ適
否、僑力ノ强弱其ノ他兵種選定ニ關シ資
料ト爲ルベキ事項ハ之ヲ聯隊區司令官ニ
通告スベシ

第十二條　「トラホーム」及花柳病ノ檢査ハ
受檢者全員ニ就キ之ヲ行フベシ

第十三條　醫官ハ受檢者中故慈ニ身體ヲ毀
傷シ又ハ疾病ヲ作爲シ其ノ他詐僞ノ所爲
ヲ用ヒタリト認ムル者アルトキハ之ヲ徵

陸軍規則1928年3月26日陸軍省令第9號／昭和3年第15號（參考國會圖書館數位典藏）
第12條有提到實施「砂眼」和花柳病的檢查。

 與對手拉開距離的陰莖模擬考對策

　　直到戰後因為抗生素的普及，梅毒才得以根治。戰前只要感染了梅毒，即使看似已經痊癒，但病毒仍然會潛伏在體內，一輩子都無法治好。

　　檢查的時候要求全身赤裸，要確認身上是否有被稱為「梅毒玫瑰疹」的淡紅色疹子。如果有的話，就會被診斷為「懷疑患有梅毒」。因此，就算沒有症狀也有因此被判定不合格的案例。換句話説，應試者只要曾經感染梅毒，不管再怎麼努力用功，學科測驗的成績多麼地優異，還是不可能進入東大等知名大學就讀。

　　入學測驗的競爭越激烈，提供應試對策的補習班就會賺大錢。同樣的道理，也出現了專門應付這個M檢的醫師。剛開始會比照M檢的模式，對應試者的陰莖進行評分。簡單説就是陰莖的模擬測驗，分數過低或是具有符合不合格基準的問題時，必須付費接受治療。

　　想當然耳，曾經去那間醫院接受治療的學長合格了，這樣的情報在應試者之間流傳開來。位在東京・神田小川町的泌尿／生殖器科醫院，就是一間類似升學補習班一樣，可以提供M檢對策的醫院而廣受好評，實際上確實有很多名校的合格者。

　　醫院的院長是利用正義變態性慾誅殺惡意變態性慾者的「大正瘋狂假面」：博士・羽太銳治（詳69頁）。診療的科別是「花柳病科」，以現代的説法就是性病科。當

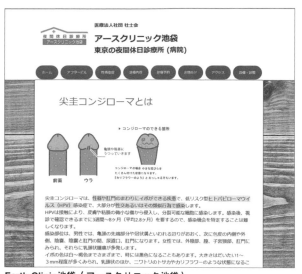

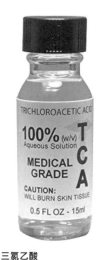

三氯乙酸

作為化學剝皮的藥劑使用，也會用在美容整形和菜花治療上。

Earth Clinic池袋（アースクリニック池袋）
https://www.earth-ikebukuro.com/

時將皮膚病和花柳病科歸類在一組，與其說是感染症，其實被認定為特殊的皮膚病，針對外觀進行處理是主流的做法。標榜泌尿科、皮膚科、花柳病科的醫院很多，但做為應試的對策，也會以消除性病造成的症狀痕跡進行治療。總之陰莖的外觀是很重要的，在傳染病治療尚未發達的當時，可進行類似美容治療那樣，將外觀變漂亮的治療方式。

 忍受疼痛……恐怖的應試對策

　　首先是將沾滿殺菌劑的紗布覆蓋在傷口上，只針對身體表面附近進行殺菌。視情況使用外科方式，實施切除壞死組織的外科清創手術。這時會將感染症狀顯露在外表的部位切除，再用細綿線縫合傷口。只要傷痕的縫合夠漂亮，疤痕就可以隱藏在陰莖的皺褶之間而且不容易被發現。因為梅毒的病原菌潛伏在體內，就算切除部分陰莖，由於沒有進行根本性的治療，治標不治本。說穿了，就是將外觀處理一下，含混帶過有過感染的事實罷了。

　　如果化膿或是形成奇怪的膿瘡，必須使用強酸進行燒灼，也就是「化學燒灼」，一種非常痛苦的方式來處理。被稱為「化學脫皮」的治療法，就是塗抹稀釋後的三氯乙酸促使皮膚再生，是俗稱「感染性病導致陰莖變成花椰菜」，對尖狀濕疣（菜花）相

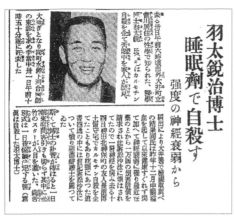

百年一遇的性科學家羽太銳治博士傳出自殺消息的報紙，享年53歲。因違反醫師法遭到逮捕，嚴苛的偵訊導致他的腦部受損，隨後身體狀況一直欠佳。這部分的相關說明請參考73頁的內容。
（參考《讀賣新聞》1929年9月2日晚報）

當有效的治療法。如果三氯乙酸的濃度越濃，被溶解的皮膚深度就會越深；塗抹量的增減，會依據皮膚狀況而改變。三氯乙酸的稀釋程度全憑醫師的直覺和經驗來決定，如果遇到庸醫的話會痛不欲生，遇到名醫就可以根治。

　　治療的原理跟現代的雷射治療一樣，但是這個方式會帶來雷射治療無法匹敵的巨大苦痛。顧名思義，就像是直接撕開皮膚並且拿鹽巴塗抹在傷口上那種感覺。儘管如此，為了考取知名學校，還是只能忍痛準備應試。

　　而且，治療過程中會引起末梢血管收縮，所以會嚴格禁止會讓血流速度變慢的抽菸行為，也不能夠喝酒。應該說，因為還是中學生本來就不應該抽菸喝酒，當時的醫師必須用「陰莖會腐爛並消失唷！」如此嚴厲恐嚇的方式加以指導。可見對他們來說，抽菸喝酒是極為普通的事情。是說，中學生不僅抽菸喝酒，還出入風月場所感染性病……實在讓人很想吐槽，但他們都是有能力如此荒唐玩樂的有錢人家公子哥兒，或許會輕蔑地認為生病了只要多付一點錢給醫生就可以治好。

　　也有用盡各種方式治療陰莖還卻沒辦法合格的狀況，這時該怎麼辦呢？梅毒就算不進行治療3年內症狀也會消失，看似已經治好一樣轉而進入潛伏期。由於無法利用血液檢查確認是否感染梅毒，故意落榜直到梅毒的表面病徵消失為止也是選項之一。如果在過往的經歷欄裡面寫了「因病」落榜或留級的人，都有罹患性病的嫌疑。

　　順帶一提，現今依然持續有使用三氯乙酸的治療方式，也刊登在日本皮膚科學會的化學剝皮指導手冊上。最近還運用在花粉症治療上，將鼻腔麻醉之後使用稀釋後的三氯乙酸燒灼鼻腔黏膜，讓黏膜不再對花粉產生反應。此外，在家畜或寵物等獸醫領域中也普遍被採用，會應用在切除爪子和角之後的處置。

　　即使是在沒有M檢的21世紀現在，還是有不需住院，專門治療龜頭疙瘩的醫院。不知道是否也有進行M檢的女性呢？是說，陰莖的外觀對一個人的評價，真的有那麼重要嗎？

天才‧性醫學者進行的變態性慾研究

大正時代的性教育論　前篇

據說從明治時代到戰後為止，知名大學的健康檢查項目中也包含了檢查男性生殖器。這似乎也有素行調查的意味，據說也有應付這項測驗的對策唷！

　　進入明治時代之後因為社會風氣淫亂且性病蔓延，與性相關的問題成為非常嚴重的社會問題。雖然評估過在義務教育中導入性教育，但是教育界對於學生的性教育處理方式毫無對策，處在完全不知道該怎麼做的狀態。最後是由醫學界指導教育界的形式，包括厚生省、文部省，以及報紙等媒體在內，試圖透過醫師和教育工作者的討論讓性教育成形。他們以「教導學生性慾問題的利弊」作為主題，在1908年（明治41年）9～10月間舉行；座談合計舉辦了21場，共有9位有識之士共同參與討論。相關內容刊登在《讀賣新聞》上，據說在當時引起廣大的迴響。雖然沒有做出決定性的結論，但已經讓日本的性教育跨出第一步，開始進行更廣泛的討論。

　　參加這次論壇的9位有志之士，在當時的日本，這可說是集結了最高權威的夢幻組合。

■醫學史研究者　富士川游

　　醫學史研究的最高權威，身兼醫師、歷史研究者、文學家等身分，堪稱是日本醫學

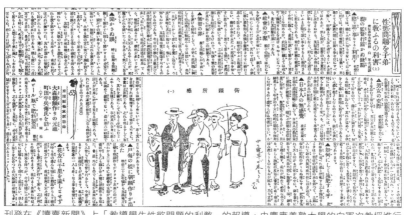

刊登在《讀賣新聞》上「教導學生性慾問題的利弊」的報導，由慶應義塾大學的向軍次教授進行解說的某一回合。

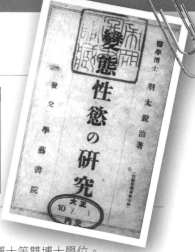

變態性慾的研究
（學藝書院）羽太銳治

堪稱性教育界的先鋒，羽太銳治醫學博士的著作，其他著作還有《性慾教育的研究》。（參考國立國會圖書館數位典藏）

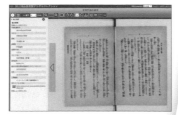

報導學的始祖人物。多才多藝，擁有文學博士和醫學博士等雙博士學位。

■東京女子醫科大學校長　吉岡彌生

是一名女醫師，也是東京女子醫科大學的創立者，是9人之中唯一的女性。在當時婦產科與性醫學領域中，也是日本屈指可數的權威人士。

■東京女子高等師範學校教授　下田次郎

東大哲學系研究所畢業，在女子高等師範學校擔任教員，是女性教育的最高權威人士之一，現在也被稱為「振興日本女子教育的始祖」。

■日本女子大學校長　麻生正藏

在藐視女性的時代提倡男女平等的教育，為了創立日本女子大學盡心盡力的教育工作者。女子教育的最高權威人士之一，是NHK連續劇《阿淺來了》劇中絹田這個角色的參考人物，和連續劇中的設定一樣，是一位貧困的清貧之士。

■第一高等學校教授　三並良

本身也是基督新教的牧師，在知名高等學校裡教授德語，是德國哲學的最高權威人士。

■慶應義塾大學教授　向軍次

一名思想家，他根絕了江戶時代以來延續的惡習，並對近代人權思想的普及做出貢獻，是文明開化之子。

■慶應義塾大學教授　稻垣末松

否定前一個時代的儒教教育，推動基於現代科學的教育的人物。法國教育學的最高權威人士。同時也是法語學術書籍的翻譯者，將許多近代法國的教育思想引進到日本。

■東京帝國大學文科大學教授　吉田熊次

　　留學法國與德國，是一位近代教育學先驅的文學博士，在教育的倫理與道德領域是當時的最高權威人士。

■東京音樂學校校長　湯原元一

　　東大醫學系畢業後沒有成為醫師，反而當了文部省的官僚，主導日本的教育行政。離開文部省之後成為一名教育工作者，就任東京音樂學校的校長。尊重學生的自主性，主張自由主義教育。他認為教育是一項最符合低風險高回報率的投資，是主張越能將金錢投資在教育上，國力就會增強的偉人。

 ### 研究變態性慾促進性教育的發展

　　在「教導學生性慾問題的利弊」論壇之後，因應時代的需求，關於性教育的討論更加熱烈的進行。進入大正時代之後，性醫學家倍受關注，坊間還出版了各式各樣的性醫學書籍。

　　在性慾這個議題中，特別是關於「變態」的研究在進入大正時代之後急速地蓬勃發展。1917年（大正6年）～1926年之間，日本精神醫學會定期出刊名為《變態心理》的雜誌，並認真討論所謂的變態究竟是什麼。歐美國家基於基督教的價值觀，認為變態會下地獄，變態是因為被惡魔附身，聖職者和庶民都該拒絕與他往來。或許日本因為比較不受到基督教的觀念影響，變態研究才能透順利發展吧！

　　其中必須特別介紹的就是羽太銳治醫學博士這號人物，他透過書藝學院出版了《性慾教育的研究》和《變態性慾的研究》這兩本書，訴求透過「家庭內的私密性教育」和「學校內的公開性教育」相互配套，以確立完整的教育系統，堪稱為性教育界的先驅者。雖然書名有點奇怪，但確實通過內務省的國家檢閱唷！（笑）

　　正因為書名是變態性慾，不只是SM和暴露狂，甚至還以「宛如女性的男子」這個名稱談到了「偽娘」，這真的是一本很厲害的書。實際上閱讀過之後，不禁讓我覺得，日本的變態發展史到了大正時代已經來到集大成的階段。執筆寫作大正浪漫風作品的作家們，在大正時代以「宛如女性的男子喫茶」這個名稱出現「偽娘咖啡廳」的話，在時代考證上，似乎也可以說是OK的。

　　談到變態性慾的研究可能會造成大家誤會，其實這是為了明確區分性慾的善與惡，告訴大家什麼是對的，什麼是不好的，為了不讓國民沉溺於不好的性慾之中而進行正確的性教育，意圖將大家導向「正確的性慾生活」。書中以相當多的篇幅列舉世界各國的刑法，其中最惡劣的變態性慾就是「強姦」。

　　我曾經說過強姦犯除了刑責之外，還必須當成精神病患予以治療。當時所謂的精神病治療就是監禁在精神病院內，直到患者死亡為止；實質上等同於判無期徒刑。在21世紀的美國，有一間名為科靈加州立醫院，負責終身監禁戀童癖直到死亡為止的專門

精神病院。相較之下，日本的法務省無視於變態性慾的研究成果，對女性來說真是一大不幸。大正時代的強姦罪是很輕的。

從明治到大正時代的刑法第三百四十八條，針對強姦罪做出「強姦婦女的人予以從寬處刑」的規定，刑期最長也不過30天刑期而已。那些受害女性大都身心受創，而且就算是去報警，有99.9%連受害申請都沒被受理，就把人趕回家的保守年代。因為在1933年（昭和8年）以前的統計中根本不存在「強姦」和「強制猥褻」這些項目，大正時代的強姦事件嚴重到什麼程度，無法得到正確的數據，所以「天黑之後女孩子不可以在路上走」、「務必嚴格遵守門禁」這些要求都可以理解。

在那樣的黑暗時代，《變態性慾的研究》訴說強姦是多麼異常且惡質的犯罪，我認為應該給它更多正當的評價才是。在現在這個時代，更加需要再次研究變態性慾不是嗎？

 ### 嗚～喔喔喔！天才醫學博士的陰莖說

羽太銳治博士依據從德國帶回的學說，提倡以下說法。

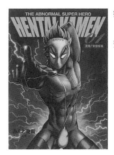

瘋狂假面
（集英社文庫）
安藤慶周

「精液被血液吸收，送到心臟的精液透過心臟功能分送至各個組織。被送到肌肉組織的精液會增強肌耐力，送到腦部的精液有著嶄新的思想和要求，燃起希望提振精神，擁有更明確的理性，做出更健全的判斷，擁有更高的野心，更具決斷性的目的，以及更堅強的意志。但是浪費掉精液，存在著危害身體健康的危險性，自我克制是美好的教訓。」

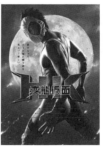

HK瘋狂假面系列
（T‧JOY）

以現代人的角度來看，這是非常詭異的說法，但畢竟這是留學德國的醫學博士提出的高論，據說當時有很多人深信不疑。提到透過變態性慾增強肌力並強化精神力的英雄人物，就是漫畫《瘋狂假面》的主

《瘋狂假面》於1992～1993年在《週刊少年JUMP》上連載的作品，對當時的青少年帶來壓倒性的衝擊。以這部原作改編的電影《HK瘋狂假面》由鈴木亮平主演，在2013年公開，2016年又製作了續篇《HK瘋狂假面 異常危機》。

角了。瘋狂假面的變身過程其實就是依據羽太銳治的學說，來自豆皮壽司的精液被傳送到全身肌肉和腦部之後，可以發揮更強大的力量……

因此，或許有人可以寫一部以羽太銳治博士為主角的《大正瘋狂假面》呢！平常是在神田小川町開業行醫的羽太醫師，當婦女與孩童身陷危機時，正義的變態性慾就會高漲，來自豆皮壽司的精液傳送到全身肌肉和腦部，變身成為愛與性愛技巧的使徒‧超人「瘋狂假面」，然後對邪惡的變態性慾者予以制裁……嗯……這樣的內容不行嗎？好吧！

栓劑與詐騙少女……「女學生性侵治療事件」

大正時代的性教育論　後篇

前篇在69頁的地方已經說明過被強姦之後向警察報案，有99.9％不會被受理一事，但也有那個0.1％被受理的案例，那就是「女學生性侵治療事件」。

1923年（大正12年），日本海員掖濟會橫濱分支機構附屬醫院的院長，東大畢業的超菁英醫師大野禧一，犯下了人稱「大野博士事件」的強姦與墮胎未遂事件。在日本知名財閥之一的安田財閥關係企業中，群馬電力是公司資本額高達1,200萬日圓的大型企業。大野對當時擔任群馬電力專務的小倉鎮之助的第六個女兒，年僅18歲的女學生哲子謊稱說是栓劑，竟將自己的男性生殖器插入哲子體內。讓哲子懷孕後，他還企圖掩滅事實，要求哲子強制墮胎。為了方便說明，我們就稱他為「女學生性侵治療事件」吧！

「我是安田財閥的幹部小倉。我的女兒被強姦了，叫你們長官出來！」

哲子的父親小倉帶著律師來到橫濱地檢署怒告之下，案子終於被受理了。明明是這麼過分的事情，不難想像當時的強姦被害人要提出受害申訴是多麼困難的事情。

為了自幼受到慢性支氣管炎所苦的女兒，小倉鎮之助買齊了當時最新穎、最高水準的藥品與醫療設備，在自己家裡蓋了一間私設的診療所，並聘請菁英醫師前往應診。真正的富豪是不去醫院，而是自己蓋醫院請醫生來看診。

大野禧一以「肺病是如何痊癒的」的這篇肺病治療的研究論文，順利取得京都大學的醫學博士學位，在肺病治療方面被認為是當時最具權威的醫師。小倉鎮之助支付高

關於「大野博士事件」的報導。當時小倉鎮之助的職稱是專務，但因為社長只是掛名而已，所以真正擁有群馬電力代表權的經營者就是小倉鎮之助，因此當時的報導都稱他為「小倉社長」。而且小倉鎮之助也是安田財閥最高決策單位的幹部，可說是數一數二的大富豪。

（參考《讀賣新聞》1923年3月3日）

參考文獻、圖像出處等　●國立國會圖書館數位典藏「肺病是如何痊癒的」https://dl.ndl.go.jp/info:ndljp/pid/934136
《明治・大正・昭和歷史資料全集 犯罪篇》下卷　https://dl.ndl.go.jp/info:ndljp/pid/1920457/178

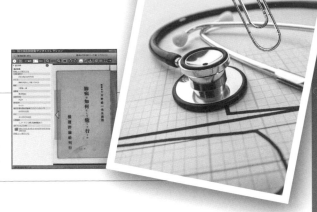

《肺病是如何治療痊癒的？》
（橫濱評論社）大野禧一
（參考國立國會圖書館數位典藏）

大野教授事件（女學生性侵治療事件）
1923年，東大畢業的醫學博士大野禧一所犯下的強姦與墮胎未遂事件。被害者是一名18歲的女學生，據說她並未理解自己被強姦這件事。這起事件成為重新正視性教育的重要性的契機之一。

達6,000日圓的龐大費用做為謝禮，委託他治療他的女兒。以當時群馬電力的大學畢業社員的年收入大約是600日圓來看，這簡直就是媲美怪醫黑傑克的報酬了。但是受邀來到小倉府邸的大野禧一，在密室內兩人獨處時並未進行治療，而是以「我要塞栓劑進去哦！」「可能會有點痛，要忍耐哦！」這些說法，將自己的男性生殖器直接插入哲子體內，而且只有三次是在她的體內射精。

哲子明明被侵犯了，為什麼不跟她的父母說呢？那是因為她的父母徹底禁止她接觸周遭的有害書籍，也沒有對小孩進行任何性教育。由於完全沒有性知識，再加上母親交代過「他是東大博士，是很厲害的醫生，要乖乖聽醫生的話。」所以哲子相信醫生所說的每一句話，深信是在進行醫療行為，對於自己被性侵這件事也完全沒有自覺……似乎是這個樣子。這就是現在所謂的性無知吧！

感到狀況有異的父親帶著哲子到醫院檢查，發現女兒已經懷孕了。於是向橫濱地檢署提告，大野禧一遭到逮捕。這起事件在當時占據了報紙的整個版面，抗議民眾大舉衝進東大醫院，與警方爆發衝突，後來演變成投擲石頭砸破玻璃的大規模暴動。

再加上當時的媒體並沒有隱私權的概念，連大野禧一的家中地址都報導出來，「這裡就是強姦犯的家！」消息傳遍了整個橫濱。據說房子遭到憤怒的民眾破壞，最後舉家逃到其他地方去了。

事件爆發後，由於媒體大肆報導「大野博士」事件，許多醫師前往授予他博士學位的京都大學調閱保管在校內的博士論文。結果發現那是一篇胡說八道且涉嫌抄襲的論文，證實大野禧一根本不懂得如何治療肺病，讓整起事件更加延燒。媒體扣上了「胡謅的論文都能在京都大學拿到博士學位」的大帽子，甚至波及到京都大學的權威，事件演變成其他取得京都大學博士學位的醫師也被毀謗中傷的慘況。不僅是東京大學，連京都大學都被怒火波及，直到大正時代結束為止還持續不斷延燒。原來這樣的事件，以前就有啊！

在那個沒有把強姦罪認定為實質上犯罪的年代，處以拘役6年的刑期判決看起來似乎是相當重的判決，但是主要的判刑理由並不是強姦，而是包括墮胎罪、違反醫師法、詐欺等其他多項罪名加起來的結果。包括警察、法院以及辯護律師等人，似乎都受到

身為父親的小倉在盛怒之下的脅迫，基於「跟安田財閥作對是要付出代價的」的這句話，才會做出這樣的判決。

大正時代的少年們將來希望從事的職業，前3名分別是政府官員（部長）、上將和博士。但是媒體連日報導博士其實是惡質的強姦詐欺犯，導致孩子們的夢想完全破滅。在這個層面上也可說是罪孽深重吧！

法院判決出爐之後，小倉鎮之助接受媒體訪問時極度懺悔的表示：「為了將女兒培養成完美的淑女，包括戲劇、電影、小說和女性雜誌等，我讓她遠離外在的各種刺激，造成這樣的結果都是我的罪過。」

至於大野禧一的部分，他花光小倉付給他作為治療費的6,000日圓，以龐大的金額聘請律師團，等他存了保釋金被釋放之後便銷聲匿跡到處躲藏，同時繼續向最高法院主張並爭取徹底的無罪。最後，他被最高法院處以3年有期徒刑定讞並入監服刑，不僅醫師證照和博士學位都被取消，連他東大畢業生的身分也被刪除。出獄後接受媒體採訪時，他說了一句「會去南美」之後，便成為當時盛行的南美開拓團一員，離開日本，從此之後下落不明。

不得不說，讓刑期減半的律師團真的很努力，但是律師團提出的無罪主張卻觸怒了安田財閥。於是安田財閥以代表者‧安田善次郎的名義，對橫濱至東京一代的所有律師寄出勸告書，重申「為強姦犯辯護的人就是安田的敵人」，引發了不小的騷動。直到戰後財閥解體，安田財閥消滅為止，律師都不能輕率地幫強姦犯辯護，這一點對強姦犯來說是非常不利的狀況。然而，被害者小倉哲子因為被強姦生下了孩子，後來又與小倉家私交甚篤的公爵家的養子，一名陸軍將校結婚之後又生了兩個孩子，享年76歲。至於，她肺的老毛病似乎不接受治療也沒什麼影響。

女學生性侵治療事件的同一年，還發生了當時的暢銷作家島田清次郎誘拐、監禁並強姦海軍少將舟木鍊太郎的女兒而遭到起訴的案件。以大正年間這兩起強姦事件為契機，社會上了解到對性的無知會造成毫無防備的結果，人們再次體悟性教育的必要性。於是，在明治末期一度停滯的日本學校教育中的性教育話題再度引發熱烈討論。

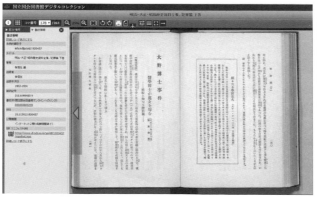

《明治‧大正‧昭和歷史資料全集 犯罪篇》下卷（有恆社／1933年發行）

針對「大野博士事件」的項目中，長達8頁的內容詳細解説這起事件的來龍去脈。

（參考國立國會圖書館數位典藏）

看似偏離了主題，但其實並沒有偏離主題。在此之後，警察認真地將強姦罪定位為犯罪行為，形成「不可以強姦女性」的社會常識。但是，就算走到這一步還是不能高興得太早。

 邁入性教育的暗黑時代

時代往不好的方向邁進，1932年文部省反對女學生的性教育課程，下令如果教授超越生理衛生範圍以外的知識，必須受到嚴厲的懲罰。為了守護孩子不要遭受性慾的迫害，學生閱讀的圖書都必須送審，教育現場針對認定為有害的自然主義文學、雜誌、報紙等進行取締，提出「女性沒有性慾」、「兒童的手淫是有害的」這類現在看來極度愚蠢的論述。透過這個方式構築性別的特性，並且完成為了建構以男性作為性別支配基礎的近代國家所需的「性的慾望裝置」。

隨後，在性教育的議題上，教育界與醫學界斷絕合作，並從性教育之中排除了醫學方面的要素。教育界強制要求男學生必須保有徹底禁慾的價值觀，嚴格禁止自慰和性行為。至於女子性教育則是一面倒地強調以保護女性貞操為目的的性教育論，無理地要求到結婚為止都必須維持處女之身。這些政策造成的弊害，直到令和時代依然存在。在那之後，昭和初期進行的抹殺變態性慾，包括焚書和禁止發行等，都不是那麼容易就做得到的程度。相關人士也接連遭到逮捕與殺害。

以《變態性慾的研究》一書遠近馳名的羽太銳治博士，在1928年（昭和3年）的年底罕見地違反了醫師法，他因違反身為醫師的品格保持義務的罪狀遭到逮捕。經歷警察的嚴厲訊問之後，似乎讓他的腦部產生了傷害，警察究竟對他做了什麼？嚴刑拷打之類的嗎？

因腦部損傷造成行動不便的羽太銳治博士，於隔年1929年8月31日自殺身亡。至少，我到目前為止沒有聽說過日本有其他醫師因為違反品格保持義務而遭到逮捕的。

1929年3月5日，提倡性教育論的眾議院議員山本宣治，遭右翼人士刺殺身亡。他是在1922將英文的masturbation這個字翻譯成日文時，以「自慰」取代日文中的手淫這個字，並讓「自慰」一詞普及的人物。刺殺他的右翼男子，主張自己是正當防衛所以無罪。警視廳也因為被殺害的是左翼變態性慾者，以死有餘辜的態度擁護犯人。

但是，東京地方法院自行進行現場蒐證後否定警視廳的說法，以殺人罪判處有期徒刑且不可緩刑。因為擁護殺人犯，最後發展成內務省對警持廳提出嚴重警告的特例。雖然犯人被處以有期徒刑，卻受到前所未有的模範囚犯等級般的待遇，刑期執行到一半就出獄了。據說他出獄後對右翼同袍說：「因為殺害變態性慾者所以無罪，我應當可以領到十萬日圓並獲得身分地位，卻被扔進監獄裡面。」雖然他有一段時間有了臨時工等工作，仍被強制送進精神病院後死亡。

性教育在大正時代可以做，到了昭和時代卻不行，為什麼會產生這樣的基準變化呢？不禁令人懷疑這是教育界的陰謀。在那之後，全面向軍國主義教育傾倒的日本變成了什麼模樣，想必大家都很清楚了。

能夠以科學角度解決未知問題的學問

厲害的流行病學

「流行病學」最早是從研究傳染病發生原因和預防方法的學問開始，透過這種科學手法，也可以證明漫畫和動畫造成多麼嚴重的負面影響。

　　人類真的會受到漫畫和動畫影響而犯罪嗎？其實可以透過流行病學來證明。

　　乍聽之下，流行病學雖然像是醫學面的理科領域，但其實在法學和犯罪學領域中也是相當重要的概念。流行病學的證明可成為判決的有力證據，而且實際上勝訴甚至改變法律的真實案例，就是水俁病和四日市公害等公害判決。取得醫師執照後通過司法考試的人大有所在，流行病學看似是理科與文科的不同，其實只是旱田和水田那種程度的差異而已，並不是像農業跟漁業差得那麼遠。

　　流行病學的厲害之處在於，「就算不知道為什麼會變成那樣」（理由），但還是可以排除特定的原因，聚焦在可以醫治和可以解決的部分。相反的，雖然不知道患病理由，但因為是原因所在，所以能夠透過法律予以規範，流行病學同時也是擁有這項論述方式的恐怖科學。

　　在醫學領域中獲得巨大成功，流行病學讓當時包括霍亂和腳氣病等原因不明的怪病銳減。在法律的領域，包括水俁病和四日市公害等公害判決，都被認定是汙染環境的違法行為；認知香菸的有害性，推行禁菸活動並成功規範二手菸等。至於在犯罪學領域收下巨大成果的，就是代表「破窗效應*」的美國紐約治安改善。

　　像這樣去除社會上成為公害的原因，以便成就人們能安居樂業的社會，流行病學是一門相當重要的科學，但也有慘遭滑鐵盧的嚴重失敗案例。當初在美國發現5名愛滋病患者時，剛好他們5個人都是同性戀者，所以產生了「愛滋病是同性戀之間的疾病」這個偏見。當樣本數量過少時，活用統計學理論的流行病學就無法發揮它應有的功能性。所以，不能因為少數犯罪者是阿宅，就說阿宅都是犯罪者預備軍。

 管制漫畫和動畫是正確的嗎？

　　回到正題。如果要證明受到漫畫和動畫影響導致犯罪率增加，為了貼上公害的標籤進行法律規範的話，必須完全符合「流行病學4原則」，並提出統計學上的證明才行。

*「破窗效應」（Broken windows theory／建物某扇窗戶被打破後若沒修繕，之後附近的窗戶也會接連遭到破壞）是指輕微的犯罪和不正當行為，能透過徹底的取締有效預防，最終抑制了重大犯罪和案件發生的環境犯罪學理論；由美國的犯罪學家George L. Kelling提出。

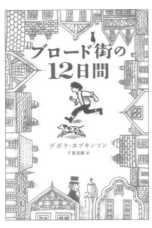

原書名《The Great Trouble》
(あすなろ書房)
Deborah Hopkinson

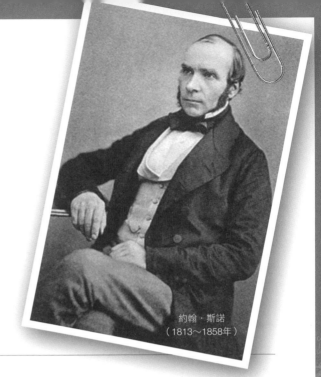

約翰・斯諾
（1813～1858年）

被稱為傳染病學始祖的約翰・斯諾

1831年，英國倫敦開始流行霍亂時，約翰・斯諾博士採取的行動是只是將某一處抽取井水的抽水機手柄拆下取走而已，這個簡單的行為竟然中止了霍亂的流行。為什麼霍亂會流行呢？直到數十年後才終於解開這個謎團，約翰・斯諾博士歸結原因時使用的統計學手法，成為現代流行病學的開端。基於這段史實創作的虛構作品是《The Great Trouble》(あすなろ書房)，此書在日本堪稱中學生優良課外讀物的名作，有興趣的人請閱讀看看。

流行病學4原則

1 時間的關聯性　　　　　　**3** 質的關聯性

2 量的關聯性　　　　　　　**4** 原因和結果的關聯性

如果這4個原則的顯著性差異在0.0001以下，並有可以放棄「虛無假説」的學者存在，就可以全面禁止漫畫和動畫了。這在法律上稱為「超越合理懷疑的證明」。

1 時間的關聯性

首先必須以「原因→結果」的順序進行驗證。如果對年幼女童犯下性犯罪的戀童癖者，本身擁有大量蘿莉控漫畫時，倘若因為是戀童癖所以買了蘿莉控漫畫，這時原因是戀童癖，結果是漫畫，所以漫畫的有害性遭到否定。但是如果當他閱讀蘿莉控漫畫期間，受到漫畫影響而成為戀童癖的話，原因是漫畫，結果是戀童癖，這時關聯性就是成立的。

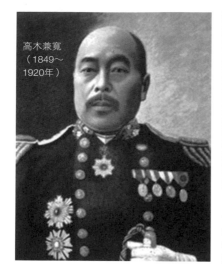

高木兼寬
（1849～
1920年）

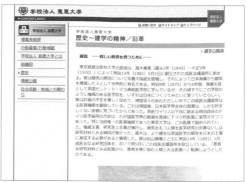

東京慈惠會醫科大學 http://www.likei.ac.jp/univ

1911年發現了維他命B1，但是在27年前腳氣病的發病原因不明時，高木兼寬男爵透過流行病學成功治療了腳氣病。他被稱為「日本流行病學之父」，同時也是成醫會講習所（現為東京慈惠會醫科大學）的創立者。

2 量的關聯性

必須透過統計學證明漫畫的影響程度非常顯著，導致犯罪發生率提升。統計犯罪者實際上閱讀了多少漫畫，求出「皮爾森相關係數」。為了達到公平性，也必須針對不看漫畫的犯罪者進行統計；不看漫畫的犯罪者越多，皮爾森相關係數就會越低。具體來說，皮爾森相關係數必須在0.8以上，並且認定相關性很強，否則無法成為判決的依據。

3 質的關聯性

例如，喜愛足球漫畫的人受到漫畫影響而成為足球選手，除了犯罪以外的正向影響也包含在內，也就是必須證明看漫畫之後會受到多大的影響並付諸實行。如果與這個沒有相關的話是不成立的，因為雖然證明了「受到漫畫影響成為足球選手」，但卻無法證明「是喜歡漫畫的足球選手」。如果閱讀的漫畫主題是以足球為主的話，可以認定是受到漫畫的影響。但如果喜歡的主題是科幻類別的話，只能證明他單純只是一個喜歡漫畫的足球選手而已。

換句話說，強姦犯只是單純看了情色漫畫，因為沒有關聯性所以證明不會構成。只能證明他是個看了女性樂於被強姦的情色漫畫，就信以為真的相信女性真的會因此開心，而成為強姦犯的笨蛋而已。

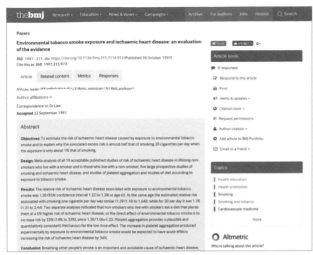

《BMJ》1997年10月號
https://www.bmj.com/
content/315/7114/973

英國的醫學雜誌《BMJ》（British Medical Journal）上刊登的，關於二手菸議題，信賴度相當高的論文。該篇論文指出，身為吸菸者的丈夫與同居的非吸菸者妻子相比，相對危險度是1.23倍。但是，以這個數字追究二手菸的不法行為責任應該很難吧！

4 原因和結果的關聯性

看了蘿莉控漫畫成為戀童癖，看了暴力漫畫就到處施暴，這點必須毫無矛盾地從精神醫學的角度進行說明。

因此，我試著查詢是否有論文是以傳染病學的角度，研究漫畫和動畫的有害性，但是並沒有找到相關的論文。

假設流行病學4原則全部都獲得證實的話，漫畫和動畫就會被認定是違反公共福祉的公害。如此一來表現的自由將會受到限制，然後像後四日市公害那樣，所有的出版社都會被認定具有共同不法行為，而且受到比現在更嚴格的管制吧！更進一步，所有出版社都會被索取龐大的賠償金而大量倒閉。

但是，如果說到是否所有的漫畫和動畫都會被抹煞並從世界上消失，這件事恐怕不會發生。儘管被視為具有高度危險性，社會強制要求禁菸，但是香菸還是繼續販賣，這就是一個很好的例子。透過第三方機關檢查所有的漫畫和動畫是否有害，或許會變成18禁，但是應該不至於會消失不見。總覺得這就是AV業界的現況……這件事先不談。

傳染病學上有所謂的「相對風險」指標，可針對看漫畫和不看漫畫的人進行犯罪率比較，確認看漫畫的人是不看漫畫的人的多少倍，以及是否有犯罪的事實。英國的就業及退休金事務部下轄的職業傷害諮詢委員會，訂立某種職業或作用物質是併發疾病的原因時，相對風險必須在2以上，並會一貫性的要求必須提出明確的流行病學證據，日本的法院多多少少也受到這樣的影響。

針對二手菸，英國的醫學雜誌《BMJ》在1997年10月號刊登的論文〈Environmental tobacco smoke exposure and ischaemic heart disease: an evaluation of the evidence〉（暴露在環境香菸煙霧下及缺血性心臟病：證據評估）中，仔細地研究調查37篇基於事實根據，在醫療方面有著品質最高依據的37篇整合分析研究。顯示與身為吸菸者的丈夫同住的非吸菸者妻子，相對風險高達1.23倍。但是1.23倍的風險數值，是法院透過傳染病學證據排除時，非常低的數字，所以追究二手菸的不法行為責任變得相當困難。

順帶一提，吸菸者罹患肺癌的相對風險是2.25倍，抽菸加喝酒罹患食道癌的相對風險更高達7.8倍之多，但卻沒有任何一個國家明文禁止。

 不是漫畫的錯！

也就是說，看漫畫的人和不看漫畫的人比較時，實際上並不是這樣比。假設看漫畫的人犯罪率真的比較高，也不至於到需要限制表現自由的程度，而是會去判定它沒有違反公共福祉、造成公害的可能性很高。在重視自由的現代法理之中，認定會違反公共福祉的難度變得非常非常高。假設真的證明漫畫和動畫符合流行病學4原則，至少也得超過相對風險的10倍才行。換句話說，只要統計結果顯示阿宅的犯罪率，沒有到達一般人的10倍以上，國家就不會認定漫畫和動畫是全民公敵，而不得不做出侵害阿宅人權，或是進行相關的立法。所以，大家可以放心了。

針對漫畫和動畫的「危機感說」

所謂的「危機感說」是指可能存在著某種危險，只要漠視其感受到的不安感和危機感，這過失就會成立的一種想法。換句話說，只要社會普遍認為漫畫和動畫或許存在負面影響，出版社就必須負起過失責任受到管制……就是這種荒謬主張。這說法因為實在太荒謬，所以沒有受到現代法界的支持，但或許仍成為賦予出版社自主規範的原因。然而在日本的裁判史上只有「森永牛奶砷中毒事件」（1955年）這個案例是被判有罪的。

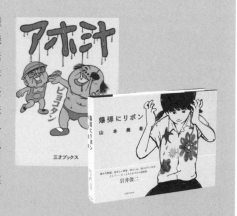

課輔1　運用在各種領域的流行病學

因為超速等違規事項收到罰單，有這種經驗的人應該很多吧！日本駕照的違規點數制度是源自流行病學的系統，但最早是從英國開始實施。依據駕照的點數記錄吊銷駕照導致不能開車，不是為了處罰駕駛者，而是依據駕照的點數將容易成為事故原因的個人，透過計分方式找出來，為了維持交通社會系統整體的健全性，將危險因子排除是主要目的。

現在，中國已經開始對全體國民進行社會信用評分制度。美國也實質上以FICO成績所代表的信用點數，作為衡量個人社會信用的指標。不將錢借給信用度很低可能無法還款的人，拒絕進行商品買賣等交易，限制搭乘交通工具，透過這些方式排除公害的發想，已經在現實中成真了。

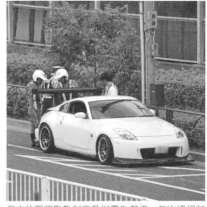

日本的駕照點數制度是以零為基準，每次違規就會增加分數的累加方式，累積滿6點就必須吊扣駕照，到達一定的點數則必須接受處分。不是一開始就有點數，然後進行扣點的方式。

「警視廳」點數制度http://www.keishicho.metro.tokyo.jp/menkyo/torishimari/gyosei/seido/

課輔2　各業界對流行病學的定義（參考資料）

日本流行病學會的定義

http://jeaweb.jp/

明確規定人類團體中，出現與健康相關的各種現象的分布，以及造成影響的主要原因，有助於樹立與健康相關的各種問題之有效對策的一種科學。

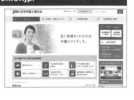

日本律師聯合會的定義

https://www.nichibenren.or.jp/

「流行病學是將人類視為團體，透過多角化方式觀察這個集團的疾病等其他現象的分布，研究它的決定因素與成立因素的學問。」（《刑事裁判和疫學的證明》參考第17頁）

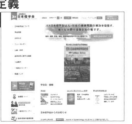

犯罪學上的定義

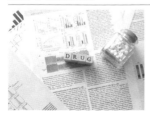

某個期間、某個團體內、某個特定的犯罪發生率上升時，調查那個犯罪發生的原因，透過去除犯罪原因來抑制犯罪行為本身的一門學問。

IIAC（職業傷害諮詢委員會）的定義

https://www.gov.uk/

英國就業及退休金事務部（Department for Work and Pensions）的機關IIAC，針對某種職業或是作用物質造成發病的原因，必需提出相對風險達到2以上的一貫性強固的流行病學證據。

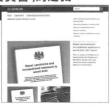

Try and Error是過時的學習法！

正確的教育學勸學論

在「教育學」這門科學中，明治時代發現Try and Error這個方式，現在已經是落伍的教育法。真的有可以讓頭腦變好的讀書方法，讓我們來一窺究竟吧！

其實Try and Error是假的日式英語，在英文和日文的科學用語裡面都不存在這個字。英文裡面有Trial and Error這個很類似的學術用語，是指生物演化過程中，直到適者生存為止，生物會不斷產生的意思。換句話說，不是指人類在科學研究上使用的手法，而是藉由眾多生物的不斷滅絕，造就如今適者生存的生物誕生環境、符合地球規模的演化過程。演化發生錯誤的生物，意味著慘遭滅絕面臨死亡。因此自豪地說Trial and Error才是對的，其實也不正確。

話說回來，日本Try and Error這個字究竟是從哪裡來的呢？其實就是「試中糾錯」這個字的偽英文。本來是美國的心理學家＆教育學家愛德華‧桑代克所提倡，從Law of Effect的翻譯用語中創造出來的語詞「試中糾錯」，現在則被翻譯成「效果法則」。

身為愛德華‧桑代克的學生，1912年（明治45年）在美國取得Ph. D.（Doctor Philosophy博士學位）的第一位日本女性原口鶴子，在大正時代將這套學說作為教育學的概念帶進日本。因此，在日本查詢愛德華‧桑代克的事蹟時，才會出現試中糾錯的倡導者，這是因為身為他的學生的原口鶴子在日本教育界留下的「透過反覆嘗試讓錯誤反應變少，並讓達成正確反應的時間變短」這項學說，統整成四字成語就是「試中糾錯」。

換句話說，要求接受教育的學生透過反覆嘗試達到正確解答的教育法，就是試中糾錯。在日本被稱為「試中糾錯學習法」是只要練習次數越多越能上手，定調為單純明快的學習法。它很早以前就開始在日本施行，一直練習到學會為止的偽英文就是Try and Error。因此，日本的教育學中充斥著直到成功為止不管幾次都要不斷挑戰的思想，並且支配著各種科學領域。但是直到成功為止反覆執行的手法，在科學世界中，其實是最原始也是最不好的方式。

於是，這就演變為現代日本在失敗時一定會用的藉口；如果沒有獲得賞識或是沒有爭取到預算的時候，為了得到賞識和預算時使用的詭辯。「或許我失敗了，但是我已經盡力做了我想做的事。」將這樣的話包裹著糖衣，然後帥氣地寫上Try and Error這

參考文獻、圖像出處等　　●Alchetron　https://alchetron.com
●Classics in the History of Psychology　http://psychclassics.yorku.ca/

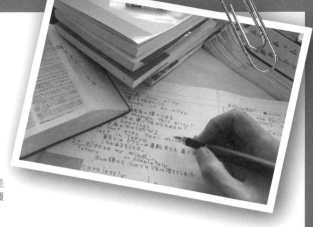

日本教育方針的變遷	
明治	試中糾錯學習
大正	頓悟學習
昭和	認知學習

試中糾錯學習法，就是所謂的Try and Error，是連無能的教師也一定能夠做出成果，一直反覆練習直到學會為止的方法，總之效率非常差！

些英文字。真正有能力獲得認可評價的人，絕對不會讓這種人參與實驗或是研究，但是很多日本人總是説「因為沒有預算也沒有頭銜……」然後裝成一副受害者的樣子。

 日本的教師程度很低

試中糾錯學習法（Try and Error）是一項單純明快，不管多麼無能的教師都可以上手的教育法，因此日本的教師的教育水準普遍低落。為什麼日本的老師教育水準會這麼低呢？那是因為明治時代開始施行義務教育的時候，教師人數嚴重不足的關係。江戶時代只有少部分的人能夠接受教育，明治政府的政策規定全體國民都可以接受教育，這是為了達到富國強兵絕對必要的做法。但是，如果沒有大量的教師就不可能達到全體國民的教育，就像是遇到「去買衣服卻沒有賣衣服」的窘境。

於是日本政府成立師範學校這個專門培養教師的學校，培養出大量的老師，但是終究無法避免粗枝濫造，於是教師的養成教育不得不偏向最單純明快的試中糾錯這個學習方式。總之把學生長時間關在學校裡，讓他們重複練習直到學會為止。這麼一來所有人都可以達到一定的水準，也就達成義務教育的目的了。因為錯誤花費的是時間和體力，只要把他們關在學校裡九年一直重複同樣的事情就可以達成目標。但是，不得不説這個做法效率真的很差。

如果想要透過這個方法成為運動競賽或是考試競爭的勝利者，必須將能夠使用的時間拉長到最大極限，而且不得不犧牲睡眠時間，連續熬夜。結果，包括應試的考生和老師都默許熬夜念書這種不合理的做法，等到成為考試競爭下的勝利者，頂著高學歷成為社會人士擔任管理職或經營者的時候，就會一股腦地往血汗公司之路邁進。

那麼，如果Try and Error不適用的話，難道有沒有錯誤直接邁向成功的學習法嗎？這個問題説穿了就是，真的可以做到的學習法。

試中糾錯學習法是依據貓狗進行的實驗結果而制定的，於是有人開始思考，身為靈長類之中擁有最高度智能的人類，是否有更好的學習方法呢？1917年（大正6年）德

國心理學家沃夫岡・科勒發現了比試中糾錯學習法更有效率的學習法，就是「頓悟學習」。

這是透過猩猩使用棒子，拿到垂掛在天花板上的香蕉這個實驗中發現的。透過猩猩的頓悟能力，統合構成問題的所有情報之後讓認知結構改變，進而解決問題。雖然老鼠、貓、狗都無法模仿這項作法，但是同為靈長類的人類是可以做到的。

相對於試中糾錯學習是透過重複嘗試很多次之後得到正確答案，頓悟學習的正確答案卻是突然出現的。頓悟能力越高，得到正確答案的時間就會變短，花費的時間和體力也最少。如果是比猩猩具有更高度頓悟能力的人類，意味著可以一出手就得到正確答案，不須經歷失敗直接迎向成功。

簡而言之，就是與其勞動身體不如動腦袋這麼單純的事。如果以全盤否定的說法來說，Try and Error是明治時代以下等生物為對象得到的研究成果，與大正時代透過猩猩發現的學習法相比，顯得非常低劣。無論是從時代面或是技術面來看，都是最差勁的學習法。

取得香蕉的實驗之所以會異常地出名，不是因為猩猩能夠使用工具這件事，而是發現了頓悟學習這個「不需失敗就能成功」的學習法，讓人類的學習力突飛猛進，對人類來說是一項非常重大的發現。日本透過試中糾錯學習培養出來的學生成為下個世代的老師，又一次讓學生進行同樣的試中糾錯學習，墮入惡性循環之中無法自拔。不會頓悟學習的老師，不是比喻而是以客觀的科學事實來看，真的比猩猩還不如。

讓頭腦變得更好的方法

隨著時代變遷，從明治進入大正，到了昭和時代誕生了劃時代的學習法。就是「認知學習」。這是美國的心理學家愛德華・托爾曼所提倡的概念，透過「老鼠走迷宮實驗」發現的。與猩猩用棒子拿到香蕉那麼單純的問題不同，而是透過最短距離走出迷宮，這種為了解決困難問題而採用的學習法。

具體而言的做法，就是在自己心中建立一張「認知地圖」。所謂的「認知地圖」是指依據存在於環境中的線索，形成心理上的構造，這跟物理性地背下迷宮地圖，在意義上有著根本性的差異。這個認知地圖，透過被稱為「格式塔理論」（Sign-gestalt）的認知過程，反覆經歷之後建構而成的。格式塔（Gestalt）在德語中表示外形、型態、狀態的意思，「格式塔心理學」是在學習方面擁有重要意義的心理學用語。它不是將人類的精神進行部分或是要素的集合，而是將重點放在整體性和結構性上所提出的心理學的學說，與人類的學習密切地連結在一起。

Sign-gestalt的sign指的是部分或要素，gestalt則是整體性和結構性的意思。部分與要素的集合，相當於在學習上背誦單字與公式，但是必須理解這些單字和公式代表什

頓悟學習

德國的格式塔心理學家沃夫岡‧科勒索所倡導的學習法。他看到猩猩伸手碰不到從天花板垂下來的香蕉，於是使用棒子或是堆疊箱子，最終得到香蕉的模樣後，發現的方法。這不是試中糾錯，而是依據頓悟歸結出來的解決對策。

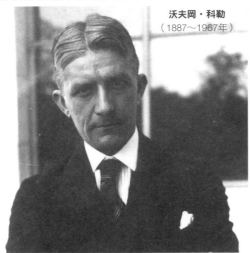

沃夫岡‧科勒
（1887～1967年）

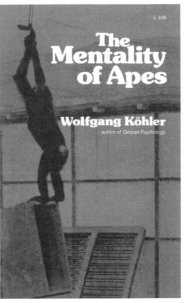

The Mentality of Apes (W W Norton & Co Inc)
沃夫岡‧科勒

麼意義之後，再把它組裝到整體的構造上。

於是，被寫入認知地圖裡的記憶，特徵就是不容易忘記。人家常說整晚熬夜唸書是不行的，因為透過單純的反覆作業進行記憶的情報容易忘記，而且不容易想起來。同時一項記憶只用一個要素來做連結，就算記得也無法加以應用。

容易誤解為「記憶力＝智能」的主要原因就是，只要把教科書和筆記全部背起來就可以考高分這種教育系統的缺點。在資訊機器發達，外掛記憶裝置大幅增加的現代社會，認知地圖變得非常重要。即使不明白看到的東西或是問題是什麼，只要認知地圖夠大的話，立刻就會浮現關鍵字，查詢資料後能夠在短時間內得到答案。認知地圖很大不只是找資料的能力很高，也意味著判斷這些情報的能力很高。換句話說，就是可以排除錯誤的情報而選擇正確的情報。

把真的進行頓悟學習的人和試中糾錯的人放在一起比較的話，就像是人類與猩猩之間的差別。由於獲得同樣學力所需的時間非常短，如果學校生活同樣是6：3：3年的話，將會造就決定性的學力差異。不看漫畫，也不出去玩，熬夜唸書獲得的學力真的是非常遺憾的低。

位在高學歷頂端的醫師和律師，不僅會看漫畫，也會出去玩，私生活過得多采多姿。成績不好並不是因為努力不夠，而是用錯了方法。如果用錯了學習方法，有限的

學生時代都會浪費在學習上，就算拿到了勉強還可以的學歷，很遺憾的，終究還是無法成為一個有用的社會人士。

透過認知學習，還在就讀醫學院就通過司法考試，這些擁有卓越學力的人常被說是與生俱來的才能。但是兩者實際上的差異，其實是基於教育學的學習法和思考法的不同，而不是因為與生俱來的能力差異。

✓ 日本教育學的落後非常嚴重……

大多數的菁英私立學校，都徹底地將成熟的教育學運用在教學上。當公立學校的教師還在進行落伍的試中糾錯學習時，私立學校已經實施頓悟學習和認知學習所以學力大開。而且公立學校的教員大部分都會任教到退休為止，新世代的教員無法進入校園，再加上倚老賣老的老鳥問題嚴重，讓狀況變得更加嚴重與惡化。

日本教育學這門科學技術的落後，會對下下個世代造成傷害。具體來說，出生在明治時代的人經歷第二次世界大戰的失敗，而負責教育戰後這群昭和20年左右出生的戰後嬰兒潮（團塊世代），教員大部分都是透過大正時代的教育學培養出來的世代。在

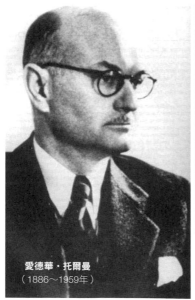

愛德華・托爾曼
（1886～1959年）

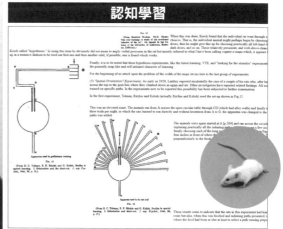

認知學習

由美國的心理學家愛德華・托爾曼提倡。這是為了解決困難問題的學習法，在「老鼠的迷宮實驗」中發現的。就算迷宮的形式改變，還是可以透過最短路徑抵達終點，顯示不是單純的背誦，而是已經掌握整體環境形成「認知地圖」。利用這個認知地圖就可以有效率的進行學習。

大正時代初期透過傳入日本的試中糾錯學習，從事教育工作，在這個時間點確定已經太晚了。

至少針對戰後嬰兒潮，應該讓他們接受頓悟學習的教育才對吧！全面傾向軍國主義的教育界，讓出生在大正時代的教師比猩猩還不如，結果徹底反映在戰後嬰兒潮的學力上，甚至剝奪了下個世代接受新式教育的機會，試中糾錯學習到現在還在持續進行著。就算從現在開始，在大學的教育學系使用新的教育法進行教學，但等到這些學生成為主流的教員，再等到他們教出來的學生成為社會人士做出貢獻，已經是半個世紀之後的事，真的已經太遲了。

結論就是，在教育學這門科學技術上已經落後兩輪的日本人比猩猩還不如。就算被罵是Yellow Monkey（對黃種人的蔑稱）也無法反駁。

源自心理學，運用在教育學上的認知學習法，最近也應用在資訊工程上。這項成果就是大家所熟知的AI。活用認知學習與貝氏統計學，讓AI的能力有突破性的發展。

（心理學＋教育學＋統計學）×資訊工程＝深度學習的發明＝AI

將好幾項科學串聯成認知地圖的人類，開發了AI人工智慧，AI則是透過學習法急速地進步。日本現在剩下的選擇，就是趁目前還保有世界第三大經濟強國的體力時，盡可能將資源投入AI中，讓比猩猩還不如的人類接受AI的照顧。

靠這樣爭取時間，未來只能託付給半世紀後的日本人了。

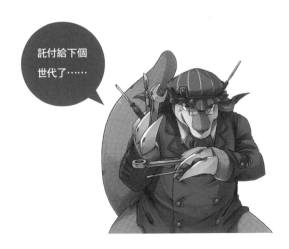

託付給下個
世代了……

自製人工呼吸器拯救孩童的英雄故事

被稱為海賊王的男人們　前篇

> 「小兒麻痺症」是由小兒麻痺症病毒所引起的疾病，也被稱為「急性灰白髓炎」或「脊髓灰質炎」，主要感染的對象是小朋友，1930年代出現了拚命治療這項疾病的英雄。

　　現在只要説到「海賊王」，即使是在美國也會立刻聯想日本到知名漫畫《ONE PIECE》。在第二次世界大戰前，曾經真的出現傳説中的海賊王和他的同夥們，橫行在橫跨美國與加拿大之間巨大的五大湖上。但是，他們從事的海賊行為，是將海賊版（＝盜版）商品以成本價銷售，讓製作正版商品的廠商經營不佳倒閉。而且他們搭乘的交通工具是遊艇，跟一般的海賊不同，或許應該稱他們為「湖族」比較恰當。就來聊聊這群特殊的義賊們的故事……

沒錢的話連呼吸都沒辦法

　　1937年，在美國與加拿大邊境附近的五大湖周邊區域，爆發了小兒麻痺大流行。這場瘟疫的主要感染者是小孩，直到21世紀的現在依然沒有特效藥。總之，只能透過支持療法延續生命，直到患者靠自體免疫力戰勝病毒為止。普遍施打疫苗並且能夠有效防堵疫情蔓延，已經是1954年之後的事情了。

　　1928年開發的人工呼吸器，是作為小兒麻痺造成的呼吸衰竭治療裝置，並大幅降低死亡率。當時由正版製造商Collins公司生產販售的這款人工呼吸器，一台的價格相當於可以買四台私家車或一棟房子，簡直是天價，同時它還號稱「鐵肺」並有多家醫院導入使用，但是一名患者平均占用這個天價設備的時間長達7～14天，當患者大量出現時，無法接受治療的患者便會激增並陸續死亡。

　　這時，在橫跨美國與加拿大的五大湖區域爆發疫情，演變成必須大量使用人工呼吸器的狀況，因為這是唯一可以拯救小兒麻痺患者的設備。就算是由富豪捐贈或是募款集資購買，呼吸器數量完全不敷使用。

　　在這個悲慘的狀況下，1937年8月26日，因感染小兒麻痺症住進加拿大多倫多兒童醫院的4歲小男童戈登・傑克森病情突然惡化。一度引發呼吸衰竭，醫生做了殘酷的

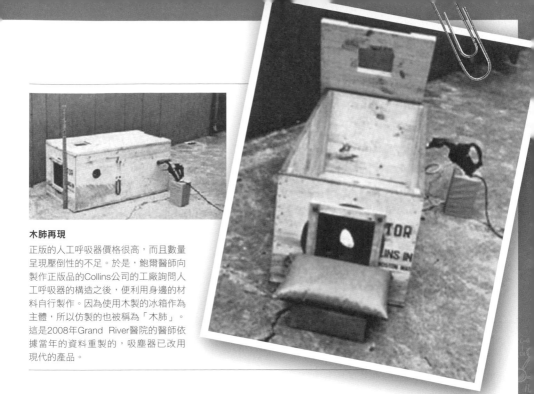

木肺再現

正版的人工呼吸器價格很高，而且數量呈現壓倒性的不足。於是，鮑爾醫師向製作正版品的Collins公司的工廠詢問人工呼吸器的構造之後，便利用身邊的材料自行製作。因為使用木製的冰箱作為主體，所以仿製的也被稱為「木肺」。這是2008年Grand River醫院的醫師依據當年的資料重製的，吸塵器已改用現代的產品。

診斷「這樣下去恐怕撐不到隔天」。救命的唯一辦法只能透過人工呼吸器維持生命跡象，直到恢復正常呼吸為止。但醫院已有好多位病患並占滿了所有的人工呼吸器，加上一般民眾也沒有能力負擔、占用天價醫療儀器好幾天的費用。面對沒有錢就沒辦法呼吸這個殘酷的事實，傑克森的母親陷入了絕望。

 超便宜DIY人工呼吸器的傳說

男童的母親只能眼睜睜看著兒子在醫院病床上，痛苦地等待死亡的到來，鮑爾醫師看到這一幕，決定打電話給Collins公司的工廠，詢問人工呼吸器的構造後自行製作人工呼吸器。8月26日14時，鮑爾醫師一聲令下召集工作人員到醫院地下樓的倉庫集合。威廉・霍爾撿拾了木頭製的冰箱，哈利・巴姆赫斯帶了吸塵器過來。20時半，將這些東西組合起來完成了人工呼吸器，緊接著將戈登弟弟放進去，沒多久他就開始順利地呼吸。不到一個小時，戈登弟弟的臉色已經恢復正常。被診斷說無法看到明天的太陽的戈登弟弟，順利地存活下來！

●木肺再現：2008年5月29日在Grand River醫院發表的人工呼吸器簡報資料「Building a Pandemic Ventilator Part 1 of 4」https://www.youtube.com/watch?v=1P2YeBcfaQW

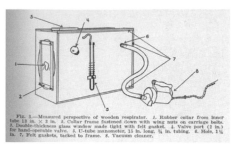

Fig. 3.—Measured perspective of wooden respirator. *1.* Rubber collar from inner tube 13 in. × 3 in. *2.* Collar frame fastened down with wing nuts on carriage bolts. *3.* Double-thickness glass window made tight with felt gasket. *4.* Valve port (2 in.) for hand-operable valve. *5.* U-tube manometer, 15 in. long, ¼ in. tubing. *6.* Hole, 1¼ in. *7.* Felt gaskets, tacked to frame. *8.* Vacuum cleaner.

木肺的構造圖

自製人工呼吸器「木肺」的運作原理

1. 脖子以下全部塞進箱子裡，使用吸塵器將內部空氣吸出進行減壓。
2. 當壓力下降時，胸部因脖子上方和下方的氣壓差異而膨脹，吸入空氣。
3. 當下降至一定的壓力值，將皮製的閥門打開讓外部空氣進入，箱子內部就會恢復到正常氣壓值1氣壓。
4. 膨脹的肺部會縮小而將空氣吐出。
5. 箱子內部變成正常氣壓值1之後，將閥門關上。再使用吸塵器將空氣吸出，回到步驟1的狀態重複。

木肺的主要材料

1 丟在垃圾場裡的木製冰箱　　**3** 汽車輪胎

2 醫院裡的吸塵器　　　　　　**4** 皮鞋

　　確信一定會成功的鮑爾醫師，於8月29日製作第二台，8月31日又製作了第四台。他更進一步朝量產邁進，並將完成品轉賣給其他醫院。這項發明讓陷入疫情恐慌，處在恐怖氛圍下的大眾，看見了一道曙光，事件還登上了1937年9月13日的《時代》雜誌上並大大地受到稱揚。

　　這款當場製作的人工呼吸器由於是木製品，相對於「鐵肺」被稱為「木肺」。木肺的製作方法非常簡單，材料也都是立刻可以取得的東西。拯救小孩的傳說中的一號機，因為使用的材料有一半是垃圾，那些糾結在成本價與銷售價差異的人也沒能說什麼。

　　運作的原理很簡單，露出人類脖子以上的部位，脖子以下則裝入氣密構造的箱子裡。調整箱子內部的氣壓高低來輔助呼吸，其中最重要的是「木製的冰箱」。因為冰箱為了防止內部冷氣外洩，都是氣密構造，是最適合做為機器本體的東西。「吸塵器」扮演讓氣壓下降的排氣裝置的角色，「汽車輪胎」則是避免空氣從脖子周遭洩漏，扮演防漏墊片的角色。「皮鞋」是切換排氣與吸氣的閥門材料。後來的改良版則追加了第5項材料「黑膠唱盤機」，作為回報患者生命徵象後的調節閥門的開關時機點，也就是進展到可以自動調節呼吸數的程度。

 成為盜版專家，海賊王！

　　馬克斯威爾・甘迺迪・雷諾斯是位在密西根州馬凱特的聖路加醫院的理事（與日本

● 《時代》（Time Inc.）1937年9月13日
● 《Macleans》1938年1月15日號：Iron lungs

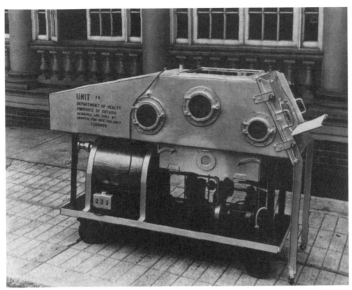

鐵肺

1937年，美國和加拿大邊境地區爆發小兒麻痺（急性灰白髓炎／脊髓性小兒麻痺）大流行。這時醫院採用了Collins公司的人工呼吸器，但是一台要價2,000美元，其中一半的金額是專利費。這張照片是在加拿大多倫多的醫院裡使用過的人工呼吸器。

的聖路加國際醫院無關），本身是炸藥製作工廠的設備工程師，基於個人興趣，也擔任蘇必略湖遊艇俱樂部的隊長，在當地相當出名。《時代》雜誌的報導指出，他搭乘自家遊艇菲利斯5號疾駛在五大湖上，朝著多倫多醫院的方向前進。他確信，可以拯救孩子們擺脫這場瘟疫的奇蹟已經降臨。

於是他召集了蘇必略湖遊艇俱樂部的夥伴們，包括樵夫、造船工匠和水電技師等，開始著手進行木肺的量產。每一台都是親手製作的，而且不到四個小時就能組裝完成。製造成本包含材料費和技師的人事成本在內，據說一台還不到40美元。正版的醫療儀器一台要價2,000美元，還要等上好幾個月才能交貨，問題到底出在哪裡？

以超快速度量產的人工呼吸器，在雷諾斯的號召之下，召集在五大湖上活動的遊艇俱樂部成員，利用遊艇來進行運送。據說，從1937年9月中下旬開始還不到3週的時間，這些木肺已經轉賣給五大湖周邊的23所醫院了。

直到瘟疫平息為止，總共製作了幾台，因為沒有人負責管理，所以正確的數量不明，但是肯定有達到數百台的規模吧！拯救了數百位孩童的性命這件事也是肯定的。

 鐵肺的價格有一半是專利費用？

這時，在1928年成功開發出鐵肺的菲利普·德林克（Philip Drinker）和小路易斯·阿格西（Louis Agassiz Shaw Jr.）開始有意見了。要價2,000美元的人工呼吸器，價格的一半是他們兩人的專利費。也就是說，每當賣出一台人工呼吸器，他們的口袋裡

就分別賺進可以買一台新車的專利費用。（當時最便宜的自用車T Ford新車是290美元。）

菲利普‧德林克出生在富裕的家庭，父親是校長，理海大學畢業後擔任哈佛大學醫學研究所的研究員，出身於人稱「波士頓上流」（Boston brahmin）家族的階層。至於還是哈佛大學畢業的菁英科學家的小路易斯‧阿格西，完全無視於貧窮家庭的孩子們接連死亡的事實，趁著疫情期間需求量激增，貪圖暴利並將售價調漲至2,400美元。

兩人針對五大湖周邊接連進行DIY量產的人工呼吸器，提出了侵害專利的訴訟。身為呼吸器內科的醫師約翰‧艾默生（John Haven Emerson）也因為參與了DIY製作，自行製作了很多人工呼吸器而遭到起訴。但是艾默生醫師主張專利無效，並在法院裡據理力爭。最後法院作出了「專利無效」的判決，艾默生醫師勝訴。因為勉強提出訴訟，最終吞下敗仗，德林克和阿格西兩人喪失索取專利費用的一切權利。終於，鐵肺的價格降到了一半，變成1,000美元以下。

勝訴的艾默生醫師設立醫療儀器製造公司，將合法的艾默生式人工呼吸器以他們的半價以下的價格，風光上市。更進一步，像是手動式人工呼吸器Ambu bag等，他都參與許多醫療儀器的製作和銷售。

以接近製造成本的價格販賣，配送設備也全部由義工免費提供服務，隨著連抗議銷售價與成本價差異過大的人都認可的盜版人工呼吸器普及化，Collins公司宣告倒閉。盜版品將正版商品驅逐出境了！但是不知為何，儘管菲利普‧德林克的專利已經失效，但他卻在2007年進入了只有促進科學技術進步，並擁有美國專利權的人才能進入的全美發明家名人堂（NIHF）。反正當事人早在1972年已經過世，怎樣都無所謂就是了。

木肺也違法……承擔海賊王的盜版汙名

不幸的是，與被稱為木肺的人工呼吸器同一年問世，製藥公司S. E. Massengill Company所販賣的兒童用磺胺類藥物糖漿中，因添加二甘醇而導致超過100名孩童中毒身亡。因為粉末狀的磺胺類藥物不方便讓孩童服用，所以才溶解在有甜味的二甘醇中做成兒童用糖漿販售。當時，人們並不知道作為葡萄酒調味使用的二甘醇具有毒性，而且藥瓶的標籤上標示的成分內容是「磺胺」、「二甘醇」、「水」、「香料」而已。為什麼在販售前沒有發現具有毒性呢？那是因為當時並沒有進行臨床實驗的義務。只要製藥公司拍胸脯保證這是藥的話，不管是毒還是什麼東西，都有人買。

當時已經得知小兒麻痺是由病毒引起的疾病，磺胺類藥物不具任何療效，直到21世紀，小兒麻痺依然是沒有特效藥的怪病。就像給頭痛患者抹的紅藥水一樣，因為不是具有療效的藥物，為了讓小朋友得到心靈上的慰藉，只好給他喝磺胺類藥物糖漿。S.

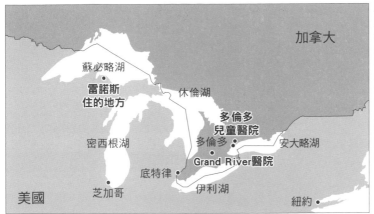

蘇必略湖

雷諾斯
住的地方

休倫湖

多倫多
兒童醫院

密西根湖

多倫多

安大略湖

底特律

Grand River醫院

芝加哥

伊利湖

紐約

美國

五大湖周邊的地圖

美國和加拿大的國境附近有5個湖泊，是這個故事的發生地。1895年在加拿大中央偏東部的安大略省設立的Grand River醫院，位在五大湖的周邊都市。1937年爆發小兒麻痺大流行時，也有收到木肺。

E. Massengill Company也宣稱「任何疾病都具有療效」、「持續喝到痊癒為止」，所以醫師和病患家屬也只能死馬當活馬醫，讓生病的孩童服用。當時的社會，並未針對誇大不實的廣告加以限制。

被放入人工呼吸器內的孩童，由於服用了磺胺類藥物糖漿，結果本來應該可以得救的孩子們，因為無意義的藥物裡面有毒而死亡。這起事件導致在疫情爆發的隔年1938年通過「聯邦食品、藥品和化妝品法案」（Federal Food, Drug, and Cosmetic Act），以最快速度表決通過立法。抱著必死的決心讓這條法案過關的Wieler Lee上議院議員，在法案通過之後連續熬夜導致過勞死。真的是名符其實抱著必死的決心啊！

為了稱揚他的功績，議會將用來取締誇大與不實廣告的法律命名為「Wieler Lee法案」。不過，這條法律也適用於醫療儀器，被稱為木肺的人工呼吸器因而被認定為違法的醫療儀器。諷刺的是在同一年，同樣地點，針對罹患同樣疾病的孩子們，「救人用的違法儀器」和「殺人用的合法藥物」一同被納入管制規範內。

得知這起事件後，開發出兒童用磺胺類藥物糖漿的科學家自殺身亡；説不定是被公司殺掉的。面對美國式的龐大金額的賠償金要求，S. E. Massengill Company為了逃避責任，主張超過100多名兒童的死因不是因為藥物，而是使用了違法的人工呼吸器造成的，與大企業為敵的雷諾斯和他的夥伴們，被提起刑事訴訟而成為犯罪者。聽説，當時的警察和律師只要大企業進行賄賂就會輕易地操控他們。

雷諾斯和他的夥伴們被冠上「殺害超過100名以上孩童的盜版商」這個與事實相反的汙名而遭到國際通緝。在持續拯救許多人命的木肺誕生之後一年，他們的儀器竟成了只要使用就犯法的違法東西。然後，醫院將幾乎形同於免費的木肺丟掉，法律也修訂為只要沒有使用高價的正版醫療儀器「鐵肺」就會成為犯罪者。

令人絕望的時代再次降臨了嗎？請接續92頁的後篇。

被冠上犯罪者汙名依然貫徹信念的傳說……

被稱為海賊王的男人們　後篇

雖然「木肺」被認定是違法的儀器，但是他們並未就此罷休。為了成就拯救孩子們的這個大義，男人們繼續奮戰，這股信念也傳到了遙遠的澳洲……

　　相對於高價的正版人工呼吸器，便宜的DIY產品被認定是違法的儀器而被禁止使用。才過了一年，看似又回到沒有錢就無法呼吸的絕望時代。但是醫師等第一線臨床工作人員，並未遵循這樣的法律規定。

　　被認定違法的人工呼吸器「木肺」是使用垃圾和家電產品組合而成。分解之後就會回復到「壞掉的木製冰箱」、「吸塵器」、「汽車的輪胎」、「破掉的皮鞋」、「壞掉的唱盤機」這些垃圾；而且這些東西又可以在3分鐘內組裝起來。平常以垃圾的型態堆放在醫院的倉庫裡，出現需要使用人工呼吸器的患者時，便將患者搬運至倉庫這個名義上的集中治療室，當場將木肺組裝好之後執行救命處置。等到可以拆除人工呼吸器之後，將患者從倉庫送回一般病房，再度將人工呼吸器分解成為垃圾。這種使用違法的醫療儀器手段，已經成為常態化。

　　所有人都知道這是違法的，但成為國際通緝犯的雷諾斯並沒有在歷史上留名，於是基於他的本業是工廠工程師的關係，改用Medical Engineer的簡稱ME這個隱語來稱呼他；這也是在日本被納入國家證照的「臨床工程師」的語源。

　　被列為國際通緝犯遭到追緝的雷諾斯，他假扮成只要一靠近就會死的傳染病患者，躲藏在醫院裡，並在靠著遊艇俱樂部的夥伴們幫忙，透過遊艇穿梭在五大湖之間，一同為DIY人工呼吸器的普及和根絕小兒麻痺症盡一份心力。有時候美國海岸防衛隊（USCG）也會放他一馬，就這樣勉強撐過了追溯期。然而木肺，則是在艾瑪松醫師等多位醫療相關人士的盡力奔走之下，終於被認定是合法的醫療儀器。

　　至於S. E. Massengill Company則是成功轉嫁責任，宣稱超過100人死亡全都是遭到盜版王殺害的，付出大筆賠償金之後撐過倒閉危機，直到1971年轉賣公司為止，都由創始者家族經營，並持續迴避責任歸屬。現在只要上Google搜尋S. E. Massengill Company，就會有像是用來殺人的磺胺類藥物糖漿Elixir sulfanilamide的瓶子出現在拍賣場上等資訊，成為負面的歷史遺產。

參考文獻、圖像出處等　　●1952年製造的木肺　2008年5月29日在Grand River醫院發表的人工呼吸器簡報資料

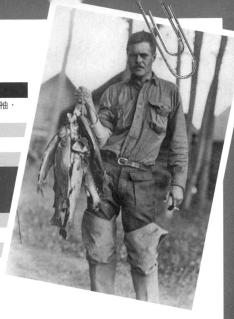

海賊王雷諾斯家族的族譜

1867（慶應2年）抵達美國密西根州馬凱特縣馬凱特市的拓荒團領袖，第一代雷諾斯。

一世	1809年生於蘇格蘭，移民至美國當時的年紀是58歲
二世	1829年出生，移民至美國當時的年紀是38歲
三世	1849年出生，移民至美國當時的年紀是18歲
四世	1885年10月14日出生，1952年11月03日逝世（享年67歲） 本名是Maxwell Kennedy Reynolds，同伴對他的暱稱是Max，盜版王Max（Pirate King Max）
五世	1918年11月9日出生，1988年11月19日逝世（享年70歲）
六世	1946年出生
七世	1982年出生

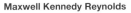

Maxwell Kennedy Reynolds
這是雷諾斯1936年在蘇必略湖沿岸拍攝的照片，這張照片也被使用在通緝書上，是由他的曾孫雷諾斯七世所提供的。

雷諾斯的國際通緝令橫跨美國與加拿大地區，後來也未被取消，成為懸賞金額高達5,000美元的通緝犯，但卻沒有任何人相信這張通緝令，就算張貼出公告也沒人看，連警察和美國海岸防衛隊都把通緝令扔進垃圾桶裡置之不理。因此，據說現在將這張盜版王的通緝令扔到拍賣場上，在懸賞令收藏家（Wanted poster collector）之間的價值高達100萬美元以上。沒想到，懸賞令這張紙居然比賞金還要高！

 從加拿大寄到澳洲的黃金信件

根據《紐約時報》的報導，1937年底澳洲南部也爆發了小兒麻痺大流行。當時被稱為All red line，由英國架設的環繞世界一周的海底通訊電纜已經完成。於是雷諾斯利用連結加拿大溫哥華與澳洲布里斯本的海底電纜，將木肺的說明手冊，傳送到位在澳洲南部的阿德雷得大學的電傳打字門號。當時的通信費非常貴，一個字就得花費 1 英鎊。為了傳送這份文件，他將自己的遊艇抵押後借了一筆錢，總共支付了2,800英鎊的通訊費用。在月薪還是100英鎊的年代，這費用已經算是很高了。

以船運方式運送說明書的話，需要花費四個月以上的時間，這樣根本來不及（當時不管貨船還是客船，航行在北美東海岸～澳洲之間的航程需要100天以上，再加上港口下貨以及路運運輸的話，最快也要四個月時間，通常是半年以上）。不確定阿德雷得大學的電傳打字門號是否確實接收到這封信，也不知道是否真的有人願意製作人工呼吸器，這完全是一封一廂情願的信。

The Middle-Class Plague: Epidemic Polio and the Canadian State, 1936-37*

CHRISTOPHER J. RUTTY

Abstract. During the pre-Salk era, paralytic poliomyelitis was one of the most feared diseases of twentieth-century North America. This perception, held most strongly by the middle-class—polio's principal target—shaped a unique Canadian response to it based on comprehensive, standardized, and unconditional programs of "state medicine" at the provincial level. Of Canada's four major waves of provincial polio epidemics, the second struck Ontario to an unprecedented degree in 1937, generating a similarly unprecedented response from the Ontario government in its control, treatment, hospitalization, and aftercare measures. As this article discusses, the severity of this epidemic led the provincial, and other Canadian public health authorities, to face a central question: How far should governments be compelled to go to ensure the advantages of modern treatment for their people? This article helps place the social impact of, and political and scientific response to, epidemic polio within the context of Canada's evolving public health and state medicine infrastructure at the time.

Résumé. Durant l'ère pré-salkienne, la poliomyélite paralytique était l'une des maladies les plus redoutées de l'Amérique du Nord de ce siècle. Cette perception, ressentie le plus fortement dans la classe moyenne—qui était la principale cible de la poliomyélite—donna forme à une réponse canadienne unique à ce problème, basée sur des programmes provinciaux de «médecine d'État» globaux, standardisés et non assortis de conditions. Des quatre vagues principales d'épidémies canadiennes provinciales de poliomyélite, la seconde frappa l'Ontario à un degré sans précédent en 1937, provoquant une réaction également sans précédent de la part du gouvernement ontarien au niveau du contrôle, du traitement, de l'hospitalisation et des mesures de postcure. Cet article montre que la sévérité de cette épidémie a confronté les autorités de santé publique ontariennes et canadiennes à une question centrale: jusqu'où pouvait-on obliger les gouvernements à intervenir pour assurer à leurs ressortissants les avantages d'un traitement moderne? Cet article permet de situer l'impact social de l'épidémie de poliomyélite ainsi que la réponse politique et scientifique qu'on lui a

Christopher J. Rutty, Health Heritage Research Services, 35 High Park Ave., Apt. 1006, Toronto, Ontario M6P 2R6.

CBMH/BCHM / Volume 13: 1996 / p. 277-314

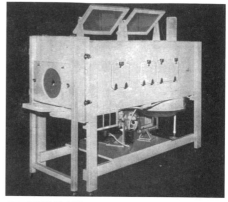

1952年製作的木肺

1952年製作的最終款人工呼吸器，完全使用專用零件進行製作。在那之後進行世代交替，交棒給現在還持續使用的插管式人工呼吸器。

Canadian Bulletin to Medical History

1936和1937年在加拿大，關於鼠疫和小兒麻痺症流行的相關報告。

　　幸好在當時，因為電傳打字的費用非常高，不至於會有特地從加拿大傳送親筆書寫的惡作劇和假消息過去。如果傳送一張高達四個月薪水的文件過來，照理說應該會認真閱讀內容才是。內容寫道「在美國使用這個裝置拯救了大量的小兒麻痺患者」這句話，理所當然也會有人願意相信。如果寄平信的話，可能看都不看就被丟在一邊，就算看了或許也不會當真。這簡直就是一封黃金信件啊！

　　當時還是大學研究生的愛德華・托馬斯・博斯（Edward Thomas Both）看了這封電傳打字之後，當場理解到這才是來自救世主給予的啟示。於是，他依據這份資料量產了1700台木肺，拯救澳洲免於遭受疫情肆虐。

　　隨後，他受邀前往英國倫敦，獲得讓人工呼吸器從大英國協拓展至全世界的天才醫學家這個稱號。1914年獲頒「大英帝國勳章」後，他回到澳洲創立博斯（Both）電力公司。我們現在所使用的攜帶式心電圖、攜帶式腦波計、加濕器、可分離病毒的遠心分離機等，全部都是他的發明，他也有了「澳洲愛迪生」的稱號。後來有一位科學家使用他所發明的遠心分離機，將小兒麻痺症病毒成功分離出來，也讓疫苗製作得以實現。由於發明了製作疫苗所需的工具，間接的在終結疫情流行上做出貢獻。很多其他病毒的疫苗也因此能夠進行製造，讓全世界的瘟疫都能夠在有效的控制下根絕。

●Canadian Bulletin of Medical History 1996年Volume13:277～314頁　　http://www.healthheritageresearch.com/cbmhbchm_v13n2rutty.pdf

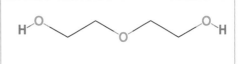

二甘醇

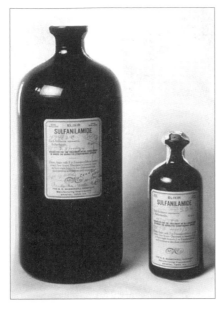

磺胺類藥物

S. E. Massengill Company過往販售的兒
童用磺胺類藥物糖漿Elixir sulfanilamide，
混入了有毒的二甘醇。會添加二甘醇是
因為它的味道甜甜的容易服用，結果造
成超過100名兒童死亡的事件，這個瓶
子也曾經在海外的拍賣場上出現過。

　　如果當初雷諾斯沒有花費龐大的通訊費用，將資料透過電傳打字的方式傳送到阿德
雷得大學的話，澳洲的小兒麻痺症疫情應該會陷入空前慘況。如果博斯先生沒有收到
這份資料的話，他大概終其一生都在大學裡當助教吧！而且影響程度不只是小兒麻痺
症疫苗，或許許多疫苗的誕生都會延後10年以上。

　　順帶一提，阿德雷得大學在1934年導入電傳打字。電傳打字是當時最新式的通訊手
段，同時也是能夠傳送長篇文章的唯一通訊方式。1938年，當時在澳洲南部擁有電傳
打字的學術機關就只有阿德雷得大學而已。也就是說，這所學校是雷諾斯翻開電話簿
之後，找到的唯一一個能夠傳送資料的地方。在那裡剛好有一位天才科學家，這一切
都是偶然嗎？

　　阿德雷得大學直到1992年，才終於知道傳送這封黃金信件的人是誰。任誰都沒想
到，傳送這封信的人居然是一名被列為國際通緝犯的男性，而且還是在逃亡過程中傳
送的。

 海賊王永垂不朽

　　21世紀的現在，有一個「菲利斯＆馬克斯威爾・雷諾斯財團」專門稱揚海賊王和他
的夥伴們的偉大事蹟。菲利斯指的是河川女神，也是海賊王搭乘的船隻的名字，意思

是串聯五大湖和大西洋的女神以及紀念海賊王的財團。以海賊王和他的夥伴們為首，以及一些在五大湖周邊的醫院，被救回一命的人們所共同出資的慈善團體。

　　不可思議的是，就算上Google搜尋也只能找到登記資料和一些零散的訊息而已，連財團的網頁、SNS或e-mail都沒有。財團的成員和營運內容，以及在哪裡接受捐款也都一律不對外公開。但是，因為他們是政府公認的公益法人，所以捐款可以納入稅金扣除的對象。實在太不可思議了！於是我嘗試寄了一封信到財團登記的地址（美國密西根州），還真的收到了回信，而且是手寫體的親筆信。

　　財團的登記地址就是雷諾斯的自家地址，現在的大家長，同時也是雷諾斯財團理事長的雷諾斯7世。據說，他認為網路是怪咖們的玩具，所以堅持不使用網路和電腦。看來是一個君臨美國鄉間的頂點，典型運動員性格的人。

　　不清楚這些海賊王的夥伴們之中，是否有骸骨的音樂家？名為雷諾斯演藝廳的音樂廳由雷諾斯財團出資興建，是一棟可容納300人的音樂廳，現在也會舉辦演奏會。透過Google地圖確認周邊的環境，包括雷諾斯圖書館、雷諾斯紀念醫院、雷諾斯公園等，在當地是非常知名的人士。海賊王的夥伴之中，不知是否也有圖書館員、醫師或園藝家呢？

　　由於雷諾斯家族的歷代祖先都是由長男繼承同樣的名字，所以後代子孫也都維持這項傳統。身為後代子孫馬克斯威爾・甘迺迪・雷諾斯7世，通稱「海賊王馬克斯」現在也會搭乘為了拯救人們而建造的雷諾斯財團的船，讓菲利斯號馳騁在五大湖上。海賊王和他的夥伴們現在依然存活在世界上。

　　不知道他是否會被蘇必略湖遊艇俱樂部的孩子們要求「馬克斯爺爺是海賊王對吧！表演一下魯夫的大絕招橡膠槍吧！」不過因為他是個不看漫畫的人，我猜他應該不會表演吧！真可惜啊！（笑）

菲利斯＆馬克斯・雷諾斯財團（Phyllis and Max Reynolds Foundation Inc）

宣揚海賊王與夥伴們的功績的財團。菲利斯是河川女王的意思，也是海賊王馬克斯所搭乘的船的船名，意思是串聯五大湖與大西洋，紀念河川女神與海賊王的財團。

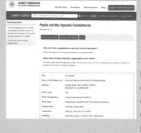

沒有財團的網頁，只能找到登記地址而已，這是雷諾斯自家的地址。
https://www.charitynavigator.org.index.cfm?bay-search.profile&ein=383354883

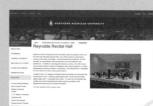

雷諾斯演藝廳
（Reynoids Recital Hall）

在當地經營醫院和圖書館等，也有演奏廳，會定期舉辦演奏會。

不論哪個時代都能躲過監視的眼睛，攜帶入境……

毒品和走私的科學　前篇

「毒品」是迷惑心智的惡意藥物 大部分禁止使用 連單純持有都被認定是違法行為。
那為什麼會在市面上流通？透過前後兩篇解說，來了解毒品交易的內幕吧！

文／くられ

　　僅管與世界各國比較，日本算是毒品流通量極低的國家，但每天依然會聽到某藝人因為毒品醜聞遭到逮捕，大河劇因此必須重拍，CD賣不出去等消息。但真的沒關係嗎？是媒體做出這類過度的反應嗎？可是仔細想想，單純持有都不被允許的東西為什麼會在市面上流通呢？

　　這些都是透過走私而來的！走私這個名詞顧名思義就是在未經許可的情況下，將違法的東西或是必須提出申請的東西「跨越國家移動」。走私的內容包羅萬象，除了毒品之外，包括被課徵高額關稅的香菸或飲料食品，黃金以及大量的現金（真的是重罪）。最近也有私下獵捕蜥蜴等保育類動物之後，走私進口的新聞。

　　推估全世界各地的毒品走私交易，每年合計高達30兆日圓的規模經濟，占了世界總體經濟的接近1％。儘管是違法交易，但只要有這種規模的需求，就會有同等規模的進出口行為。

　　換句話說，毒品儼然已然成為一項產業，與交易和販賣相關的黑手黨和國家之間競爭非常激烈。關於這部分的故事，我在著作《不可思議理科公式征服世界指南》一書中，針對製造者和販賣者的金流，進行解析。這次就從毒品與走私的觀點，進一步概觀非法交易市場吧！

 毒品與貿易的歷史

　　說到毒品與貿易，相信很多都知道英國與現在的中國，在清朝時期曾經爆發鴉片戰爭。我還是稍微統整說明一下，當時英國從中國輸入大量的陶器餐具、茶葉、蠶絲等產品，但是因為缺乏對等價值的東西，於是將他們在其他租借區取得的鴉片這項毒品賣給中國，結果造成清朝時期到處充斥著毒品中毒的人。中國企圖拒絕鴉片進口，於是英國就卯足全力攻打中國，而且清朝戰敗後面臨更嚴苛的處境……就是這樣的故事。

　　將毒品全面性合法化，不但可以透過貿易從對手國賺取這項消耗品的等價金錢，還

可以達到讓對手國因為照顧中毒者導致國力低下的實績，所以這類藥物，基本上在先進國家大多以「毒品」加以規範管制，並加強查緝取締。

　　然而，在貧窮的國家，管他是毒品還是什麼樣的東西，只要有基本的需求就願意製作，只要有人願意花大錢購買的話就願意賣，因此出現了整合這些黑手黨和國家的安全網絡，這項結果導致在先進國家嚴格取締，但在未嚴格規範的國家卻拚命製作的狀況。

　　這樣解釋的話，各位可能會誤以為先進國家是嚴格取締毒品的國家，貧窮落後的國家則是什麼都賣、什麼都不奇怪的邪惡帝國，但事實並不是這麼單純。毒品的原料之中，包含很多醫療用途上不可或缺的東西，如果全面禁止的話，先進國家的醫療用麻醉劑（緩和疼痛的嗎啡等）就會面臨斷絕供貨的窘境，所以才會演變成只能透過告發「違法交易」的方式予以杜絕。

　　那麼，這些毒品的原產國分別在哪裡呢？就讓我在前篇簡要地介紹吧！

■大麻

　　大麻被稱為葉子、Marijuana、Pod，是世界上最知名且最熱銷的毒品，有些國家沒有將它列入違法項目中（美國基於州政府法律的管制項目大不相同，大部分是合法的），在這些國家很普遍地進行栽種。

　　關於產地的部分，雖然率先通過大麻合法化的荷蘭相當有名，但因為荷蘭的冬季很長，不適合進行露天栽種，所以室內栽培是主流。在日本只要取得栽種執照（大麻處理者證照）就可以進行栽種，可以種植在稍微寒冷一點，排水良好的土壤中。

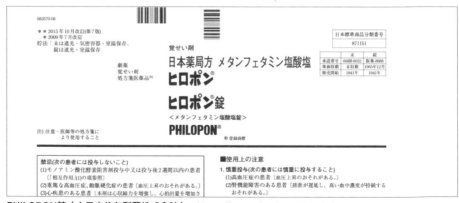

PHILOPON錠（大日本住友製藥株式會社）　Https://www.ds-pharma.co.jp/
興奮劑在日本也僅有一小部分是合法生產的處方箋用藥，在説明書上記載著「危險藥物」、「興奮劑」、「處方箋藥物」等。

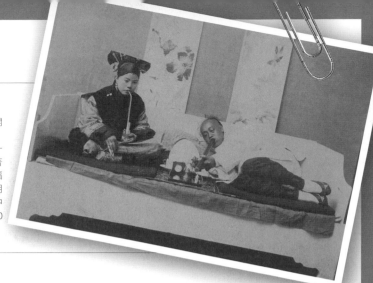

作為世界性的貿易產品進行生產的國家，則以摩洛哥最有名。在歐洲被扣押的接近八成都是在摩洛哥生產的大麻的樹脂（集結大麻成分的樹脂，又稱哈希什）。

■鴉片／嗎啡／海洛因

「鴉片」是將特定種類的罌粟科植物，類似花蕾形狀的未成熟果實割開後，收集流出的白色汁液乾燥而成。裡頭含有各式各樣的生物鹼，通過萃取並純化之後提升效果的東西就是「嗎啡」，更加純化之後就是「海洛因」。

因為它可以順利滲透至人類腦部控制痛覺的組織，具有很強的抑制疼痛效果，所以在醫療用途上，會將嗎啡使用在癌症這類極度疼痛的病人身上；但如果是健康的人使用的話，就會感受到無與倫比的快感。因為在容易讓人變成廢人的麻醉藥品之中，帶有很高的危險性而聞名。

罌粟是喜歡生長在溫暖地區的植物，雖然在日本也能夠栽種，但主要還是以每年可以收成好幾次，在氣候溫暖的國家作為主要產地。直到2004年為止，栽種地是以東南亞三國（泰國、寮國、緬甸）為主，被稱為「金三角」（Golden Triangle）而聞名。但是這些國家進行嚴格管制之後，現在種植的數量已經變得相當少。

南美洲的墨西哥和哥倫比亞也因為氣候溫暖，大量種植而成為知名的供應國，但是現在世界上主要的產地是伊朗、巴基斯坦、阿富汗這三個國家。因為地理位置並排宛如一彎新月，所以比照金三角的模式，被稱為「金新月」（Golden Crescent）。

雖然是無關緊要的消息，但戰前的日本，曾經在占領的東南亞國家栽種罌粟並加工出口，過往也曾經是鴉片生產量世界第一的國家哦！

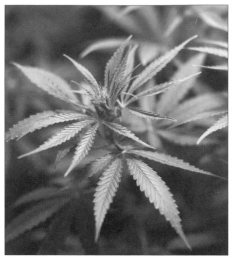

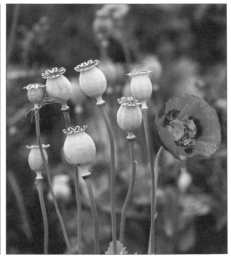

大麻（Cannabis）　　　　　　　　　　　　罌粟花（Opium Poppy）

■古柯鹼

　　與鴉片／嗎啡／海洛因齊名，被稱為毒品之王的就是「古柯鹼」。在日本因為市面上流通數量很少，所以知名度很低（因為沒有鄰近的生產國，缺乏走私管道，再加上有興奮劑這項競爭對手），但在歐洲和美國則被視為犯罪組織最重要的資金來源。對犯罪組織來說，古柯鹼是最具經濟價值的頭號商品。據說，那些地方實際上有一定比例的成年人，都有過吸食古柯鹼的經驗。

　　古柯鹼是從名為古柯（古柯樹）的植物葉子中萃取成分，經過化學調整之後以鹽酸鹽的形式在市面上流通。大部分都作為毒品使用，但多少還是有當成局部麻醉藥物使用的需求，在美國等地也會作為醫療用途使用。

　　製造地是在同時也是古柯樹原產地南美洲。但是，因為古柯喜歡生長在寒冷多濕環境的這項特性，種植地包括位在安地斯山脈相連的高地上，有哥倫比亞、秘魯、玻利維亞等地。在哥倫比亞的種植面積達9萬公頃，秘魯和玻利維亞加起來的種植面積則有7萬公頃之多。

■興奮劑

　　所謂的「興奮劑」，是將麻黃這項本來經常使用在漢方藥物中的植物主成分麻黃鹼，透過化學方式加工而成的東西。1885年，日本藥學家長井長義從麻黃中成功提煉出麻黃鹼。接著在1887年，在德國製造出安非他命。六年後的1893年，長井和另一位醫學家三浦謹之助使用麻黃鹼為原料，合成比安非他命效力更強的甲基安非他命。隨後，完整合成法幾乎在日本與德國同時完成。

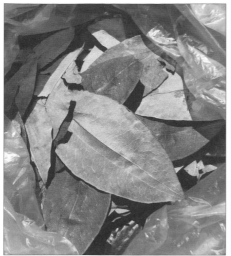
古柯樹（Erythroxylum Coca）

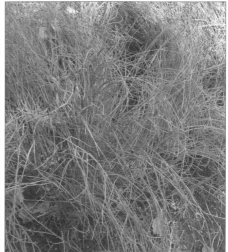
麻黃（Ephedra Herb）

它的分子結構非常單純，因為有鎮咳作用和增強元氣的功用（活化作用）而被期待作為萬用藥來使用；但是因為濫用現象嚴重，導致後來被列為不合法藥物。在美國，現在普遍將安非他命用在發作性嗜睡病和ADHD的治療上。在日本，由大日本住友製藥株式會社生產並販售「PHILOPON錠」，這是一款極少數特定用途的限定處方藥物。

另一方面，在黑市裡因為容易合成的關係，在容易取得原料的國家（大多數國家都將主要原料指定為毒品所以不易取得）會在地下樓層的實驗室裡製造。大多數都如同字面上的意思，就是偽裝的地下設施那種地方。

主要製造國是可以大量取得麻黃這項麻黃鹼的原材料，本身也是麻黃原產地的中國。與中國土地相連的北朝鮮，基於賺取外幣這項國家政策之下，被要求大量製造。此外像是越南、新加坡、俄羅斯等原料管制比較鬆散的國家，以及奈及利亞、烏干達、肯亞等非洲國家，也被檢舉過有進行合成的工廠。至於本來就透過毒品仲介生意獲取利益的墨西哥黑手黨，也擁有合成的工廠，許多地下工廠都曾遭到檢舉告發。

■其他合成毒品

MDMA、LSD等合成毒品，在俄羅斯、墨西哥、越南、印度等地都有一些製造點。跟主流的毒品相比，除了價格非常昂貴之外，因為大部分的合成製程相當繁瑣，與其說是由犯罪組織以組織性方式製作，大部分還是以低階類似打工性質的方式製作。

最近，沒有被法律限制的新型毒品開發，以及從102頁開始介紹的分子偽裝毒品等，巧妙突破法網限制的研究，也由海外的犯罪組織進行當中。

從物理性隱匿進化為分子式偽裝……

毒品和走私的科學　後篇

從97頁開始的前篇，已經針對毒品的種類與原產國進行通盤介紹，接下來為各位解說走私方法的演進。此外，目前也出現了分子式偽裝成其他物質的手法。　文／くられ

　　毒品的進出口與一般的陸運、海運、空運等貿易模式相同。但是為了不要被海關查驗到這些貨品，會進行各式各樣的偽裝之後走私入境。在此統整，從戰後到現代為止的毒品與走私手法的變遷過程。

物理性的藏匿攜入

　　戰後不久的1946年（昭和21年）左右，趁著內政混亂之際，日本暴力團的勢力逐漸抬頭。他們活用一直以來與東南亞之間建立的管道，進口做為原料使用的鴉片，提煉成海洛因之後進行販售。日本社會因此出現非常大量的中毒者而成為社會問題。這個時期都是以賄賂或是竄改文件的方式，將原料大喇喇地攜帶入境，走私技術本身似乎不是那麼重要。

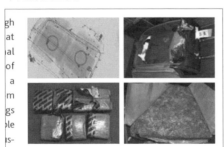

gh
at
al
of
a
m
gs
le
is-

ed on the spot and one Nigerian was arrested by a

雙層底的行李箱
將行李箱加工成雙層構造後收納14kg的大麻，透過X光檢驗查獲。

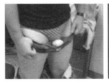

■ On 18 August 2008, acting on intelligence, custo
Airport Customs seized 329g of methamphetamine
from Shenyang, China. The drugs were concealed o
Korean was arrested on the spot.

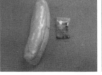

雙層內褲
穿兩件內褲，將毒品偷藏在褲子裡，這坨圓圓的就是甲基安非他命（329g）。

（參考Korea Customs Service的資料：Combat against Drug Smuggling in Korea 2009）

參考文獻、圖像出處等　　●Combat against Drug Smuggling in Korea 2009　韓國關稅廳（Korea Customs Service）網站
http://www.customs.go.kr/kcs/mail.do

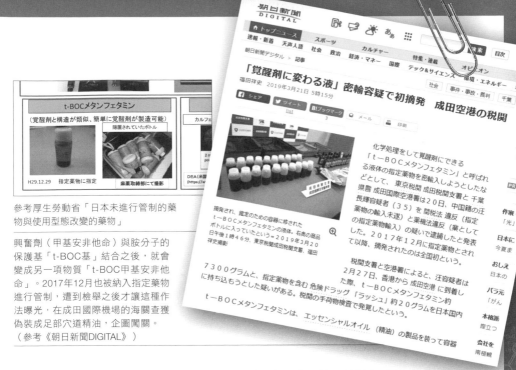

參考厚生勞動省「日本未進行管制的藥物與使用型態改變的藥物」

興奮劑（甲基安非他命）與胺分子的保護基「t-BOC基」結合之後，就會變成另一項物質「t-BOC甲基安非他命」。2017年12月也被納入指定藥物進行管制，遭到檢舉之後才讓這種作法曝光，在成田國際機場的海關查獲偽裝成足部穴道精油，企圖闖關。
（參考《朝日新聞DIGITAL》）

　　戰後，因為日本政府進行變賣導致的興奮劑風潮影響，於是針對麻醉藥品一口氣進行管制。然而伴隨著高度經濟成長，進入1970年代之後社會開始回復穩定，這個背景也導致LSD、大麻、古柯鹼等毒品開此從海外流入日本，相關的法令規定都是以事後補救的方式緩慢地進行。

　　進入1980年代，日本的經濟相對於全世界來說持續走強，不僅日本國內的暴力團，連海外的犯罪組織也為了資金調度而開始覬覦日本市場，走私手法正式進入精緻化的階段。

　　到了1990年代，變造電話卡與毒品地下交易配套，成為黑市的基本盤，濫用者也開始大幅增加。演藝圈裡因吸食毒品爆發的醜聞也隨之增加，而且據說只是冰山的一角而已。

　　攜帶毒品進入日本時，因為日本沒有與其他國家陸地相連，所以不會使用陸運，而是透過海運和空運兩種模式。特別是大規模走私時，最常使用的手法就是透過海運將毒品混在一般貨物中。最早期的做法是裝入塑膠袋內捏成一團，偷偷藏在藝術品或是鋼琴等很多空洞的貨物中而已，但是隨著時代變遷，目前已進化至塞在輪胎內部，或是偽裝成加工完成的罐頭，藏在塞滿普通罐頭的貨櫃中。

　　另一方面，在空運的部分則是將行李箱做成雙層構造，將毒品製作成板狀塞好塞滿，攜帶入境等，花心思做一些掩人耳目的處理。此外也會巧妙地運用偽裝工具，像

●「日本未進行管制藥物與使用型態改變的藥物」厚生勞動省網站　https://www.mhlw.go.jp/content/11126000/000341873.pdf

是偽裝成手提行李將寶特瓶帶上飛機，或是塞進梳子或牙刷裡面等方式；小規模走私常會使用這類工具來偽裝。

但是這些手提行李只要透過緝毒犬，或是經X光檢驗就會被驗出來，為了避免被海關查獲，1990年代後半開始使用的方式是將人體本身當作運毒工具。具體的作法是使用保險套等方式包裹毒品之後，吞入體內，以體內運毒的方式進行走私。想就知道是非常危險的做法，實際上也極度危險。萬一不小心在胃裡面破裂，走私者等同於吞服了致死量幾百倍的毒品，因此造成腸梗阻送醫的案例層出不窮，這個運毒手法才曝光。現在的處理流程會請可疑人士到小房間進行X光檢查，在專用廁所排泄完畢之後，再予以逮捕。

進入2000年以後，透過海運的手法，則是會將埋設位置信號的浮標投擲到海上，再以漁船等船隻前往回收；這類複雜的手法日益橫行。

海外的案例則發現了相當驚人的手法。在墨西哥，查獲為了運送到海岸線的海底所使用的走私潛水艇。從2015年開始，美國的國境附近也頻繁使用無人機運毒。

分子式的偽裝走私

在毒品走私當中，現在被稱為最高明的手法，就是以分子式進行的偽裝手法。

大部分國家都會指定興奮劑等毒品的分子結構，並做出「禁止這項物質」的規定。在日本的法律規定中也是，只要分子結構沒有跟違法的東西完全一樣的話，就不會被認定是違法的。先不管這條法律的好壞，明明分子結構不一樣，但作用本身卻具有和毒品同樣效果，這就是轟動一時，並成為熱門話題的偽裝毒品事件。

日本針對這類偽裝毒品（危險藥物），從2014年開始，花了好幾年時間以包括指定的方式，預先追加、規範了大量今後可能製作的偽裝毒品，導致相關藥物的流通數量大幅減少。截至2014年的時候有1,370種，之後陸續增的加指定項目也達兩千數百種之多。

偽裝毒品一直以來在法律上並不算違法，所以可以光明正大的攜帶入境（也被稱為「合法藥物」）。雖然跟走私扯不上關係，但或許是基於這些實務經驗所培養出的技術，近年來新的走私手段逐漸抬頭。前言說明有點長，接下來終於要進入正題。

這是將所有人都知道的毒品本身，偽裝成完全不同的分子結構之後，攜帶入境，然後再恢復成原來的毒品分子結構的手法。偽裝分子結構攜帶入境這一點，跟過去任何一種物理性的隱匿手法有著根本性的不同，可說是極端未來化的化學性走私手法。

假設手上有興奮劑這種傳統的毒品好了。維持原來狀態的話，在通關的品項檢查階段當然不可能通過，就算巧妙地藏匿，受過嚴格訓練的毒品緝毒犬，也會靠著敏銳的嗅覺把東西找出來。但是，如果將興奮劑的分子結構轉換成其他物質，因為那項物質本身並不違法，只要沒有受到管制，通關時就不會被擋下來，而且緝毒犬也沒辦法分

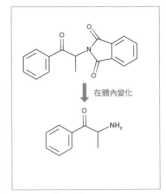

異丁烯

二氧化碳

叔丁氧羰基

氣化

分解變化

t-BOC 甲基安非他命

甲基安非他命（興奮劑）

分解t-BOC甲基安非他命

「t-BOC甲基安非他命」用熱水溶解後，透過鹽酸處理可以分解出甲基安非他命。被分解的保護基，會變成無害的異丁烯和二氧化碳；t-BOC指的就是叔丁氧羰基。

在體內變化

鄰苯二甲醯亞胺苯丙酮

屬於前體藥物型的毒品「鄰苯二甲醯亞胺苯丙酮」。在體內分解之後會變成類似毒品成分卡西酮的興奮劑。2015年，包括卡西酮系列化合物在內，都被指定為危險藥品。

辨出甲基安非他命。

　　最近在新聞上鬧得沸沸揚揚的手法，就是將興奮劑以分子結構裝飾進行運毒，這是用來合成胜肽的胺基保護基附加技術本身遭到濫用的結果。直到2007年12月被規範為指定藥物為止，它並非「違法物質」，所以事實上可說是以光明正大、無限量輸入的狀態運毒。

　　這個「t-BOC甲基安非他命」擁有名為「t-BOC基」的保護基構造。因為是興奮劑加上保護基的狀態，某種程度上狀態相對穩定，雖然含有興奮劑成分，但外表看起來卻變成了其他分子。t-BOC基具有可透過強酸和熱進行分解的特徵，而且分解物是異丁烯和二氧化碳，幾乎都是無害的物質。換句話說，走私t-BOC甲基安非他命然後用熱水溶解，再透過鹽酸處理就可以回復成鹽酸鹽的興奮劑了。處理程序本身就跟泡碗泡麵一樣簡單！

　　此外，也出現了前體藥物型的毒品。「前體藥物」是攝取之後，會在體內透過代謝作用產生活性代謝產物並展現藥效的藥品。這項技術適用於毒品，是在體內分解後回復成毒品成分。現在發現的是「鄰苯二甲醯亞胺苯丙酮」，它在體內進行代謝後，會變化成類似卡西酮這種近似興奮劑性質的毒品。

　　雖然是走私，但手法已經從偽裝成藥品的時代，演變成現今透過分子結構裝飾，或是把成為毒品重要物質的前導體裝飾後，攜入來運毒。這麼一來，單純規範這項物質違法這種過去的規範，已經變得毫無意義。

由真正的菁英醫師開業？

合法的暗黑醫院

醫術高超卻沒有醫師執照的前醫師，幫特殊需求的患者診療……這是在虛構小說、影視作品中「暗黑醫院」給人的印象。但是在現實中似乎有些不同，為大家介紹其中一個案例。

隨著情報化社會的發展，現在所有人都可以在網路上輕易獲取醫療情報。於是，誕生了大量對藥品名稱和療效稍微有一點了解的半調子。患者總是希望可以得到立刻見效的強效藥，但那些藥品都是沒有醫師處方箋就無法取得的。結果，來醫院直接向醫師要求「開○○處方藥給我」這類病患激增。但是，一般的醫師因為是專業人士，所以不會聽從這樣的要求。

但是，其中還是有言聽計從的糟糕醫師存在，最後演變成想盡辦法要拿到藥的患者認定「聽話的醫師就是名醫」。這種糟糕患者最具代表性的例子就是阿道夫‧希特勒，他透過獨裁者的權限，想盡辦法將願意開藥給他的醫師任命為主治醫師。

至於在現代的日本社會中，也有病患集中在「願意立刻按照期望開藥的醫院」的這種傾向。但是健保診療體制有「○○藥只能開△日分」等各種限制，所以無法按照患者的期望開立處方箋。於是，坊間就出現了「改用健保不給付的自費診療也可以」的患者。這麼一來，只要按照患者的意思賣藥給他就可以賺錢不是嗎？意識到這種事出現的醫師，也只是時間早晚的問題罷了。

在郊區的住商混合大樓內，如果有一間由經歷豐富的菁英醫師開業的診所，或許是一件很奇怪的事吧！在這裡為大家介紹某位菁英醫師殞落的故事，理由非常容易理解。

 菁英醫師的殞落人生

從前從前，在某個地方，有一位從縣內第一名的高中名校畢業後，三度重考終於進入知名大學醫學部就讀，留級一年終於勉強畢業並成為醫師的人。

但是，當他進入大學附屬醫院的循環內科服務後，等待著他的卻是周遭冷淡以對的環境。以一般世俗的眼光來看，他雖然是知名大學醫學部畢業的菁英醫師，但是在集結眾多超級菁英的醫院裡，重考三次留級一年的鄉下人根本無法融入，他因此受到冷漠的對待。

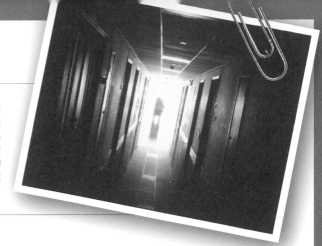

正牌醫師成為反社會勢力的手下，所以拚命賣藥賺錢的暗黑醫院是真實存在的。就像漫畫《賭博默示錄》系列作品中出現的金融公司帝愛集團剝削負債者一樣，這位醫師這輩子都難逃魔掌了。明明是一間破舊又偏遠的診所，但裡面的醫師卻擁有菁英等級的履歷，可能就有不可告人的苦衷。

隔年，他被外派至外部的醫院。以名門的階級制度來說就是被流放。另一位也是地方醫科大學畢業，努力拜託讓自己在知名大學醫學部附屬醫院裡工作的高中學弟也和他在一起。

他在外部醫院依然持續努力工作，隔年就順利回到原來的附屬醫院內科。但是對於身為醫師卻沒有業績和實力的他，周遭的態度依然相當冷淡。

有能力的年輕人不斷從他的底下被拔擢，無能的前輩已經沒有容身之處。他被迫辭去醫院的工作。隨後他利用知名大學醫學部附屬醫院的醫師頭銜，成為大型醫療法人經營的地方醫院雇用的院長。對經營者來說，當然希望有一個出身知名大學醫學部的醫師這個活招牌。

但是，受雇的生活持續不到兩年，他便辭去醫院院長一職，跟學弟兩人著手開始進行開業的準備。接著在某一年的夏天，兩人設立了醫療法人社團並在東京都內開業。

但是醫院的經營狀況不如預期，第一年就產生超過日幣一千萬圓的赤字，資本金幾乎都賠光了。為了賺錢，他們開始不擇手段，接觸不明萃取物和不知從何而來的漢方藥材，拚命地撐下去。開業僅僅兩年，已經有超過900萬日圓的債務，陷入倒閉的危機。後來，學弟把債務全部推給學長之後便逃之夭夭。

將靈魂賣給親切的惡魔

失去一切，扛著一身債務的他，剩下的就只有醫師執照而已了。這時，有一位親切的攤販大哥在工作上非常照顧他。醫院倒閉的隔年，他將醫師執照作為清償債務的擔保，在東京都內大樓一間狹小的辦公室裡開了診所。攤販大哥為了採購合法的藥物，需要使用醫院的名義，於是利用了被債務逼得走投無路的醫師。攤販大哥奉勸已經失去自己的醫院和所有財產的他，在這間診所裡繼續當醫師。這是一間非常狹窄的大樓辦公室，診所裡連最低限度的設備都放不下。攤販大哥告訴他一個賺錢的門路，「想要買藥的患者很多。只要將合法醫院可以開立的處方箋藥物，透過自費診療方式用高

於市價的價格販賣就可以賺錢。」

　　於是，他將靈魂賣給惡魔，捨棄了身為醫師的道德倫理，專心賣藥之後，一轉眼成了年營業額超過一億日圓以上的診所。到現在過了10年，他的診所還是「按照患者的要求，販賣患者立刻想要得到的藥物的診所」，而且生意興隆。因此日文中常說「擦到邊就能賺大錢的箭和靶」這句俗語就是日文「的屋」（攤販）的語源。

　　也就是說，他雖然在讀書考試中勝出，但是身為醫師實在太過無能，無法勝任，甚至還是庸醫，最後被迫成為一位販賣合法藥品給攤販的商人。營收的大半金額都拿去還債了吧！

　　由於他的境遇太糟糕，知名大學的同學和醫師同袍都不願意與他有任何瓜葛，當他成為攤販手下的藥品銷售員之後，或許是因為他在鄉下高中的同學和學弟妹面前吹捧「我是知名大學醫學部畢業的開業醫師」的關係，後來接下了校友會事務局長一職。大概也只剩那個地方能夠滿足他的自尊心而已吧！

　　這個故事是依據真實事件改編的虛構故事，不過世界上確實有許多看起來很不起眼的診所，但醫師卻擁有菁英等級的輝煌經歷，像這種奇怪的診所確實存在。這絕對不是變造學經歷，而是背後有著許多不為人知的故事。

　　如果前往這類診所，確實可以透過合法程序買到一般藥妝店裡買不到的處方箋用藥，但是他們完全不會考量患者的健康。就像之前個人小額信貸的廣告詞一樣「請有計畫地運用」，因為一切行為都必須自行負責。

　　面對債務可以自行申請破產，但是失去了健康是無法清償的。

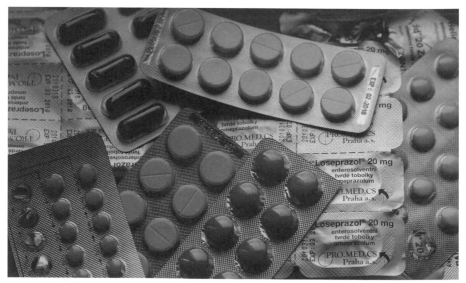

在稱為「名醫執業的醫院」之中，有著願意開任何患者想要的藥物給患者的醫院，或許也有因為這個理由受到患者支持的醫院。但是請大家記得，在這裡雖然可以合法取得處方箋藥物，但是這種診所的風險性也是很高的。

非正統基礎醫學

[KARTE№.024-039]

如果北斗神拳的阿米巴發現新的經絡穴道，能大賺一筆嗎？

醫療專利是什麼？

奇怪的營養補給品和健康相關商品的廣告中常會出現「醫療專利」這個字。看似具有醫學實證，似乎也頗具療效，但實際的狀況是？

「國際專利分類表」（IPC／International Patent Classification）是專利制度之一，為了統一國際上的分類指標而設立。第一階可以分成A到H等八大部，A是生活必需品，B是作業和運輸，C是化學和冶金……等。其中A61就是所謂的「醫療專利」。每一大部再往下則分成主類、次類、主目、次目，採階層式的分類，在搜尋專利情報時，具有當作索引標籤使用的功能。

說穿了，醫療專利只不過是為了讓專利事務得以順利處理的分類，是負責專利的律師在工作上的工具之一。它並不是限定在醫療從業人員所使用的藥品或醫療設備方面的專利，本身也跟醫學沒有任何關係。而且專利分類是在專利申請文件上，進行自我宣告時書寫的，並非看過專利內容之後由專利局進行分類。所以某前列腺按摩器標榜「已取得醫療專利」也就是取得一個號碼而已。

例如在A61H這個次類，除了分類號「A61H 31/00：人工呼吸、心臟刺激」包括人工呼吸器和AED等專利，分類號「A61H 19/00：生殖器按摩」將所謂「大人們的玩具」也列入其中。分類號「A61H 21/00：按摩陰道的用具」內容相當混亂，還將電動牙刷和遙控按摩器放在同一個分類中。在此再次強調，醫療專利是因應專利事務處理上的需求而存在的，與醫學毫無關係，就算擁有醫療專利依然不算是藥品或醫療設備。

再來看另一個營養品的例子。「20150806：含有黑醋葡萄糖胺混合物的錠劑」這項專利，被歸類在分類號「A61K 9/00：透過特殊物理性狀態，具有特徵的藥品製劑」裡面。但是專利內容卻是「沒有苦味，容易攝取葡萄糖胺的形狀」。葡萄糖胺是否具有改善關節疼痛的效果，都是申請者的自述，無法保證有醫學上的根據。標示毫無意義的醫療專利，與違法的不當產品標示，只有一線之隔。請大家姑且把這類產品當作假商品吧！

 不被認可的醫療專利

相對的，有些產品看似可以取得專利，卻不被醫療專利所認可。

A61H：

公知日 - 公報の名称

- 20170727 - 大人のおもちゃのスマート無線制
- 20160407 - 往復運動を行うマッサージ具
- 20131128 - 口腔内マッサージ器
- 20120315 - マッサージ具
- 20060706 - 前立腺マッサージ器

國際專利分類表分類號A61

A61彙集了所謂「醫療專利」的相關情報。「A61H 21/00：按摩人體陰道的用具（5）」中，同時記載了將遙控式的「大人的玩具」跟電動牙刷這類「口腔內按摩器」。這只是在專利事務處理上便宜行事的分類而已，並不是指藥品或是醫療儀器的分類。

「國際專利分類清單＆檢索系統」http://www.publish.ne.jp/ipc/

　　例如在醫療漫畫中相當知名的「巴提斯塔手術」（Batista）就無法取得專利。舉凡醫療從業人員的醫療過程，包括診斷方法和治療方法等，通通不能被認定為專利。如果醫師進行診斷和治療還要逐一進行專利處理的話，患者必死無疑。所以當醫師實踐論文中找到的治療方法時，不需要考慮這項技術本身是否具有專利。

　　順帶一提，開發新藥和醫療設備是可以取得專利的。假如這些新藥和醫療設備侵害專利時，必須向藥廠或醫療設備製造商追訴法律責任，但是購買使用的醫師不需進行專利處理。畢竟牽涉到病人的生死，這部分的規定相當完善。

 可以取得經絡穴道的專利嗎？

　　接下來，某種意義上終於要進入主題了（笑）。漫畫《北斗神拳》中，自稱天才的阿米巴如果發現了新的經絡穴道，並用來治療病人的話，可以靠醫療專利大賺一筆嗎？關於這件事，基於上述理由，應該無法取得醫療專利吧！因為治療方法無法取得專利，就算提出新穴道的專利申請也不會被受理，其他人若利用同樣的穴道進行治療也無法提起訴訟。

　　因此，想要靠取得醫療專利賺大錢的話，還需要多花一點工夫。具體來說，以主目分類號「A61H 39：為進行物理療法，檢測或刺激人體特定穴位的裝置」，開發可以正確、以適度的力道刺激新穴位的裝置之後，取得專利就可以了。之後以次目「A61H 39/02：穴位檢測裝置」提出檢測新穴位的裝置申請，再依分類號「A61H 39/04壓迫

A61H 35/00：人体の特殊な部分のための入浴, 例. 胸部灌注浴〔6〕

- A61H 35/00：人体の特殊な部分のための入浴. 例. 胸部灌注浴〔6〕(71)
- A61H 35/02：・目のためのもの〔6〕(1)
- A61H 35/04：・鼻のためのもの〔6〕(3)

A61H 36/00：発汗着

- A61H 36/00：発汗着(8)

A61H 37/00：マッサージ用補助具〔6〕

- A61H 37/00：マッサージ用補助具〔6〕(12)

A61H 39/00：物理療法のため人体の特定のつぼの位置を検出 刺激する装置, 例, 鍼術〔2〕

- A61H 39/00：物理療法のため人体の特定のつぼの位置を検出 刺激する装置, 例, 鍼術〔2〕(39)
- A61H 39/02：・つぼの位置を検出する装置〔2〕(9)
- A61H 39/04：・つぼを圧迫する装置, 例. 指圧〔2〕(573)
- A61H 39/06：・つぼを細胞の生命限界内で加熱 冷却する装置〔2〕(44)
- A61H 39/08：・つぼに鍼を適用する, すなわち鍼療法の, ための用具〔2〕(18)

A61H 99/00：このサブクラスの他のグループに分類されない主題事項〔8〕

- A61H 99/00：このサブクラスの他のグループに分類されない主題事項〔8〕(3)

A61H39：為進行物理療法，檢測或刺激人體特定穴位的裝置

如果阿米巴發現了新的經絡穴道，並且開發出任何人都可以使用的特定穴位按壓裝置後，申請專利的話，或許大家都會因此獲得幸福吧！不但阿米巴可以賺大錢，患者也能治好疾病而得救。

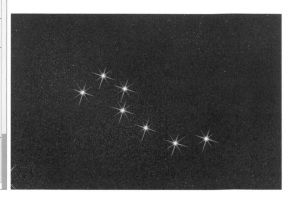

穴道的裝置」提出刺激新穴位的裝置專利就萬無一失了。

　　只要開發出讓所有人都能像北斗神拳一樣的裝置，不僅可以靠專利賺大錢，還能讓無法使用北斗神拳的普通醫師，也可以利用經絡穴道治療病患，拯救更多人。而且還能避免發生搞錯穴道，造成患者一命嗚呼的事故吧！

　　假如世紀末並未到來，和平的時代得以延續，北斗神拳儼然就是和平社會中無法允許的殺人術了。在如同現實一般，未邁向世紀末的世界線之中，阿米巴或許會將北斗神拳運用在醫療上，拯救無數的人類。不！應該有99.9999%的準確率會成為瘋狂博士吧！

　　這麼一來，只要托奇或拳四郎提出專利申請就好了？這是不可行的。因為北斗神拳是一子相傳的拳法，經絡穴道無法對外公開。換句話說，如果申請了經絡穴道的專利，相關情報必須公開，所以北斗神拳將無法維持一子相傳的傳統。不是正統繼承人的阿米巴因為不受一子相傳的限制，可以提出專利申請，但托奇和拳四郎則因為家庭因素無法提出申請。

　　在各種技術之中，特別是醫療技術，不應該視為隱匿不對外公開的機密。因此，為了公共的福祉著想，北斗神拳應該取消一子相傳的制度才是。這麼一來，北斗四兄弟就可以在和平的世界裡和睦生活了。

KARTE No. 025

真的一樣嗎？了解差異之後再進行選擇

專利藥和學名藥

「學名藥」是指，「與新藥（專利藥）使用同等有效成分，具有同等品質、功效與安全性。」但是，不見得所有的一切都「與新藥同等」的樣子。

　　所謂的「學名藥」（通用名藥物）是什麼意思呢？日本學名藥製藥協會做出以下的說明。

　　學名藥與新藥（專利藥）使用同等有效成分，具有同等品質、功效與安全性的藥品。（引用自日本學名藥製藥協會「學名藥是什麼樣的藥？」）

　　但是，日本學名藥製藥協會同時也公布了「效能效果、用法用量等具有差異的學名藥清單」。換句話說，學名藥和專利藥不見得是「完全相同」的藥物。為什麼會產生這樣的差異呢？其實有以下幾點原因。

● 雖然專利已經到期，但是專利藥的開發藥廠基於企業機密，並未將藥品製作程序對外公開，而由學名藥的藥廠以自行研發的方式生產製造。

● 雖然主成分的專利已經到期，但是副成分的專利還在，所以這部分會有所不同。
　（也有專利藥的藥廠將成分與製作方式進行授權的「一般授權學名藥」，目前數量還不多）

　　因此，「更換成學名藥之後就沒有效果了。」這件事是很有可能會發生的。

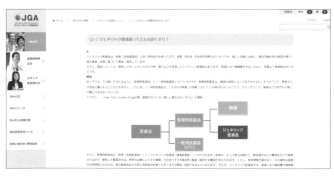

「學名藥是什麼樣的藥？」
日本學名藥製藥協會
https://www.jga.gr.jp

學名藥是依據專利藥為基礎而製作的，因為可以壓低開發費，所以能夠以便宜的價格供應。它含有同樣劑量、同樣的有效成分，而且和專利藥一樣進行四項實驗測試，效果和安全性都受到保障。但是，認定不會影響效果的添加劑等配方不同，所以並不會跟專利藥完全一模一樣。

參考文獻、圖像出處等
●日本學名藥製藥協會「效能效果、用法用量等具有差異的學名藥清單」http://www.jga.gr.jp/library/medical/effectiveness/170922_effectiveness.pdf

　　讓我們看看具體的例子吧！2007年發表了一篇論文，主題是「關於正確使用學名藥與藥品添加物的研究」。使用鎮靜催眠藥（Halcion等）和這一類學名藥，針對老鼠進行催眠作用的比較，以及主要成分含量與血中濃度的比較。這篇論文中提到，儘管Triazolam（三唑侖）的含量與專利藥Halcion是同等的，但有些學名藥還是刻意減弱作用。以上只是動物實驗的結果，無法將人類直接套用在這個結果上。

　　2008年也發生了用來治療脅迫性流產和早產的治療藥物UTEMERIN（專利藥）因學名藥中添加不純物質而引發問題的案例。主成分和添加劑都沒有問題，但是在製造過程中，加熱處理時RITODRINE裡面添加的亞硫酸離子變質之後，形成不純物質混入藥品中。隨後各家藥廠都進行改善，已經確認現在市面上流通的產品沒有不純物質含量的問題（參考「第2回學名藥醫藥品品質情報檢討會上，有品質課題的RITODRINE鹽酸鹽注射液的再測試結果報告」）。

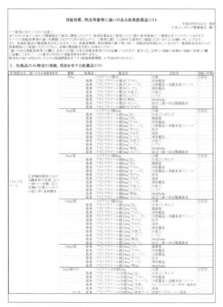

日本學名藥製藥協會
效能效果、用法用量等具有差異的學名藥清單

YAKUGAKU ZASSHI127(12)2035-2044(2007)
學名藥的正確使用與藥品添加物相關的研究

●YAKUGAKU ZASSH127(12) 2035-2044 (2007)「關於學名藥的正確使用與藥品添加物的研究」
https://yakushi.pharm.or.jp/FULL_TEXT/127_12/pdf/2035.pdf

醫療費用增加，儼然成為現今的社會問題。推薦使用價格便宜的學名藥，而且日本在醫院取得的處方箋上有一個「希望取得學名藥」的欄位，希望大家確實了解兩者的優缺點之後再進行選擇。

✓ 七成醫師對學名藥感到不安

2015年（平成27年）舉辦的行政改革促進會議「歲出改革WG重要課題驗證小組（第6回）」中，聽取醫療相關人士，針對學名藥提出以下負面的意見與看法。

● 學名藥的製造商很少有醫藥情報負責窗口（MR），來說明的次數也很少。
● 中小型藥廠進行製造，可否穩定供應令人存疑。

專利藥廠的企業規模很大（專利藥開發需要好幾百億日圓的資金），人才濟濟，提供的服務也比較確實。相較之下，學名藥的藥廠規模較小，也有服務提供不到位的狀況吧！因為這些原因影響，「現狀是……多達七成的醫師多多少少對品質感到不安」，臨床上醫師們似乎也對學名藥感到不安。（引用自「歲出改革WG重要課題驗證小組（第6回）」分發資料「資料4目前為止聽取到的主要意見」）

日本的藥品受到相當嚴格的管制，重大不良品在市面上流通的可能性極低。和專利藥同等的學名藥也有很多；精進技術能力，將產品改良成容易吞服的形狀，這類產品也很多。但是，確實也存在著效果不同的藥品。因此要選擇「專利藥」和「學名藥」的話，即使價格貴一點，現階段還是選擇安全性各方面經過長時間確認的「專利藥」可能比較安全。當然這是無法一概而論的，結論還是與藥劑師詳細確認過會比較好。

● 「歲出改革WG重要課題驗證小組（第6回）」分發資料「資料4目前為止聽取到的主要意見」
http://www.kantei.go.jp/jp/singi/gskaigi/working/dai6/siryou4.pdf

發生重大災害時做出的極限生存選擇……

超過使用期限的藥還可以吃嗎？

醫療從業人員會異口同聲地說「超過保存期限的藥不能吃」，但是凡事都會有例外。
如果發生重大災害的極限狀況下該怎麼做呢？讓我們學習這些知識。

　　如果被問到「超過期限的藥還可以吃嗎？」相信所有醫療從業人員都會生氣地說：「不可以吃！」各位手邊如果有過期的藥品請務必丟掉。但是，假設陷入最糟糕的緊急狀態，手邊只有已經過期的藥，這時應該怎麼辦呢？

　　事實上，過去好幾次發生大地震時，從防災倉庫裡取出的藥品確實都已經過期了。

　　買了防災用品之後，就這樣放著好幾年不管，這是很常見的狀況。2011年發生東日本大震災至今已經過了10年有，地震後沒多久就買齊防災用品而且一直放著沒有動過的人，現在立刻確認一下內容物的保存期限吧！因為藥品和備用糧食的使用期限通常是5年以下，將近9年前買的東西，已經超過保存期限的可能性非常高。

　　地方政府都有「儲備災害應變用醫療藥品」的制度，基於區域防災計畫與醫療藥品盤商簽訂委託契約後，在防災中心儲備醫療藥品。照理說盤商應該會客盡管理之責，不會囤放過期藥品才對，但是基於地方政府的預算有限，委託契約只規範了剛開始的交貨內容，後續就沒有任何作為，這種差勁的對應現況在東日本大震災時被揭露出來。現在應該不至於再有這種狀況了吧……

　　假設打開災區的防災倉庫一看，發現裡面的藥品全部都過期了，但是眼前又有迫切需要用藥的患者，處於這種極限狀態下應該怎麼做呢？

　　我認為正確答案是使用這些藥物。所有的醫療藥品都會依據藥效穩定性測試的結果決定藥品的使用期限，但並未針對已經過期的藥品變成什麼樣子進行驗證。極少數的藥品會產生毒性，但大多數都是藥效減弱或是完全無效而已。因為使用期限是可以斷言絕對、確實具有保障的期限，通常會訂得比較寬鬆，所以有人說只要不超過期限的兩倍時間，幾乎不會影響藥品的品質。正因為人命關天，所以安全係數取的數值比較大。

 知道這件事存在風險……終極的選擇

　　美國人常常拿具有消炎、退燒、止痛效果的「阿斯匹靈」當汽水糖一樣嚼。阿斯匹

參考文獻、圖像出處等　●「為藥劑師準備的災害應變手冊」平成23年度厚生勞動科學研究「與藥局及藥劑師相關　關於災害應變準則制定的研究」研究班・報告書　https://www.nichiyaku.or.jp/assets/uploads/activities/saigai_manual.pdf

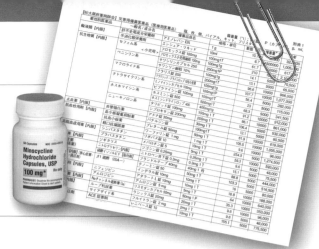

為藥劑師準備的災害應變手冊

大阪府藥劑師會彙整的災害用儲備藥物清單裡，在四環黴素類的藥物項目中列了「Minomycin膠囊」和「Viburamycin錠」。假設服用上述兩款過期藥物，恐怕會引起腎臟方面的疾病。如果不想服用這種藥物，現在立刻檢查家裡的藥箱吧！

靈的使用期限是5年，超過期限之後，乙醯柳酸會分解成水楊酸，服用的話將會造成腸胃道功能障礙。

「四環黴素」類的抗菌藥劑是廣泛適用於各種感染症的抗生素。在衛生狀況惡化的災區，可能造成肺炎鏈球菌、大腸桿菌、痢疾桿菌的大流行，這款藥物對於治療擴散後會引發大流行的疾病非常有效；但是超過使用期限的話就會產生毒性，使用期限只有2～3年。在醫療百科全書「MSD手冊」上寫到，服用過期藥品恐怕會引起名為「後天范康尼氏症候群」的腎臟疾病，所以務必謹慎管理使用期限，過期的話也必須確實丟棄。

這款四環黴素針對炭疽桿菌也展現強大的抗菌力，如果遭受恐怖攻擊被撒了炭疽桿菌的話也很有效。然而每隔三年就要全數廢棄、全部換新確實是很辛苦，可是金額並不高，購買一萬錠只要40萬日圓左右。只要有這些藥就可以確實拯救1000人以上，CP值非常高。希望家家戶戶都必備這款藥。實際上，四環黴素也加入大阪府藥劑師協會推薦的災害用儲備醫藥品清單中。

講到這裡我再問一個問題。如果管理防災倉庫的政府單位摸魚，災害發生時手邊只有過期的抗生素，請問該怎麼辦比較好？如果不給藥的話，眼前的患者就會死亡，這種極限狀態下，假設手邊只剩下明知有毒的藥物而已的話……

這種狀況下，正確答案就只能給藥了。

只要藥效帶來的利益明顯高於副作用的風險時就會使用，這是基於醫療原則下所採取的行動。此時的風險是罹患腎臟疾病，因為毒性不會立刻致死，總之讓患者活下去是最優先考量的。世界上就算有可以治療腎臟疾病的名醫，讓死人起死回生的名醫卻不存在。

各位，如果不希望承擔恐怖藥品帶來的風險，請現在開始立刻確認家中的藥箱和防災用品的日期吧！

● 「MSD手冊 專業版」四環黴素系列 https://www.msdmanuals.com/ja-jp/

透過肛門享用的終極美食？

入門級滋養浣腸指南

美食話題是現今的票房保證，為各位介紹一個顛覆料理常識的終極菜單吧！題目就是「從肛門享用的料理」，這是正統的醫療行為，現在依然實際使用。

　　不管任何料理都是從嘴巴食用，人類自誕生以來一直被這樣的基本常識束縛。但隨著科學進步，長達數萬年之久的常識已經被打破了。

　　回顧歷史，出人意料地不知該稱之為近代還是古代。據說，此舉最早起源於1880年代法國的精神病院，作為讓厭食症患者獲取營養的方式，使用葡萄糖液浣腸就是這項歷史的開端。在那之前都是採取粗暴的方法，硬是將食物塞進患者的嘴裡，因此經常導致患者受傷，護理師也會被咬傷或掛彩。這些問題，導致浣腸這方式一口氣擴展開來。

　　被約束在病床上完全露出肛門進行浣腸的精神病患，光是想像這個畫面就覺得血脈噴張呢！總之，這個方法在21世紀的現在依然存在，醫學用語稱之為「滋養浣腸」。

　　1865年，將德國的科學推向世界第一位的天才科學家尤斯圖斯・馮・李比希所發明的肉類萃取物開始在市面上銷售，並廣泛被當成滋陰補陽的藥物飲用。這就是Yunker這類日本能量飲料的始祖。

　　將這個東西作為滋養浣腸用，是理所當然的結果，據說在德國就廣泛地施行。其實這個肉類萃取物跟Yunker一樣，營養成分都只有心靈慰藉那種程度而已。

　　順帶一提，這位李比希博士也發明了嬰幼兒奶粉，使用奶粉進行滋養浣腸也是很普遍的方式。沒有人會說……這是現代SM招式之一的牛奶浣腸的起源。

　　到了明治時期，滋養浣腸作為全世界最棒的德國最新醫學，傳到日本的醫學會，並

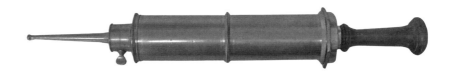

明治時代的浣腸器
德國蘇黎世大學醫學史博物館珍藏。

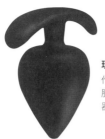

現代的肛門塞

作為成人玩具販售的
肛門塞，原本是醫療
器具！

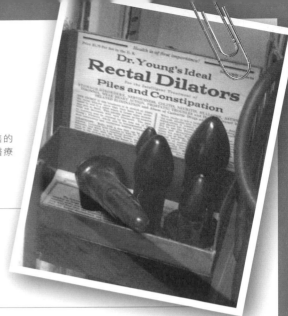

肛門塞

美國的楊格博士（Young Frank）開發的直腸
擴張器。1905年（明治38年）也輸入到日本，
每支售價是2圓50錢（相當於現代價值2萬～3
萬日圓），據說它也會用它來進行滋養浣腸。
本件為美國Glore Psychiatric Museum的館藏。

在日本也廣泛地施行。進入大正時代之後，民間為了達到滋陰補陽的功效，出現相當多人嘗試奇怪的東西。溶解出各種胺基酸的鱉肉湯非常受歡迎，似乎也有在肛門裡注入鱉肉料理的例子。直接用水燉煮成鱉肉湯的話，會因為滲透壓的關係導致吸收效果不佳。據說，小祕方是加入10%的醚類化合物，這就是嶄新的古典終極菜單，「透過從肛門食用的鱉肉料理滋陰補陽」。

　　據說滋養浣腸本身在戰前頻繁地進行，所以在明治時期的言情小說中，針對無法攝取食物的病人，補充富含營養價值的西洋祕傳料理。據說在西方國家，人們會使用從肉類抽取出來的濃縮液，但是該肉類在日本無法取得。於是靈機一動，想到可以使用的傳統食材就是鱉肉的濃縮液。透過從肛門享用的料理立刻恢復元氣……這麼一來不管是歷史考證或是醫學考證都很完備吧！什麼？你沒有聽過這件事？這代表你真的很不用功。只要仔細閱讀當時的文學作品就會發現，滋養浣腸確實出現在作品中。

　　偉大的作家夏目漱石的作品《行人》裡面，就出現了正在進行滋養浣腸的女性角色。據說，夏目漱石老師本人一直到死前都仰賴滋養浣腸來延續生命。

　　美國總統威廉・麥金利因為遭受槍擊導致胃部穿孔，直到他罹患傳染病過世為止，連續八天都靠著浣腸來獲取養分。沒想到透過肛門享用美食料理的知名人物還真不少呢！

　　不過，光是進行滋養浣腸營養當然會漏出來，所以必須蓋上蓋子，直到營養被腸道完全吸收為止。這時會使用木頭製或是金屬製的肛門栓塞，也就是肛門塞的意思。或許會有很多讀者聯想到SM情趣用品裡的肛門塞，它的確、原本就是在滋養浣腸時使用的醫療器具唷！我這次是說真的。我相信夏目漱石老師一定親身經歷過，才會在作品中出現具有神蹟般功效的肛門塞吧！

滋養浣腸液的「調理法」

這個滋養浣腸液在身體調理上非常困難，其實吸收效率也不是很好，在點滴尚未普及之前，長期以來成為無法進食的人用來補充營養的唯一手段，但也是在得知幾乎無法攝取到營養之後就被廢止了。這是理所當然的，因為大腸和小腸之間有防止逆流的機能，浣腸只能進入大腸裡面而已。

於是，不得不做出可以透過大腸吸收的料理。也就是省略了消化這道程序，直接可以進行吸收，所以必須將蛋白質分解成胺基酸的程度才行。不過蛋白質的醯胺鍵分子極為安定，不是隨隨便便的調理法可以分解的。

至於實際上的做法，是類似醬油類調味料的製作方式。將已經用水稀釋成一半濃度的濃鹽酸加入壓力鍋中，浸泡肉和蔬菜之後以110度燉煮24小時。燉煮完成的時候，照理說肉和蔬菜應該都已經完全溶解成為液體了。接著稍微減壓之後進行蒸餾，去除殘留的鹽酸。忘了這個步驟會很可怕！這液體在含有鹽酸的狀態下進行浣腸的話，可是會一命嗚呼的。

如此一來完成的東西被稱為「蛋白質加水分解物」，為了增添食物的風味，也會加入醬油等普通的加工食品。當然，在健康方面是完全沒有問題的。

順帶一提，自行進行浣腸並不會違反醫師法。就跟一般人在藥局買了Ichijiku公司的浣腸劑在自己家裡使用是同樣的邏輯，這項行為完全合法。換句話說，在餐廳裡將食物塞進肛門食用的浣腸料理也並不違法，請各位讀者多加活用。

剛好，食慾不振、不願意吃飯而變得很虛弱的時候，加上是一般人難以取得點滴的時代，浣腸才相當活躍吧！大概是這樣。

依據上述理由，浣腸因為營養的攝取效率不佳，效果比點滴還要差，所以現代已經不再採用這個方法。但是不知為何，平成30年的診療報酬點數表上還是記載著這個項目，它是可以申請保險點數45點的保險適用醫療行為。所以，想嘗試從肛門進食的人，或許可以考慮請醫院幫忙處理。不過這種狀況保險是否適用就不得而知了。

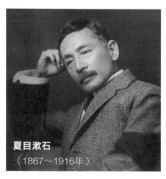

夏目漱石
（1867～1916年）

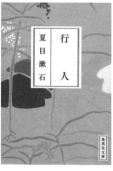

行人（集英社文庫）
夏目漱石

明治時代的知名文豪夏目漱石，在他的著作《行人》中出現滋養浣腸的女性。外傳夏目漱石本人也會接受滋養浣腸，順利延續生命。在那個沒有點滴的年代，這是相當有效的治療方法。

只是偶然間滑倒而已……女童性行為的真相

出乎意料！喪失處女之身

異物插入女童的陰道裡，有時連小兒科醫師也不打算積極地進行病歷通報。但是，偶爾也會遇到令人困惑的案例，逼不得已一定要進行通報的狀況。

　　我曾經遇過一個案例，家長跟三歲女童一起洗澡，結果女童滑倒時，兒童專用洗澡浴勺的手柄就這麼不偏不倚地插入女童的陰道內，造成腹股溝出血不止送醫急救。我們將海藻酸鹽醫用敷料和紗布塞入女童的陰道內進行壓迫止血，加壓將近一個小時才終於成功止血。檢查和治療的結果，女童只有處女膜損傷和小陰脣撕裂傷，並未造成器官穿孔等異常症狀，所以診斷為輕症，連是否殘留精液都沒辦法進行確認。

　　因肛門插入異物前來求診的患者中，謊稱「在浴室跌倒時不小心插進肛門裡」的患者並不少見。因此，小兒科的主治醫師對於是否應該通報女童疑似遭受虐待感到相當困擾，便以「必須留院觀察」這個理由要求女童住院。他不僅仔細地訊問家長，還要求家長將放在浴室裡的迪Ｘ尼兒童用浴勺帶到醫院來進行徹底的調查。結果，這個兒童用浴勺的手柄部位（長90公分、直徑1.8公分）就是插進女童陰道的物品，找不到任何性虐待的證據。後續也要求回診觀察復原狀況，證實家長的供詞並無虛假，因此做出沒有受虐可能性的結論。所以原來也有這樣的偶然啊！

　　這位小兒科主治醫師將疑似插入女童陰道內的物件，從四個角度拍照，記錄下正確的尺寸和外形後向學會報告，但是刊載在學會雜誌上的時候，可能會遭判定成「有不妥之處」，於是將該物件的照片塗黑蓋掉。學會除了保護患者本身的隱私權之外，也必須對「迪Ｘ尼小公主蘇○亞奪走女童的處女之身」這件事有所顧慮嗎？

　　順帶一提，即使是成年人，初體驗時發生處女膜損傷或是陰道內外傷時，有時必須進行外科處置。處理方式包括將醫用敷料或紗布塞進陰道內進行壓迫止血，或是進行縫合處置。原則上，只要男生使用性器別太過粗暴的話，應該不至於發生這種狀況。倘若過了一天尚未止血的話，建議前往婦產科就診為佳。

 醫學上認定可進行性交的年齡是？

　　世界各地也經常發生與性虐待相關的女童性生殖器外傷案例，美國的報告指出，最常發生在4～7歲的少女身上。

接下來的內容，是只從醫學角度考量身體構造的專門知識。以女性的平均體格推算，可以讓成年男性的性器插入進行性行為的平均年齡為6歲8個月。實際上，就曾發生逮捕性侵6歲女童的性侵慣犯後，對該名女童進行徹底檢查，最後因陰部和子宮沒有任何損傷，而無法提起傷害罪告訴的真實案例。

當事人確實理解什麼是性行為，並具有判斷同意與否能力的「性交同意年齡」落在16到18歲。但是在醫學上，陰莖可以插入陰道進行射精這項性行為的「性交可能年齡」卻是6歲8個月，著實令人感到意外。

不過，人類的身體存在一個很大的問題。如果骨盆尚未達到第二性徵期結束後的尺寸，將無法進行自然分娩。第二性徵期開始的時間，男性平均在11歲6個月，女性則是9歲9個月。發育較早的男性是9歲，女性是7歲，而發育較晚的男性則是14歲，女性是12歲。基本上女性比較早熟，以發育較晚的年齡為基準，推算大部分女性可以進行自然分娩的年齡是15歲以上。

日本的法定結婚年齡規定男性是18歲，女性是16歲，這是基於醫學根據訂出的基準。或許很多人對於法定女性適婚年齡小兩歲的規定存疑，這是因為女性比較早熟的關係。日本目前已提出修法，將男女的法定結婚年齡都提高到18歲（預定2022年施行），許多國家也都將法定結婚年齡設定為18歲。

舊的日本法律之所以將適婚年齡定為男性18歲，女性16歲，是因為當時年齡的計算方式並非以出生年月日為基準的實際年齡，而是以虛歲計算。舉個最極端的例子，如果在12月底出生的話，出生的時候是1歲，隔年1月開始變成2歲。實際上出生才1個月的嬰兒，虛歲卻是2歲。因此，法定年齡才規定不是15歲，而是16歲。

直到戰後修改與年齡相關的法律為止，虛歲16歲且實際年齡滿15歲結婚的人很多。日本童謠《紅蜻蜓》歌詞中有一句「滿十五歲阿姊就出嫁」就是這個原因。

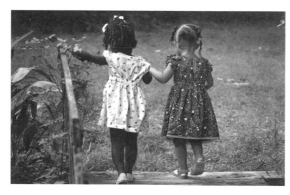

在國外因為遭受性虐待導致女童的女性生殖器外傷，這類案例並不少。資料顯示，在美國就有4～7歲少女受害的案例。推算肉體上能夠與成年男性發生性行為的年齡是6歲8個月，但那只不過是醫學理論上的數據罷了，從身體構造來看這年齡根本不可能生產。所以從各種面相來看，和童發生性行為是不被允許的。

奪走三歲女童處女之身的浴勺。畫著卡通人物的部分
已經被剪掉了。
　　（參考《日本小兒科學會誌》120卷第11號）

受傷時間	2016年7月7日18時30分左右
受傷原因物	長9公分，直徑1.8公分的兒童用浴勺的手柄
年　齡	3歲8個月
體　重	14公斤
身　高	96公分

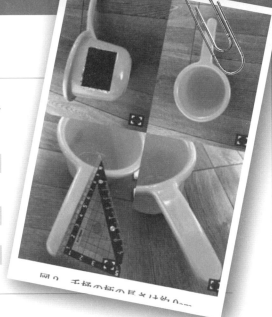

換句話說，女性的性交可能年齡、生產可能年齡，以及性交同意年齡的差距很大。
性交可能年齡和生產可能年齡之間的落差，這是只有人類這種智人（Homo sapiens）
才有的特殊問題，其他哺乳類的性交可能年齡和生產可能年齡都是一致的。主要原因
是，人類胎兒的頭部比其他哺乳類還要大的關係。人類是所有哺乳類之中最難生產的
動物，堪稱所有哺乳類之中生產風險最高的麻煩動物。胎兒的身體尚未發育到最大狀
態就無法生產，這是只有人類才有的難題。

　　相較之下，齧齒目動物如果不早一點有生產經驗就會難產，有著和人類相反的風
險。天竺鼠的1歲相當於人類的30歲，雌性天竺鼠的繁殖期在4至5個月大左右，9個
月大已經是高齡產婦了。如果在9個月大之前沒有完成第一次生產，導致會陰骨盆沾
黏、無法展開而難產，到了相當於人類30歲的年紀已經很難進行自然分娩。如果飼育
1年以上才進行交配的話，母子雙亡的機率很高。

　　所以，如果養老鼠當寵物的人，在牠們變老之前都不讓他們交配的話，會因為生產
風險升高而無法進行交配。因此，飼養時間超過1年的老鼠、實驗大鼠和天竺鼠，絕對
不能將雌鼠和雄鼠養在一起。

　　回到人類的話題，未達生產可能年齡就懷孕的女性是目前全世界共通的問題。如果
想進行自然分娩的話，母子雙亡的可能性很高，而且就算可以順利生產，也可能因為
組織受到擠壓，導致陰道穿孔、直腸和肛門分離等悲慘狀況，所以在醫療完備的國家
只能選擇剖腹生產。

　　那麼，只要進行避孕的話，7歲女童也可以有性行為嗎？因為避孕並不能保證100％
絕對不會懷孕。單純從醫療的見地來看，結論是：不可與7歲女童發生性行為。從醫學
觀點出發，跟女童發生性行為必須予以逮捕，這種想法也是妥當的吧！

不可以跨坐在掃帚上，在空中飛！

拯救魔法少女的職業病

在魔法少女相關作品中登場的主角們，很可能都強忍著胯下的疼痛乘坐掃帚。讓我們來關心她們的胯下安全，並且思考如何守護她們的健康吧！

《魔女宅急便》、《魔法使 光之美少女！》、《魔法使莎莉》……這些都是大家耳熟能詳，騎著掃帚飛在空中的少女們。但是看在小兒科醫師的眼中，騎掃帚卻是極為危險的行為。

在魔女宅急便中，13歲的少女長時間跨坐在掃帚這根細細的棒子上，飛在空中對吧！跨坐在一根很細的棒子上，將全身的重量都壓在跨下，這樣的狀態即使只是短時間而已，都是非常危險的。就算什麼都不做，只是跨坐在上面 1 個小時，都足以造成嚴重的外陰部外傷。

女性胯下的會陰部位密布著神經和血管，掃帚和恥骨之間處在被壓迫的狀態下持續一段時間的話，外陰的皮下血管會因而破裂，如果是動脈的話，將會導致大量出血。就算沒有嚴重到外陰部外傷的程度，演變成外陰前庭炎的可能性很高，出現紫色的腫塊會導致生活品質低下。

這在醫學界就是大家熟知的「馬鞍創傷」、「跨騎傷害」（Saddle trauma／Straddle injury）的症狀。很多受傷的案例都發生在生殖器尚未發育成熟的少女身上，性成熟的

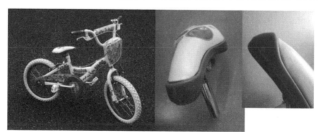

導致傷害發生的腳踏車和坐墊（右側兩張照片）

日本小兒科學會兒童生活環境改善委員會
〈InjuryAlert（傷害注意速報）No.15 腳踏車坐墊造成外陰部外傷〉
造成5歲女童跨下受傷的腳踏車與坐墊的照片。這是在學會上發表的資料。

參考文獻、圖像出處等　　●日本小兒科學會兒童生活環境改善委員會〈InjuryAlert（傷害注意速報）No.15 腳踏車坐墊造成外陰部外傷〉
https://www.jpeds.or.jp/uploads/files/injuryalert/0015.pdf

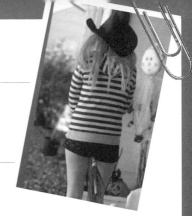

大人的受傷機率相對較低。

 何謂腳踏車造成的馬鞍創傷？

　　我們先回到現實世界吧！馬鞍創傷顧名思義就是騎乘腳踏車所造成的外陰部傷害。尤其是公路自行車這類高級運動自行車，將坐墊盡可能做到小型輕量、硬質化，對健康來說是非常不好的。隨著女性競技人口的增加，那個地方感到疼痛的女性也持續攀升。

　　在日本，也曾經發生五歲女童因為腳踏車造成的馬鞍創傷而住院的案例。父母親如果不注意的話，你們的寶貝女兒的那裡可能會裂開，造成嚴重的後果唷！

　　以下是題外話，從小兒保健醫療的觀點來看，購買兒童用腳踏車時必須注意下列5點。家中有年幼女童的家長們請務必參考一下。

1・坐墊的材質不宜選擇過硬的，請選擇軟質的坐墊。
2・碰觸到外陰部前端的坐墊部位，不可以隆起。
3・坐墊的前後方向的角度必須與地面平行。
4・坐墊的左右方向的寬度必須夠寬。
5・相對於孩童的身高，不要購買太大台的腳踏車。

　　雖然孩子的成長速度很快，但還是不能買太大台的腳踏車，請務必選擇孩子的雙腳可以確實採到地面的尺寸。124頁的照片就是導致五歲女童住院的腳踏車，這個案例在學會中發表，醫師斷定這是對女童的胯下來說最糟糕的瑕疵品。

 掃帚導致的鞍部外傷

　　話題回到小魔女身上吧！我們可以認定那些跨坐在掃帚上飛在空中的少女們，大部分都強忍著胯下的疼痛飛行。持續忍耐的話會導致發炎症狀惡化，如果演變成外因前庭炎，小便的時候會產生疼痛感，或許會痛到在廁所裡大哭也説不定。其中也可能出

● 「Perineal Injury in Males What is perineal injury in males？」鞍部外傷的圖像　　National Institute of Diabetes and Digestive and Kidney Diseases
https://www.niddk.nih.gov/health-information/urologic-diseases/perineal-injury-males

現因為外陰部出血，在明明不是生理期卻必須使用衛生棉墊著忍痛飛行的少女……

　　疼痛可以透過抗生素或消炎藥進行治療，但是只要沒有停止跨坐在掃帚上飛在空中這個行為，要完全根治是很困難的。可以想像十幾歲這個年齡的少女應該會覺得很害羞，沒辦法跟周遭的大人反應「胯下很痛」、「生殖器官腫脹出血」這類問題吧！說不定還會被已經成年的前輩嘲笑，被調侃說「長大了就會好了」、「我還是實習生的時候也拚命忍耐」、「是你的韌性不夠」之類的話。

　　作品中雖然沒有明確說明琪琪無法再次飛行的原因，但我認為，八成是因為職業病導致嚴重的馬鞍創傷，讓她無法忍受胯下疼痛的關係。這樣的可能性相當高。

 ## 能夠拯救少女胯下的只有勞工健康服務醫師

　　這麼一來，身為魔女宅急便的業者，該怎麼做才能守護外送員的胯下健康，預防職業病發生，並將她們從痛苦的深淵中救出來呢？最簡單的方法就是，使用宅急便業者常備的氨基甲酸酯之類的東西，綑綁在掃帚跨坐的位置，達到直徑10公分以上就可以了。

　　只是這個簡單的動作，就可以讓少女們從胯下的苦痛之中獲得解放，但是不管魔法少女們如何向上司或前輩陳述生殖器官受傷後的慘痛遭遇，還是可能遭受職場霸凌，會被說一些像是「長大之後就會好了」、「是妳的韌性不夠」、「不想做的話可以辭職」之類的話。了解馬鞍創傷的醫學概念，仔細聽取魔女們的訴求，鎖定原因就出在使用不適當、太細的掃帚。基於勞動安全衛生法第13條，只有勞工健康服務醫師可以對企業提出在掃帚上綑綁氨基甲酸酯這項「建議」。企業則必須尊重勞工健康服務醫師的建議才行。

　　但是，如果琪琪是自僱人士呢？說到這種狀況下的對應方式，一般有魔女存在並有在從事工作的世界裡，照理說應該會有魔女的健保公會或是勞工工會存在才對。拜託魔女的工會（行會）介紹勞工健康服務醫師，討論職業病的預防與改善方式。工會則

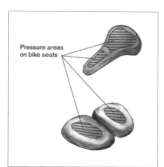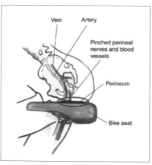

馬鞍創傷
美國的研究機構NIDDK所提出的報告。跨坐在腳踏車坐墊這類又小又狹窄的東西上，比坐在普通椅子上的時候更加壓迫到胯下的血管與神經。它們針對可能因此引發各種身體障礙的危險性，提出建議。

●Perineal tear會陰撕裂傷的圖像　https://en.wikipedia.org/wiki/Perineal_tear
●〈Pediatric genitourinary injuries in the United States from 2002 to 2010.〉美國的小兒性泌尿生殖器傷害　NCBI　https://www.ncbi.nih.gov/pubmed/23174237

是得在會刊等刊物上，刊登勞工健康服務醫師提出的建議進行啟蒙活動，讓小魔女們免於馬鞍創傷的傷害……這是最理想的方式。

回到嚴肅的主題，單純只是對患者進行直接治療並不是真正的醫學，預防疾病發生和免於受傷威脅也是醫學的重要工作。其中為了預防職業病的發生，建議改善機具和作業程序，這些就是日本勞工健康服務醫師的工作。預防職業病是勞工健康服務醫師的重要工作項目，勞工健康服務醫學也是拯救眾多患者的偉大醫學領域之一。

其他醫師所沒有的，只有勞工健康服務醫師擁有的特殊能力，就是上述「建議」（recommendation）的部分。勞工健康服務醫師可以對企業提出「工作中這個部分不好，會導致員工生病或受傷。按照醫師説的進行改善。」這樣的意見。但是這只是「建議」而不是「命令」。雖然日本法律上明文規定企業必須尊重這些意見，但是「尊重」就表示無視建議也沒關係，並不會因此產生任何罰則。

日本勞工健康服務醫師就算提出「A已經超過加班時數瀕臨死亡，請讓他休息。」這樣的建議，如果企業無視這項建議繼續讓他工作的話，並不會受罰。在A過勞死或是自殺身亡之後，勞工健康服務醫師的建議內容會成為法庭判決時的證據，只是如此而已。

遺憾的是，從企業的角度來看，因為日本的勞工健康服務醫師是法律上規定的義務，就像繳稅一樣當成一筆不得不的支出而已。從醫師的立場來看，認為這只是工作輕鬆還可以收到企業方付費的打工罷了。至於從患者的角度來看，罹患憂鬱症的員工因此被迫留職停薪或是辭職，醫師和超過加班時數的員工面談後，接著説「雖然你每個月加班80個小時，但是健康狀態沒有問題，可以繼續加班。」站在黑心企業的角度幫忙背書保證的醫師相當多。幾乎沒有真心想要消滅職業病，對工作內容和機具設備等提出意見的醫師，這就是現實！

現實中，勞工健康服務醫師是一分很難養活自己的工作，有誰可以創作出對這項工作懷抱著憧憬，「身為勞工健康服務醫師的我，從異世界轉生後成為魔法少女工會的專屬醫師」之類的主角嗎？

本以為仰賴醫師的技能就可以完美地蒙混過去，沒想到在使用治療魔法就可以讓疾病和傷患痊癒的科幻世界裡，完全派不上用場。走投無路之際，遇到了一位因胯下疼痛苦惱不已的魔法少女，我教導她將毛毯包裹在掃帚上，這個消息立刻在全國的魔法少女之間傳了開來，於是魔法少女工會的會長請我提供建議。無法使用魔法的我，運用我在勞工健康服務醫學上的知識，改善矮人工匠的職場環境之後，再也沒有人生病或受傷，因此我受到他們熱切的感謝。接著各式各樣的工會都來委託我提供服務，在國內大受好評。各種工會的生產性也戲劇化的提升，讓工會的收入激增。國庫資金充沛，於是我被召見而進入王宮。但是因為罹患人數銳減，導致治療魔法使接連失去了工作機會。他們為了讓大量病患產生而散布謠言，最後還打算取我的性命……

這絕對是沒有人從事的新業種，哪一位來挑戰看看吧！

非處女有罪？海外的歷史與宗教黑暗面

世界上瘋狂的處女偏執狂們

過度拘泥在女性是否為處女，侮蔑那些有過男性經驗的女性，世界各地都存在這種所謂的「處女偏執狂」，不是只侷限於日本少數噁心阿宅而已。應該說，狀況已經病入膏肓⋯⋯

　　過度執著於處女偏執，「不是處女就是犯罪」、「提出身為處女的證明」這類阿呆充斥在世界上各個角落。為了滿足這些處女偏執狂的要求，世界各地進行了「處女檢查」之舉，甚至還發行「處女證明書」這類證明文件。由於處女偏執已經造成非常嚴重的人權迫害，因此聯合國人權理事會、聯合國婦女署、世界衛生組織（WHO）等國際組織都發出禁止處女檢查的聲明，美國和加拿大等地的醫學倫理組織則對發行「處女證明書」的醫師提出警告或予以處分。

　　談到處女偏執，似乎讓大家認為這是日本阿宅的惡習，但在基督教和伊斯蘭教中，極度執著於處女偏執的信眾其實相當多。在歐美也會進行處女檢查，而且委託處女檢查的不是她的丈夫或是男友，而是擔心自己的女兒已經不是處女的父母親。只要懷疑自己的女兒交了男朋友就會立刻帶去醫院接受處女檢查，世界上真的有這麼糟糕的父母。甚至也有每星期都帶女兒來進行處女檢查的父親，因涉嫌虐待兒童而被醫師通報，遭到兒童諮詢中心約談，議員則是真切地煩惱著可否透過法律明文禁止。這麼一來，不是女兒，而是父親必須被送去精神科接受治療了。

　　然而處女偏執不限於男性，也有許多女性存在這種偏執。基督教中聖母瑪麗亞以處女之身懷孕就是有名的例子。在美國所進行的調查顯示，每200人之中就有1位女性「是處女卻懷孕了」，探討如此矛盾回答的論文蔚為話題。這是依據刊登在《BMJ》這本世界級高度權威性醫學雜誌上的論文統計內容，是一份可信度相當高的資料。實際上，我認為當事人只是因為過度無知，在對性行為沒有自覺的狀態下懷孕而已。大正時代的日本也發生過類似的事件⋯⋯

醫學角度的處女判定法？

　　其實並沒有，也不存在任何具有醫學實證的檢驗方式，足以精確診斷「她是否為

●Perineal tear會陰撕裂傷的圖像　https://en.wikipedia.org/wiki/Perineal_tear

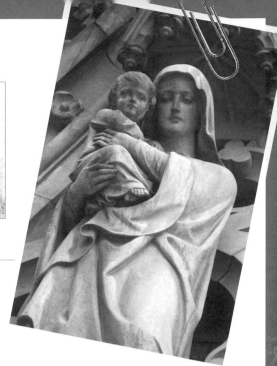

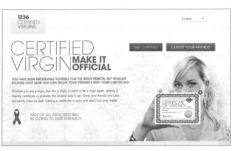

CERTIFIED VIRGIN
http://certifiedvirgin.com/

執著於處女偏執的不只有日本的噁心阿宅而已，海外國家因為宗教和社會風俗交互影響之下狀況更為嚴重，讓人無法相信21世紀還會發生的人權迫害是真實存在的！由於狀況實在太過嚴重，甚至有名為CERTIFIED VIRGIN的搞笑網站標榜只要花1美元，就可以發行處女證明書。

處女」。所謂的「處女膜」形狀因人而異，而且每個人破處時的疼痛感也有很大的差異，想要基於醫學統計學上的形態論來診斷處女膜是否破裂，是很困難的。其中也有性交之後處女膜不會破裂的處女膜強韌症，即使是專業的婦產科醫師也沒有辦法正確判斷該女性是否曾經發生過性行為。因此，日本沒有任何婦產科願意發行處女證明書。相反的，如果有這樣的婦產科，我們可以研判他應該是個奇怪的醫師。

但是，如果妳堅持有處女偏執的男友很囉唆讓妳很困擾，或許還是會遇到好心的醫師，願意依據妳的自我宣告內容開立名目為處女的診斷證明書。所以，無論如何都想拿到處女證明書的女性朋友們，可以試著跟婦產科醫師商量看看。不保證醫師一定可以幫忙開立，而且這是自費診療項目價格可能不便宜。

世界上的處女檢查都使用被稱為「二指檢查」（Two-finger test）的方法，這個方法也刊登在婦產科的診療指南中，是很基本的陰道內診方式。換句話說，並沒有足以判斷是否為處女的標準檢查方式；只是由進行檢查的醫師靠指尖觸感和外觀來判定是否為處女。

此外，包含日本在內，世界各地都有可以回復處女狀態的自費手術「處女膜重建手術」（Hymenorrhaphy）。這項手術會將部分女性生殖器官縫合，以人工方式製造出

●Iraq Ministry of Health Medical Legal Institute　伊拉克衛生部醫學法務機構

當異物插進陰道時容易出血的位置而已。女性確實在手術後發生性行為時，會感覺疼痛並出血，或許可以獲得恢復處女之身的真實感受。但是這樣的行為是否有意義，就是另一個層面的問題了。

英國最凶惡的處女偏執狂

過去在英國的教會法中，有一條法律規定「國王與皇太子的結婚對象都必須是處女」。這條法律的背後有著一個很嚴重的前例，當時即位成為國王的愛德華八世（1894～1972）還是單身，他的交往對象華麗絲・辛普森並不是處女，這件事讓英國最凶惡的處女偏執狂，英國教會最高指導者坎特伯里大主教科兹莫・戈登・蘭非常不滿，經過多次對峙和嚴重衝突之後，愛德華八世與那位風流妓女的婚事不被教會認可，並要求他們不可以在英國結婚。

或許各位認為，愛德華八世身為國王，只要開除那些處女偏執狂然後修改法律不就好了嗎？事實上，英國國王並未被賦予任何人事決定權或是改變法律的權限，只能任由教會的權威擺布，不斷被處女偏執狂奪走話語權。最後，愛德華八世決定辭去國王一職，在位天數僅325天就退位。隨後他與華麗絲結婚，以平民身分度過幸福快樂的人生。

這條法律到了21世紀，查爾斯王子與卡蜜拉結婚時也變成了問題，因為當時已經沒有像蘭大主教那樣的處女偏執狂存在，因此順利廢除這條法律，查爾斯王子得以順利結婚。真是可喜可賀！

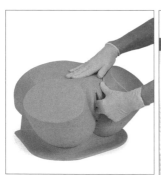

海外的處女檢查「二指檢查」的意象

這是專門提供給醫學院學生練習用的模型「臨床用女性骨盆練習器Mk3標準款」的介紹網站。據說，海外的處女檢查就像這張照片一樣，透過將兩根手指頭伸進去（陰道內診）的方式進行確認。

Nihon Light service. Inc
https://www.medical-sim.jp/

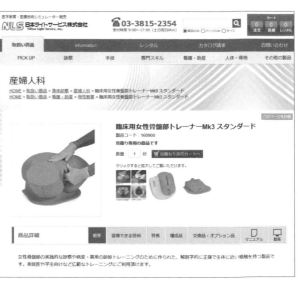

處女偏執狂的魔窟，印尼軍隊的真實狀況

印尼的軍隊到現在還是由處女偏執狂掌控。有一條規定是女性軍官和婦女警官都必須是處女，入伍時必須進行處女檢查，有過男性經驗的人不准入伍。結婚的話就必須除役。

最近更擴大到軍隊將官的結婚對象都必須納入處女檢查的對象，據說跟不是處女的人結婚就無法升遷。曾經有一位認真考慮與寡婦結婚的軍隊將官，不知是否應該放棄升遷機會選擇婚姻，在煩惱之際前來與神職人員商量。神職人員表示「與寡婦結婚的他是非常了不起的善人，阻止這種善人升遷就是惡行。」因而發出伊斯蘭教令（法特瓦），這是非常罕見的事件。印尼軍隊簡直就是處女偏執狂的魔窟！

 阿富汗與埃及的非處女罪

在阿富汗，未婚的非處女必須處以三個月以下有期徒刑，這條法律到現在還存在著。被懷疑不是處女的女性遭到警察逮捕後被迫接受處女檢查，如果判定不是處女的話就必須入獄。2018年10月進行的調查報告顯示，有190名女性曾經因為非處女罪入監服刑。

而且，認為「這些人不是處女，所以對她們做什麼都行」的不法男士們，實質上將服刑中的女性變成性奴隸的事件曝光之後，原本預定在議會中提出廢止非處女罪的議案，由於阿富汗政局動盪不安，幾乎處於無政府狀態，導致無法確立修法程序。

在埃及也是，被警察逮捕且未通過處女檢查的話，就觸犯了賣春罪。陸續出現被判處1年以下徒刑的女性，演變成實質上的非處女罪而形成社會問題。

 安拉的教誨中並未寫到非處女半價

在伊斯蘭社會中，伊斯蘭法之中明文規定結婚時男性必須支付聘金（麥亥爾）給新娘，如果不按照規定的金額支付就不能結婚。實際金額在當地有社會約定成俗的價位，而且通常都是由雙方家屬見面多次協商後決定。是否為處女也是金額審查的重要項目之一，不是處女的話半價就可以，也有這種不成文的規定存在。

結婚是非常重要的事，但在伊斯蘭教的宗教聖典《古蘭經》裡面完全沒有寫到不是處女半價這件事。而且身為聖人的先知穆罕默德本身就跟不是處女的人結婚，完全沒有留下任何給不是處女的妻子們半價遺產，或是處女之身的妻子可以領兩倍之類的傳承或是證據。

伊斯蘭教法中寫著「公平對待所有的妻子」，所以「不是處女半價」這個做法完全不具有任何法理依據或是安拉的指示。只是社會上的約定成俗，沒有任何宗教上的根據，但是身為處女偏執的人們卻擅自將它解讀成安拉的旨意……

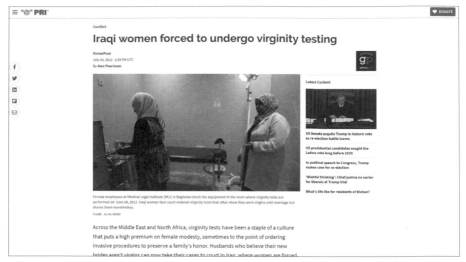

巴格達的處女檢查室

這是位於伊朗首都巴格達，於2012年進行處女檢查時的模樣。這篇報導的標題寫著，伊朗女性被強制要求做處女檢查。 PRI　https://www.pri.org/stories/2012-07-03/iragi-women-forced-undergo-virginity-testing

 獨裁者設立處女證明機構

　　中東美索不達米亞地區周邊的處女偏執狂手段更加激烈，甚至有「不是處女的話殺死她也沒關係」，殺害非處女是一項榮譽行為等言論，執行這種「榮譽謀殺」已經引發全世界的撻伐。「光是存在著非處女的可能性就不行」，甚至無視於無罪推定原則殺害非處女，當時的伊拉克總統薩達姆・海珊對這些人士感到棘手，於是在衛生署設立了醫療法務機關這個局處。該組織在海珊政權崩盤後，直到現在依然存在。

　　懷疑她不是處女的時候向法院提起訴訟，當法院認定有必要進行檢查並發布檢查命令時，這個局處就成為醫師進行處女檢查時的公家機關；檢查後會發給官方的處女證明書。令人訝異的是，即使在新婚之夜之後也可以透過醫學方式證明在新婚之夜之前是處女，具體是以何種診斷基準進行判斷，至今依然是謎。

　　已經做到這種程度，還在抱怨的處女偏執狂，恐怖獨裁者薩達姆・海珊不可能原諒！即使不是處女，殺害女性的話就該以殺人罪處刑，榮譽謀殺只是詭辯，不可原諒！伊拉克過去在某種程度上確實是個恐怖的國家，然而在海珊總統被殺害之後政治體制全盤崩解，巴格達以外的醫療法務機關已不再具有功能性。失去獨裁者作為後盾，現在的「官方處女證明書」也已經不具效力。

　　在消滅邪惡獨裁者之前，我認為，應該優先處理這些擁有過度堅持的處女偏執狂才對。

異常性慾自慰、「射後不理」、性慾太強……

性慾與賀爾蒙的關係

因為無法克制的衝動慾望，不斷持續自慰的異常性慾。獲得滿足後突然冷靜下來的性交後憂鬱……這些都是某種賀爾蒙造成的影響。性慾會受到賀爾蒙支配嗎？

　　人類男性身上有一種控制性慾的賀爾蒙「催乳激素」。重度憂鬱症患者服用的非典型抗精神病藥物Abilify（Aripiprazole）的副作用之一就是引發異常性慾；不停地重複自慰行為，或是併發性偏離等症狀。因此2016年美國食品藥品監督管理局（FDA）針對衝動控制的相關副作用追加了警語，但是在日本並沒有追加標示。這款藥物被指出還伴隨著其他風險，例如暴飲暴食、浪費、異常性慾、沉溺賭博、對他人的加害行為等可能性。因為它是普通抗憂鬱藥物無效的患者所使用的強效藥物，所以無論怎樣都會有很強的副作用，除了性慾之外還會有各種失控行為，必須審慎地投藥。當然這款藥物無法在藥局購得，必須有醫師處方箋才能購買，被指定為劇烈藥物。

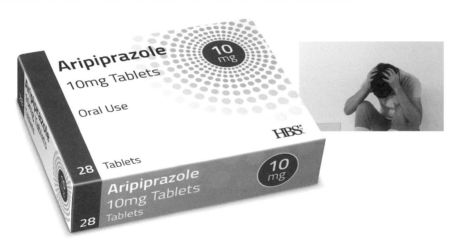

Abilify（Aripiprazole）

非典型抗精神病藥物的一種，適用於重度憂鬱症患者的處方藥物。因為藥效很強所以副作用也很大。臨床報告顯示，這款藥物會導致控制性慾的賀爾蒙含量降低，並且有引發異常性慾的風險而無法停止自慰行為……

參考文獻、圖像出處等　　　●〈Hypersexuality associated with aripiprazole: a new case and review of the literature〉　https://www.ncbi.nim.nih.gov/pubmed/25293487　服藥者產生異常性慾，停藥之後症狀也停止的論文出處。

這款Abilify的作用機制不明，為什麼產生療效其實也不是那麼清楚。引發異常性慾的理由也不明，也有原因是藥物引起的低泌乳素血症這個說法。在美國進行的調查結果顯示，有44％服藥者被診斷出低泌乳素血症。而在日本流通的藥物附加說明書上也寫道，內分泌系統方面的副作用會導致催乳激素低下。日本國內進行的臨床實驗顯示10.9％的受試者，確實產生催乳激素低下的副作用。

催乳激素是女性從懷孕到哺乳期為止，在這段漫長期間扮演重要角色的賀爾蒙，所以在女性方面針對這項賀爾蒙，進行了非常詳盡的研究，但卻沒有男性體內這項賀爾蒙的研究。人類的賀爾蒙有一套非常麻煩的規則，從下視丘釋放出催乳激素釋放因子（PRF），接收到這項因子的腦下垂體前葉，再釋放出催乳激素。但是當腦下垂體前葉同時接收到大量的多巴胺時，將導致腦下垂體前葉不會釋放出催乳激素。換句話說，「命令釋放賀爾蒙的賀爾蒙」和「命令不要釋放賀爾蒙的賀爾蒙」同時出現，其中含量較多的一方勝出，透過這個模式來決定催乳激素的釋放量。

研究指出Abilify含有調節多巴胺刺激的功能，因人而異可能導致負責控制性慾的催乳激素含量不足。換句話說，會變得無法控制衝動而失控暴走的人，就是因為缺乏這種賀爾蒙的關係。

 ## 「射後不理」的真相是賀爾蒙濃度

有一位研究男性賀爾蒙的泌尿科專科醫師實際進行了實驗，包含他本人在內共七個人，從左手臂抽血即時測量賀爾蒙的濃度，同時右手進行自慰行為。如果將這篇論文投稿到任何一本期刊的話，或許有機會拿下搞笑諾貝爾獎，不過在現在的日本似乎是很困難的。

實驗結果顯示，射精之後進入「性交後憂鬱期」，抑制性慾的催乳激素血中濃度就會上升。至於睪丸分泌的睪固酮這項男性賀爾蒙的濃度，直到射精為止會持續上升，只要一射精就會急遽下降。性交後憂鬱的真實面貌，其實是讓性慾活躍的賀爾蒙濃度降低，同時抑制性慾的賀爾蒙濃度上升，因內分泌代謝所造成的結果。

順帶一提，射精後不會分泌催乳激素的人可以連續射精，達到所謂「太強」的境界。不過，這只是單純的內分泌疾病患者罷了。

有一款名為「溴隱亭」用來抑制催乳激素分泌的藥物，本來是女性專用藥物，針對高泌乳素血症導致排卵停止造成不孕的女性處方箋用藥。但如果男性服用之後應該會變成性慾太強的狀態吧！不過，除了性慾之外還會伴隨各種失控的行為，奉勸各位千萬不要輕易嘗試哦！（笑）

然而，催乳激素在男性和女性身上的作用完全不同。基本上催乳激素的血中濃度平

●性交後憂鬱的驗證　Dr. Koba@男性荷爾蒙研究者（@KobaKobauro）　https://twitter.com/hougane99/status/1137641226482487296

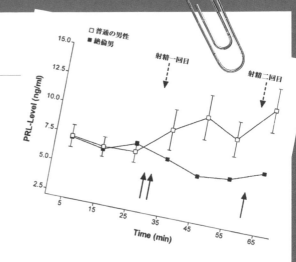

普通男性與性慾太強男性的血中催乳激素濃度變化

作者針對以下刊登在論文中的圖表，進行補充説明；分別在自慰開始30分鐘以及60分鐘的時候達到性高潮。本案例的受試者在第一次的連續自慰之後經歷了兩次性高潮。

Absence of orgasm-induced prolactin secretion in a healthy multi-orgasmic males subject〈性慾太強男性因性高潮誘發催乳激素分泌部的案例〉

https://www.nature.com/articles/3900823

均值在女性方面很高，男性則很低。135頁的圖表顯示，男性如果在10～12左右已經算高了，但是同樣數值卻是女性的平均值。所以原則上女性不可能發生催乳激素低下的問題，但行為失控會是男性特有的副作用。

　　相對的，因為女性的催乳激素會經常性過高，所以有降低催乳激素的藥物。女性特有的高泌乳素血症的症狀就是母性意識過剩，對自己的孩子以外的人事物採取敵對行動，攻擊性變得非常強。連面對自己的丈夫也會變得極具攻擊性，歇斯底里的媽媽都有高泌乳素血症的疑慮。

 擁有強大性慾的英雄其實是……

　　自古所謂的「英雄本色」，真實狀況其實是「有罹患內分泌疾病的疑慮」。被稱為英雄的男性不僅擁有強大的性慾，還會伴隨著暴飲暴食、浪費、賭博、加害他人等行為傾向，只要看看成吉思汗等歷代的英雄人物就能一目了然。對英雄來説，或許沒有「射後不理」的性交後憂鬱。

　　因此，出現異常性慾和性偏離等症狀時，除了精神科之外還要到內分泌內科應診，有必要確認是否罹患了內分泌疾病（賀爾蒙相關疾病）不是嗎？現代的醫師因為高度且過度專業化的關係，出現很多專業白癡也是不爭的事實。我認為，區分精神病患者與內分泌疾病患者是相當困難的。尤其是中高年男性，也有因為更年期障礙不再分泌男性賀爾蒙而罹患憂鬱症的案例。這時不只是精神科，如果不透過內分泌內科補充賀爾蒙的話，是無法痊癒的。

　　人類的精神層面意外地受到賀爾蒙影響，因賀爾蒙異常造成的精神異常也非常多。賀爾蒙方面的疾病大多可以透過藥物治療，所以只要找出原因，或許精神方面的問題可以出乎意料地簡單痊癒。

被稱為男人命根子的理由

睪丸解剖學講座

睪丸自古以來被稱為是男人最重要的命根子，破裂時甚至會死亡。醫學上雖然沒有這麼誇張，但感到痛苦倒是事實。讓我們了解原因並思考克服弱點的可能性。

以結論來說，睪丸並不是男人的命根子。

在緊急救護的世界，偶爾會遇到睪丸受重傷而緊急送醫的患者。實際上也有因睪丸潰爛損傷太嚴重而不得不予以切除的案例，但即使受到這麼嚴重的傷害還是沒有死亡，而且出院之後沒有成為身障者，回復到普通日常生活的案例。撇除喪失生殖能力這一點，就算沒有睪丸，只要陰莖沒有受損的話還是可以進行性行為。

歷史上存在被稱為「宮刑」或「去勢刑」的刑罰，宦官這種被切除睪丸的人，仍舊很普通的活躍在政壇上而且長命百歲；家畜去勢也是自古以來就存在的。

最近有人會透過性別重置手術切除睪丸，沒有聽到因此出現後遺症的案例。睪丸不但沒有造成大出血或是無法止血的大血管，也沒有損傷時危害生命或是影響運動的神經組織。只要進行適當的處置，切除睪丸並不是那麼困難的事情。包含人類以外的動物在內，就算沒了睪丸，也幾乎不會造成生活品質低落。

那麼，為什麼把睪丸稱為命根子呢？

雖然對睪丸進行攻擊不會造成死傷，但卻能讓對手陷入無法採取任何行動的狀態。在互相廝殺的戰鬥中，無法行動等同於被殺死，所以才認定睪丸是男人的命根子。這股讓對手動彈不得的力量，英文稱之為「阻止本領」（Stopping power）。換句話說，雖然踢睪丸這項舉動沒有殺傷力，但當事人卻承受了宛如被左輪手槍的麥格農子彈打中一樣的衝擊力。

 徹底解說睪丸的真面目

睪丸沒有骨骼和皮下脂肪，只靠薄薄一層肌肉膜保護，看似非常脆弱且不具任何防備，但這個構造其實出乎意料地堅固，不僅擁有人類全身上下最強韌的皮膚，就算受到衝擊也不會輕易地壞死。

參考文獻、圖像出處等　　● 〈慢性陰囊疼痛（chronic orchialgia）的治療〉 https://www.ncbi.nim.nih.gov/pmc/articles/PMC3126083/
　　　　　　　　　　　　● 〈急性陰囊症診療指南〉〈非見血的治療（用手整復）〉　http://www.urol.or.jp/info/guideline/data/09_acute_scrotum_2014.pdf

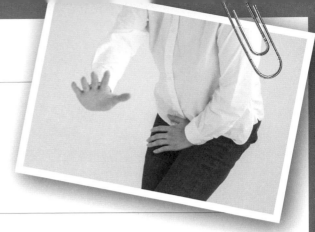

睪丸被稱為男人的命根子，就算潰爛也不會導致死亡。但因為生殖器上有陰部大腿神經、睪丸神經、髂腹股溝神經等三大神經通過，遭受攻擊時會感覺劇烈疼痛。因此女性在進行正當防衛時，針對睪丸攻擊是非常有效的方式。

((((；°Д°))))ガクガクブルブル

■肉膜筋膜

普通的皮膚下方有脂肪，但是睪丸沒有脂肪，取而代之是這種平滑肌層。透過平滑肌收縮達到讓睪丸的皮膚收縮的效果，也以這種方式進行散熱調節。睪丸表面的皺褶就是這樣造成的，縮在一起的時候表示這個肌肉收縮。

■提睪肌

具有將睪丸往上提升的功能。因為它是與腹肌相連的橫紋肌，男性可以按照自己的意思讓它移動。我個人是可以讓自己的睪丸上下移動啦！據說也有人沒辦法這樣做。所謂的「卵葩縮起來」就是這個肌肉緊張所造成的現象。

■睪丸鞘膜

由體壁層和臟壁層兩個組織所結合而成的組織，會分泌淋巴液。分泌過剩就會造成名為「陰囊水腫」的疾病，導致睪丸肥大。在醫學尚未發達的年代，睪丸肥大到成為茶餘飯後話題的案例也不少。即使到了現代，在醫學不發達的地區還是會發現睪丸重量超過60公斤，「將近一半的體重是睪丸」這種像是在開玩笑一般的患者，真實存在。

葛飾北齋有一幅名為「大囊」的作品，一點都不誇張，如果放任不進行治療的話真的會變成這樣。不過即使到了這種程度還是死不了，除了睪丸太重很不方便之外，因為不會特別感到疼痛，真的就像畫中那樣，扛著自己的睪丸走路。這幅葛飾北齋的畫經常刊登在醫學雜誌上，並用來介紹班氏絲蟲這種寄生蟲導致的疾病，這個病連陰莖都會巨大化。長58公分，外徑50.5公分，症狀就是變成「龐然大物」，在近代日本也發生過真實的案例。

■睪丸

堪稱是製作精子的睪丸中樞部位，也具有分泌男性賀爾蒙的功能。即使只剩下一小部分，只要功能正常就能夠製造精子，所以受傷或是少部分壞死也不用擔心。

■副睪

由6～7公尺長的細小管子纏繞而成，據說擁有讓精子成熟的功能。順帶一提，將針頭插入睪丸直接採取精子時候，就是插在這裡，而不是睪丸。

■**輸精管**

　運送精子的管道，經過約30～40公分漫長的旅程之後和前列腺相連，同時連結到陰莖。也是到射精為止，讓精子處於休眠狀態、待機的位置，睪丸和陰莖並沒有直接相連。

■**鞘狀突（疝氣袋）**

　在性別尚未分化之前的胎兒狀態，後來成為睪丸或卵巢的器官，女性是卵巢的位置，男性則是下半身會長出袋子。出生前大約兩個月左右，成為睪丸內容物的臟器會從腹腔下降收納在袋子裡，至此睪丸就完成了。這時睪丸通過的孔道會闔上並留下痕跡。偶爾會發生出生之後睪丸還沒有進入袋子中的「隱睪症」這種異常狀況；有的人會自然下降而痊癒，有的人則需要進行外科手術。這個孔道在1歲之前會閉合，所以要像漫畫中那樣將睪丸藏在體內進行防禦，在醫學上是不可能做到的。

✓　**為什麼朝著睪丸攻擊會感到疼痛？**

　因為睪丸有陰部大腿神經、睪丸神經、髂腹股溝神經等睪丸三大神經通過。各位一

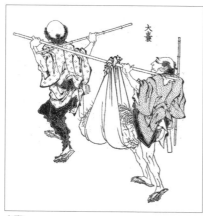

大囊
描繪睪丸肥大到必須由兩個人扛著的模樣。（參考《北齋漫畫》第12編）

睪丸解剖圖
依據《Rauber Kopsch Anatomy》
由作者進行翻譯後製圖

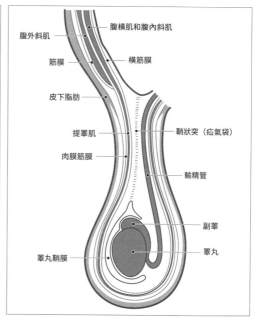

腹外斜肌　　　　腹橫肌和腹內斜肌
筋膜　　　　　　橫筋膜
皮下脂肪
提睪肌　　　　　鞘狀突（疝氣袋）
肉膜筋膜
　　　　　　　　輸精管
　　　　　　　　副睪
睪丸鞘膜　　　　睪丸

● 〈陰莖陰囊象皮病的症狀報告〉https://www.jstage.jst.go.jp/article/tmh1973/1/2_1_59/_pdf/_char/ja

定會想，不需要這麼多神經吧！這些到底是做什麼用的？其實這些神經在女性身上具有和子宮與卵巢相關的重要功能。人類在母親體內進行性別分化的時候，因為胚胎學的關係，應當配置在女性子宮和卵巢上的神經，在男性身上便全部集中在睪丸處。說穿了，它們只不過是讓睪丸上升下降或縮短而已，稱不上是必備的神經，就算透過外科手術切斷也不會造成任何問題。

睪丸被踢的時候感受到的疼痛，以解剖學方式置換到女性的肉體時，相當於卵巢被毆打那樣的疼痛感，但是毆打卵巢事實上是不可能做到的，所以無法讓女性親身體驗男性的疼痛。當睪丸被踢之後，睪丸三大神經會感受到劇烈的疼痛，這種疼痛感會刺激腹腔神經叢引起噁心和嘔吐，藉由迷走神經和交感神經等，傳入神經路線傳達到中樞神經系統後，就會呈現血壓降低、心跳過速等休克症狀。

也就是說，針對位在睪丸上的神經給予強烈刺激時，維持生命的關鍵重要神經系統會收到過度刺激的痛覺，造成生物體內部的恆常性嚴重錯亂，日文一般會用「悶絕」這個字來表現這種狀態。雖然會引發激烈的休克症狀，但生物體內部有恆常性錯亂時，人體回復到穩定狀態的力量會立刻發生作用，症狀大約一個小時就會痊癒。睪丸受到衝擊時，人體的安全系統會感受到過度的疼痛，所以在睪丸上配置那些不必要的神經，是人體設計上的一大缺陷。

 正當防衛成立嗎？踹睪丸的合法性

大家都已經了解，對睪丸進行攻擊雖然會讓對方感到痛苦，但是不會造成嚴重後果了對吧！因此，當女性受到男性的暴力對待時，意味著踹睪丸這項反擊是合法性極高的行為。

為了讓正當防衛成立，「反擊行為必須與侵害行為的強度相當」有這樣的法律原則存在。也就是說，「被打巴掌所以拿菜刀砍」的話，正當防衛就無法成立。但是在「被打巴掌所以踹對方的胯下」這種狀況下，當男性感到痛不欲生之際，就算女性叫了救護車或是警察到場，到醫院診斷的受傷程度也只是靜養幾個小時到一天左右就可以自然復原。不過在男性這邊，雖然承受了和甩巴掌完全不對稱的極度痛苦，但在醫學上卻只是輕症而已。因此在法律上相對於「甩巴掌」做出「踹睪丸」的防衛行為，被認定是相對應的行為，意味著正當防衛成立的可能性很高。所以當對方的加害行為是強姦或強制猥褻的時候，就算睪丸被扭爛、踢爆，踹到需要動手術的程度，正當防衛成立的可能性還是很高吧！

結論就是，當男性對妳做了什麼的時候，不可以使用利器或鈍器，攻擊他的睪丸就是最佳的選擇。

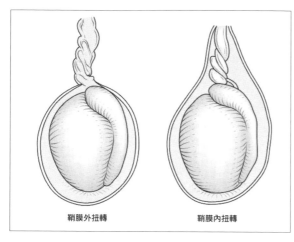

睪丸扭轉症

睪丸的內部扭轉會造成極大的痛苦，因為血流停止的關係，也會有組織壞死的危險性。治療方式基本上是……由泌尿科專科醫師徒手抓住睪丸之後把它扭回來。

（參考《急性陰囊症診療指南》）

鞘膜外扭轉　　　　　　鞘膜內扭轉

 攻擊睪丸的最殘酷必殺技是？

　　要說絕對沒有因為攻擊睪丸而導致死亡的案例，其實可能性並不是零。雖然因為外傷造成的案例並不多，但還是可能發生「睪丸扭轉症」，這種伴隨著相當程度痛苦，睪丸內部扭曲的狀況。如果睪丸被踹之後超過兩個小時疼痛依然沒有減輕的話，就有睪丸扭轉症的疑慮，請務必前往就醫。

　　當睪丸的內部發生扭轉狀況時，治療方法就是泌尿科專科醫師徒手抓住睪丸之後，把它扭回來。據說這相當疼痛，如果成功的話疼痛感會立刻消失並完全治癒，沒有改善的話就只能動手術了。抓住睪丸硬是把它扭回來，聽起來很像是在開玩笑，但這其實是醫師真的會使用《急性陰囊症診療指南》上所刊載的「非侵入式治療」（用手整復）的正式標準治療法。

　　這麼說來，只要具備與泌尿科專科醫師相當的技術，抓住對方的睪丸讓睪丸內容物扭轉之類的拳法必殺技，也是很合理的吧？哪位讀者可以試著在虛構的格鬥技當中，使用抓住睪丸讓內部扭轉的技法。痛苦的程度會比普通的睪丸攻擊大非常多，而且連續疼痛好幾天之後，睪丸會腐爛壞死，這是最殘酷的必殺技。當然，如果是可以使出這項技法的達人，當然也具有醫治的能力。「想要我幫你從痛苦中解脫的話，就磕頭下跪請求我的原諒吧！」這樣的情境也是合理的。

　　實際上美國就有一位13歲少年，在足球比賽過程中被踢中胯下部位變成這個狀態，送進加護病房住院21天的真實案例。所以，倘若對睪丸的攻擊造成死亡的話，並不是因為睪丸爆開，而是因為睪丸扭曲潰爛的關係吧！

〈造成休克與全身性炎症反應綜合症的睪丸外傷：案例報告〉 在美國有一位13歲少年於足球比賽中被踢中下體，引發全身性炎症反應綜合症而住進加護病房的案例報告。https://www.ncbi.nlm.nih.gov/pmc/articles/PMC2438311/

取得無敵睾丸吧！

這麼一來只是單方面對男性不利，所以讓我們試著從醫學角度思考，看能否克服睾丸被攻擊這項弱點。如果切除睾丸的話，不僅不能夠生小孩，在考量賀爾蒙平衡的觀點上也希望避免這樣的做法。

因為隱睾症的關係，偶爾會有出生時袋子裡就沒有東西的人。由於只是沒辦法生小孩而已，不做任何處置也不會死亡，所以在古代和醫學不發達的地區偶爾會出現這樣的人。沒有內容物和神經的睾丸，當然在遭受睾丸攻擊時完全不會受到任何傷害。

結論是，只要透過手術切斷痛覺神經就不會感覺疼痛了。睾丸三大神經通過精索這個由三層構造薄膜所構成的管路，接著通過腰部連結到脊隨。傳送精子的輸精管、動脈和靜脈也全部都和神經一起通過這些管路，成為睾丸與身體連結的主要通道。一般被稱為「輸精管結紮」的避孕手術，就是將位在精索裡面的輸精管切斷，讓精子停止流動。使用同樣方法切斷神經的話，不管睾丸受到什麼樣的攻擊都不會有任何感覺，成功變身成無敵睾丸了！

世界上真的存在明明什麼都沒有做，沒有特殊異常卻感受如同睾丸被踹過一樣持續疼痛的「慢性陰囊疼痛」這種疾病。治療方式就是「顯微鏡下精索除神經術」（Microsurgical denervation of spermatic cord），這是將睾丸的神經切斷的手術。第一次執行這項手術是在1978年，已經是40多年前的事情了，術後患者沒有任何併發症問題，所以是安全的手術。在2020、2021年的現在成為自費診療項目，不到兩小時的手術＆住院三天兩夜就可以解決，費用也不算太貴。日本在帝京大學醫學部泌尿科，曾經做過這樣的手術。

精子的製造是透過賀爾蒙平衡進行調節，即使神經被切斷也不會影響精子製造，所以不會喪失性功能。這麼一來睾丸不管受到任何衝擊都沒有感覺，可以變身為睾丸沒有弱點的無敵男。但是，睾丸扭轉的時候如果不加以治療就會腐爛死亡，遭受攻擊之後請仔細觀察是否有異狀。無意義的弱點，就透過醫學的力量讓它消失吧！

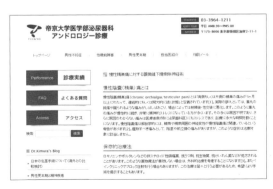

針對慢性陰囊疼痛的手術MDSC
睾丸發生慢性疼痛時，過往也有完全摘除的案例。現在只要將周遭的神經切斷就可以解決。
帝京大學醫學部泌尿科男性學診療
https://male-urology.jp/chronic_tespain/

揭開長年的謎團……性交剖面圖的真實性

PROJECT SEX 那些挑戰者們～

探索性交過程中子宮等性器官動態的研究，從李奧納多・達文西的時代長達500年以上持續進行著。隨著醫療儀器的發達，真相終於呈現在大家眼前！

1493年，李奧納多・達文西畫下了性交過程中的透視剖面圖。1820年左右，葛飾北齋則描繪了手淫的過程，這類性交剖面圖自古就已經存在。

不過，這類性交剖面圖全都是依據推測所繪製的，並非實際觀察子宮的運動之後所做的記錄。很難當成醫學上的推論，一般公認只是單純的迷信罷了。

於是，為了解開這些性交剖面圖的真相，許多醫學專家展開了新的挑戰。美國的性科學研究者迪金森（Robert Latou Dickinson）博士描繪了多達5,200張性交剖面圖。但是他這部《人體解剖圖譜》受到基督教團體的打壓，無法發行。由於惡名昭彰的康斯托克法限制猥褻文書流通，從1873年開始長達半世紀以上的時間，因性交剖面圖遭到取締，總共逮捕了3,600人。

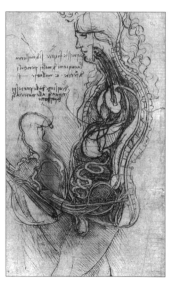

Coition of a Hemisected Man and Woman

這是李奧納多・達文西於1493年繪製，世界上現存最古老的性交過程透視剖面圖。珍藏在英國皇家收藏品中。

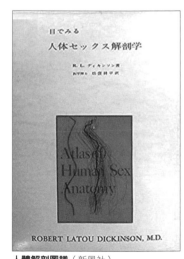

人體解剖圖譜（新風社）
R. L. Dickinson著，松窪耕平譯

參考文獻、圖像出處等　●〈Coition of a Hemisected Man and Woman〉
https://ja.wikipedia.org/wiki/%E3%83%95%E3%82%A1%E3%82%A4%E3%83%AB:Coition_of_a_Hemisected_Man_and_Woman.jpg

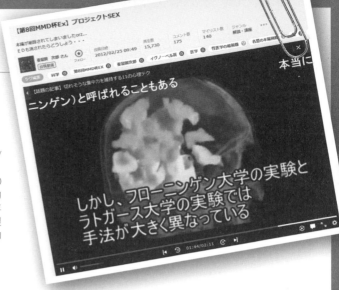

【第8回MMD杯Ex】
PROJECT SEX
https://www.nicovideo.jp/watch/
sm17071021
重現在MMD杯3天內播放次數超過10
萬次，第5天遭到網站經營者刪除的
PROJECT SEX。這證明是根據2000年
度獲頒搞笑諾貝爾獎的正統醫學論文製
作，不得不說刪除這種影片是對醫學的
一種打壓。

　　再這樣下去性愛就會絕跡了。當人們這麼想的時候，出現了一名變態。他就是性科
學與動物學研究者阿爾弗雷德‧金賽（Alfred Kinsey）。金賽博士是一位雙性戀被虐
狂，是無論3P還是4P都覺得理所當然的亂交愛好者。而且他連看到昆蟲交配都會慾火
焚身，是名符其實的變態，據說他特別喜愛瘦蜂。這位金賽博士在印第安納大學的講
堂上公然示範性行為，他所發表的《金賽報告》至今依然是性醫學的資料，在各種層
面上展現很大的影響力。

　　性交剖面圖最大的難題，就是觀察陰道和子宮等器官的動作，這個部分的難度相當
高。在此為各位介紹勇於挑戰這項難題的研究者們！

■**1960年代　美國‧費城　開發性愛機器**

　　威廉‧霍華‧麥斯特（William Howell Masters）醫師與維吉尼亞‧伊詩曼‧強生
（Virginia E. Johnson）博士，他們使用玻璃製的透明人工陰莖，開發出用來觀察陰莖
插入時陰道和子宮變化的性愛機器。發表，當陰道濕潤之後子宮會產生50～100%的
容積變化，接著子宮就像抽水機一樣吸入精液的論述。

■**昭和30年代　日本‧東京　在大學講堂示範性行為**

　　女性醫師&參議院議員山本杉，她是35歲就取得醫學博士學位的天才。為了作為教
科書使用，她被體內射精之後用自己的女性生殖器官照片，以無修圖方式刊登在醫學
書上付梓出版。以上述迪金森博士的著作為首，她在各種性醫學相關書籍上，以醫學
博士&參議院議員的頭銜書寫推薦文。在醫科大學的課堂上實際演練性行為的授課內
容，更成為大學之首。隨後她參選國會議員並且順利當選，任內改善了男性護理師面
臨的問題。明明是一位偉人卻沒沒無聞，難道因為她是醫學會的黑歷史嗎？

● 格羅寧根大學　https://ja.wikipedia.org/?curid=720005

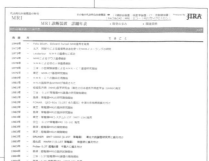

1993：Siemens MANGENTOM Vision（1.5T）開賣

■ 西門子公司製作 超導體 1.5T裝置。
■ 具備CP（Circular Polarization）型陣列線圈、Turbo SE（Spin Echo）、
單發EPI（Echo Planar Imaging）、光譜學等功能。

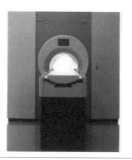

MAGNETOM Vision 1.5T
（西門子）1993年上市，
於格羅寧根大學的性行為
攝影測試中使用的MRI。
（參考「MRI診斷裝置 詳
細年表」）

■1982年　美國・羅格斯大學　SEX過程中的電腦斷層掃描

當時的電腦斷層掃描因為無法拍攝正在動作中的器官，而宣告失敗。

■1992年　阿根廷・拉普拉塔大學　SEX過程中的超音波攝影

賴利博士將超音波探針插入女性的肛門內，藉以觀察子宮的動靜。這時認定沒有看
到子宮的運動，否定了透過性行為造成子宮收縮的學說。

伴隨著醫療儀器的發展，以試中糾錯方式進行了各式各樣的攝影。接下來是本篇報
導的核心。一群挑戰性愛過程中，做MRI攝影的男士們的真實故事。

 ## 四位醫學專家組成的PROJECT SEX

1991年荷蘭格羅寧根大學，集結了4位企圖解開真相的醫學專家。包括生理學博士
Pek Van Andel、婦產科副教授Willibrord Weijmar Schvltz、人類學博士Ida Sabelis、放
射線科醫師Eduard Mooyaart等人。由他們主導的性愛計畫PROJECT SEX正式展開。

但是，這項計畫一而再再而三地遭遇難題。剛開始，是必須面對的是徵求受試者。
他們透過電視的科學節目進行募集，在報紙上刊登募集廣告，並且在大學的佈告欄張
貼傳單，最後終於有一對夫妻願意協助這項計畫。1991年的某個星期六，世界上首次
透過MRI拍攝了性行為過程。但當時使用的是飛利浦公司的MRI，每當受試者移動時就
無法順利拍攝，最後只拍到雜訊很多，而且是很不清晰的照片。

日本圖像醫療系統工業會「MRI診斷裝置 詳細年表」　http://www.jira-net.or.jp/vm/chronology_mri_01.html

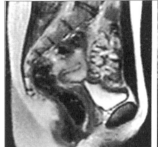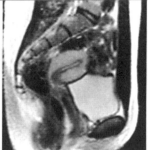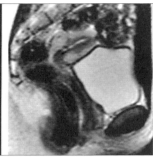

〈性交過程中的男女生殖器以及女性達到性高潮時的MRI照片〉

荷蘭的四位醫學博士進行性交過程中，子宮等器官的動態研究，並將論文投稿英國的醫學雜誌《BMJ》。這是性交過程中的MRI照片；左側是安靜時的照片，正中央是性高潮之前，右側則是性高潮之後的照片。本篇論文更於2000年獲頒搞笑諾貝爾獎的醫學獎。

　　五年後的1996年導入新型的MRI，這次使用的是西門子的MEGNETOM Vision 1.5T機器。這是連心臟的鼓動都可以及時捕捉拍攝的新型儀器，照理説不管腰部動作還是子宮的動靜，都應該可以拍得到才是。於是他們募集了三對情侶進行拍攝。但是受試者們不習慣在性行為過程中的拍攝，有的無法勃起，有的無法達到高潮。很可惜的，這次依然無法得到高潮時子宮等生殖器官如何運動的重要觀察結果。

　　兩年後的1998年，威而鋼在荷蘭也可以合法使用了，已經沒有無法勃起的疑慮，因此這次募集了四組共八位情侶以及三位女性，再次進行性行為中的攝影。但是女性受試者還是一直無法達到高潮。其中，卻有一位使用按摩器自慰並不斷達到性高潮的變態。她就是平常在妓院上班，卻無法走紅的成人片女星瑪麗・溫莎。她因為公然猥褻罪被判處100小時社會服務，不過由於這項人體實驗一天就可以抵100小時的時數所以報名參加，是個無可救藥的婊子。

　　如果是她，在這種特殊狀況下也可以不斷達到高潮吧！於是四位博士賭上了最後的希望，開始進行關乎命運的SEX。當她達到性高潮時，子宮並沒有動作！並證實了高潮時子宮會動的説法是迷信。這就是揭開長達500年，性交剖面圖背後真相的瞬間。

　　四位醫學專家為了將這項事實公諸於世而執筆書寫論文，投稿至英國的醫學雜誌《BMJ》，並於2000年獲頒搞笑諾貝爾獎的醫學獎。

　　順帶一提，我為了驗證這項結果，花費4億2千萬日圓買了一台西門子的MRI。但是投稿到NICONICO動畫的「第8回MMD杯」的PROJECT SEX影片遭到動畫管理者刪除。這件事讓我非常震驚，已經沒有氣力再進行研究，因此沒有用到這台機器，後來放在自家的醫院很普通地提供給患者使用。

●獲頒搞笑諾貝爾獎的論文〈Magnetic resonance imaging of male and female genitals during coitus and female sexual arousal〉
http://www.bmj.com/content/319/7225/1596

納粹德國開始進行人體實驗……

體育禁藥的光與影

透過普通的重訓，是完全不可能達到肌肉精實的身材，靠的都是體育禁藥。但因為有副作用且風險很高，服用它簡直就是與惡魔交易，製作這個藥物的起點就是納粹德國。

「睪固酮」是1931年，從大量的男性尿液中單獨分離出來的男性賀爾蒙之一。1935年瑞士化學家拉沃斯拉夫・魯日奇卡（Leopold Ružička）將它合成之後做為藥品使用；他在1939年獲頒諾貝爾化學獎。

1935年5月有人發現這個睪固酮是強化人體的賀爾蒙，可以增加肌肉量並促使骨骼強健，於是兩年後的1937年，德國人將它注射至人類身上，開始進行人體實驗。納粹德國就這樣進入了第二次世界大戰，並參與了為數眾多的人體實驗。相信知道這些故事的人也相當多吧！

戰後，所有人體實驗的資料都被美國扣押沒收，也沒有對外公開究竟是進行了什麼樣的實驗。有一種說法是德國人讓士兵服用體育禁藥製作強化版人類，是真是假仍是一團謎，不過藥物強化士兵似乎沒有達到特殊的成效。

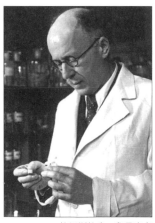

拉沃斯拉夫・魯日奇卡
（1887～1976年）

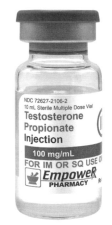

睪固酮

瑞士化學家拉沃斯拉夫・魯日奇卡，於1935年成功合成了男性賀爾蒙之一的睪固酮。得知具有強化肌肉的功效後，據說納粹德國對士兵進行了人體測試。然而這些資料在戰後都交給美國，成為塵封的機密。

參考文獻、圖像出處等　　John Bosley Ziegler「Alchetron」　https://alchetron.com/John-Bosley-Ziegler#-

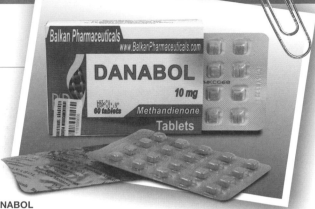

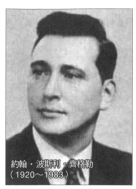

約翰‧波斯利‧齊格勒
（1920～1983）

DANABOL

齊格勒醫師在美國製造的同化類固醇DANABOL中，發現具有肌肉增強作用。1960年羅馬奧運時，他讓舉重隊服用這項藥物後創下亮眼的成績。也因為這起事件的影響，體育禁藥在美國社會廣泛被使用，並帶來非常嚴重的副作用。據說，齊格勒醫師晚年對於體育禁藥的事，懊悔不已。

至於身為阿道夫‧希特勒的主治醫師，狄奧多‧莫雷爾（Theodor Morell）親口證實他曾經幫希特勒注射睪固酮。換句話說，希特勒是有使用這款藥品的。

 美國出現了體育禁藥之父

在冷戰期間，戰勝蘇維埃這件事是美國最重要的課題。於是，美國著手進行比睪固酮的副作用更少，具有強力肌肉強化作用的藥物研究開發。

約翰‧波斯利‧齊格勒（John Bosley Zeigler／1920～1983年）還在醫科大學求學期間爆發了第二次世界大戰，畢業後實習的醫院是海軍陸戰隊的野戰醫院，他在那裡度過了非常辛苦的實習醫生生活。後來，他以美國海軍陸戰隊軍醫官身分投入太平洋戰區，在激戰地遭受日本軍隊攻擊後身受重傷，有過長期住院的經驗。戰後，他專職於遭受戰火摧殘的重傷患者復健治療方面，貢獻心力協助許多傷兵重返社會。

隨後，他一邊從事醫師工作，基於個人興趣成為一名舉重選手，也執筆撰寫書籍。他也是最早針對選手導入醫學性訓練的其中一名醫師，同時也是舉重項目奧運選手並擔任職業健美選手的John Grimek的主治醫師。

齊格勒醫師在沒有進行體育禁藥檢查的時代，接受Ciba公司（現在的諾華公司Novartis）贊助，有機會能夠閱覽戰後美國所沒收的，納粹德國使用睪固酮進行人體實驗的研究資料。看到納粹德國的強化士兵人體實驗資料後，他開始找尋肌肉強化藥物。接著他發現，1958年Ciba公司在美國製造的男性賀爾蒙其中一種「同化類固醇」藥物DANABOL中，具有肌肉增強的作用。

齊格勒醫師將這款DANABOL當作營養品開給1960年羅馬奧運舉重隊；使用體育禁藥的結果，舉重隊一舉奪下1金3銀的亮眼成績。

1960年羅馬奧運・美國舉重隊的成績		
金牌	56公斤級	Charles Vinci
銀牌	62公斤級	I. Burger
銀牌	77公斤級	Tommy Kono（日裔美國人：河野民生）
銀牌	105公斤級	James Bradford

因為奧運是從1968年才開始進行體育禁藥的檢查，所以在羅馬奧運當時，還是不被限制的狀態。丹麥的自行車選手努德・詹森（Knud Enemark Jensen）就是因為服用體育禁藥（興奮劑）不當而引發事故，不幸在比賽中身亡。服用體育禁藥會造成死亡事故到這種地步，可見有多誇張。

把話題拉回來，因為舉重隊的優異表現，讓這款可以成為奧運得牌選手的魔法藥物DANABOL的名氣，一口氣擴展開來。剛好冷戰時代是肌肉主義的全盛時期，重視男性魅力的思想支配著美國社會。

這款藥物在所有人都渴望擁有宛如漫畫中超人那般肉體的時代，更加速不幸的發生。結果演變成服用超過DANABOL建議量好幾倍的人肝病發作，或是因為心臟疾病死亡的慘況。得知這件事的齊格勒醫師，決定放棄透過運動員進行實驗一事。

1975年國際奧林匹克委員會指定了禁用藥物，規定官方比賽時不得使用這些藥物。在那之後，體育禁藥的檢查變得更嚴格，但是只要服用DANABOL任何人都能輕易變身為肌肉男，所以就算不是運動選手，那些跟禁藥檢查扯不上關係的人們，為了想長

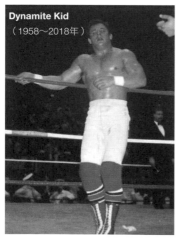

Dynamite Kid
（1958～2018年）

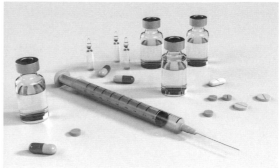

以肌肉為賣點的職業摔角選手
在日本摔角界也相當活躍的The Dynamite Kid（炸彈小子），他服用包括睪固酮在內的體育禁藥這件事是眾所皆知的。職業生涯期間，他身上的肌肉宛如漫畫中的英雄人物一般，但後來因為心臟肥大等因素搞壞身體，晚年整個人消瘦並仰賴輪椅移動，享年60歲。

●拉沃斯拉夫・魯日奇卡，以及The Dynamite Kid的照片，Wikipedia。

出肌肉讓身材變得更好看，開始濫用這項藥物。

霍克‧霍肯和Dynamite Kid等，以肌肉做為賣點的知名職業摔角選手也使用體用禁藥。很遺憾的Dynamite Kid因為禁藥服用過量搞壞了身體，晚年只能靠輪椅生活，60歲就過世了。

齊格勒醫師決定抽手的時候已經為時已晚，DANABOL在美國社會中已經跟大麻一樣普及。他在1983年時表示「這是我人生中最大的挫敗」、「真希望沒發生過這件事」，他對體育禁藥懷抱著愧疚與懊悔，並離開人世。

到了21世紀的現在，DANABOL還是一樣隨處都有販售。在日本也因為不是違法藥物，只要上網蒐尋就可以很簡單的購買。但是，人類的身體調整到整體平衡的狀態才是最健康的，只有讓肌肉肥大的狀態是異常且不健康的。大量的肌肉需要更多血液供給養分，會對心臟機能造成負擔，最後結果就是引發心臟疾病而死亡。從納粹德國進行的人體實驗開始，在冷戰時期的體育禁藥競賽中完成這些成為強化人類的魔法藥物，簡直就是與惡魔進行交易。

體育禁藥最困難的，就是必須同時維持身體整體性的平衡狀態，需要相當程度的醫學知識。只是單純持續服用DANABOL的話，確實會破壞體內的平衡。產生虛弱無力這種副作用的原因，就是因為從外部過量攝取，導致內分泌中樞的下視丘誤以為體內的賀爾蒙過剩，停止命令腦下垂體前葉釋放出賀爾蒙，於是導致從睪丸分泌的男性賀爾蒙停止分泌的關係。

為了讓身體回復到賀爾蒙平衡的狀態，男性也必須服用治療排卵障礙的不孕症治療藥物「可洛米分」（選擇性雌激素受體調節物）。為了調節因體育禁藥造成的賀爾蒙平衡失調，還必須服用藥物進行治療。

透過口服攝取的DANABOL，為了延緩在體內分解的時間，進行了17α烷基加工，因而造成肝臟的負擔。長期服用也會導致肝硬化和肝癌等肝臟疾病，所以致死率會激增。解決對策是，建議同時服用保護肝臟的「水飛薊素」較佳。

光是以理論角度來看，會讓人誤以為只要三種藥物同時服用的話就沒問題了，但實際上還必須進行「攝取多少毫克的DANABOL，幾個小時之後再攝取可洛米分多少毫克」這樣的分量增減計算，所以一般人是無法做到的。大部分的人都攝取過量，導致肝臟和心臟受損而死亡的人數未曾間斷。順帶一提，2000年在K-1相當活躍的拳擊手鮑伯‧薩普（Bob Sapp）就是在華盛頓大學主修藥學的專家。

依據上述內容，如果以自費診療方式開始販賣體育禁藥的話，感覺應該可以大賺一筆。職業運動員當然不能服用，但是針對那些想變身成肌肉男的一般民眾，只要在醫師確實管理之下服用的話，風險也可以降到最低吧！與其購買網路上那些來路不明的藥物，醫師精選後的體育禁藥是絕對安全的。是說，假如肌肉可以解決所有的問題，那麼跟惡魔交易又有什麼關係呢？（笑）

獻給擁有異常食慾和性慾的你……

不可思議手術的價格

想嘗試吃人肉，想疼愛手腳缺損的「不倒翁女人」……如果可以滿足這些看似異常的慾望，必須用什麼樣的方法，花費多少錢呢？讓我們試著從醫學的角度計算。

　　日本的醫療制度針對所有事情都規定了相對應的「保險點數」，進行這樣的手術需要幾點，花費多少錢，都可以予以計算。一般大家所認定的「手術費」其實是技術費、輸血費、手術醫療儀器等追加費用、藥劑費、特定健保醫療材料等費用的合計金額。其中技術費更細分成12個領域，計算上相當複雜。因此以下列舉出來的點數只是大致上的數字，先向各位說聲抱歉＊。

想嘗試吃人肉的狀況

　　在日本的判決史上，唯一因為吃人肉遭到法院判刑的就是「光苔事件」。這是在第二次世界大戰期間，遇難船隻上的船長和船員在天寒地凍的北海道，船長吃了已經死亡的19歲同行船員的屍體而生還的事件。因為日本的刑法中沒有吃人肉的相關規定，所以最後以毀壞屍體事件進行處理。

　　這起事件認定，因為是吃了屍體所以構成犯罪要件；從健康的人類身上把肉切下來吃的話，如果是從自己的身上切下來就不構成犯法條件。至於將切下來的自己的肉分給其他人吃，法律上也沒有相關規定。以前曾經有人舉辦吃人肉大會，勉強以違反消防法之類的理由提告，最後獲判不起訴。這是因為，沒有合適的法律規定可以用來處罰吃人肉這件事。

　　當人體的一部分被切下來脫離身體時，被切下來的肉片所有權歸屬會變成怎樣呢？一般通則認為，從活體分離出來的身體物質，其所有權隸屬於原歸屬者。換句話說，如果是切下了自己身上的肉，就會變成自己的所有物。假如這個是動產的話，也可以進行讓渡或是買賣。至於一般醫院的見解則認定，當事人在默許範圍內，同意將透過手術切除的組織視為廢棄物處理。由於最近規定變得比較嚴格，所以也有在手術同意書上載明「透過手術切除的組織當作廢棄物處理」的狀況。如果沒有事先跟醫生說明清楚的話，他就會自行處理掉，假如想要吃這些東西，必須事前與醫師做好充分的溝通才行。

　　那麼，我們試著模擬請醫師將自己的肉切下來時必須花費的費用。將健康的肉切下

＊想要知道正確的數字，必須委託醫療機構進行計算，這真的是令人困擾的行為，請不要隨意要求進行這樣的估價。如果是由我實際上場執行的話，會歸類為自費診療項目，並且收取等同於怪傑黑傑克那種等級的高額費用……

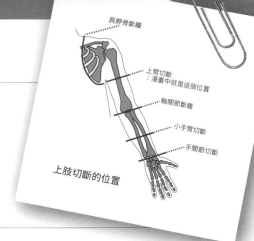

上肢切斷的位置

肩胛骨斷離
上臂切斷：漫畫中就是這個位置
軸關節斷離
小手臂切斷
手關節切斷

針對切斷手腳的部分，日本健保規定了非常詳細的保險點數，費用也大不相同。此外，也有將切下的手足再接回去的「切斷四肢再接合術」。保險點數是144,680點，是切斷時的六倍以上。所以將女性變成不倒翁女人疼愛，後來想回復原狀的話，雙手雙腳的切斷費用是972,800日圓＋回復的費用5,787,200日圓，合計需要花費的金額是6,760,000日圓。如果把住院費用等各項花費都考慮進來，就算跟健保申請時一樣1點等同於10日圓，也需要花費將近一千萬日圓左右。如果是自費診療的話，完全無法預估會是這個金額的幾倍⋯⋯

來本來就是不被認可的行為，但是如果透過自費診療的醫美手術，為了將手臂和腳變細而委託醫師將肉切除的狀況呢？這純粹只供作參考，要取出人肉100克時，光是切下和縫合，假設以等同於適用健保1點等於日幣10圓來計算，需要花費51,900日圓。因為這項要求原則上不適用健保，自費診療應該會是這個金額的好幾倍。此外，還需要另行計算麻醉和抗生素、繃帶這類消耗品的費用。

1・用皮膚切開術切開皮膚約15cm左右	8,200日圓
2・用肌肉解剖術將肉切下	36,900日圓
3・到達肌肉層的創傷處理	16,800日圓
4・切除後進行縫合	43,600日圓
合　計	105,500日圓

剝除皮膚的費用以面積計算	未滿25cm²	14,900日圓
	25以上未滿100cm²	43,700日圓
	100以上未滿200cm²	96,100日圓
	200cm²以上	136,400日圓

變成沒有手腳的不倒翁女人的價格

　　出現在Ryona系的漫畫中，為了把女性變成沒有手腳的樣子疼愛，所需的費用也可以算得出來。進行四肢的截肢手術時，切除手臂稱為「上肢截肢」，切除腳則稱為「大腿截肢」。以保險點數來看，一支手腳需要花費243,200日圓，所以要成為不倒翁女人的話，乘以四倍之後計算出必須花費的金額是972,800日圓。雖然説是不倒翁，但是還保留部分手臂時，或是從肩膀開始完全切除時，點數的計算方式是不同的。要做到像不倒翁兔子那樣，就需要進行將肩部完全切除的「肩胛帶切除」，而且進行肩胛帶切除術時，單邊收費365,000日圓，費用有點高。

　　講到這裡就牽涉到剛才的案例，為了要讓切下來的手足變成單純的物品，必須讓它變成不是活體。換句話説，如果以日後還要接回去作為前提，將切下來的手足放進冰箱的話，因為這些手足被認定是還可以回到本體的活體，所以食用的話也可能構成傷害罪。假設有人被機械切斷了手指，如果將斷指帶走不是構成竊盜罪，而是被認定為傷害罪，曾經發生過這樣的真實案例。當手指還有再次接合的可能性存在時，它就不是物品，而被認定為活著的人類的一部分；帶走斷指的行為，被認定與切斷手指屬於同等的傷害行為。所以，不可以擅自吃掉其他人放在冰箱裡的手足。如果真的想吃的話，一定要事前取得同意才可以。

檢查糞便就能了解一切真相！

分辨食人魔的方法

有方法可以識別佐川一政或漢尼拔‧萊克特這類危險的食人魔，而且透過一般的醫學檢查就可以做到。沒錯！就是「糞便檢查」，只要確認糞便就一目了然。

話說，吃了人肉就會有「糞便潛血陽性」出現。真的因為疾病而呈現陽性的人約6至7%左右，所以「糞便檢查」的準確度可說相當高。加上使用「人類血紅素」的特殊抗體進行檢測，它也只會對人類的血液產生反應，所以生飲了中華鱉的血，或是吃了還在滴血的牛排，都不會造成誤診。

即使經過加熱烹調，人類血紅素等蛋白質只是遇熱變性而已，血基質本身的構造並未遭到破壞，而且只要在可用來烹調的溫度範圍內幾乎不會受到影響。就算進行放血也無法100％消除血液，由於肌肉中含有肌紅素，其血基質也可以檢驗出來，所以只要是吃了人類的肌肉部位，糞便檢查的結果都會呈現陽性！事實上，就算是吃了加熱烹調好的豬肉或是魚肉，使用沒有特殊處理的檢查工具進行檢查的話，都會出現陽性反應。

在一般的檢查中，不會有單純以糞便中是否含有人類的血液做為「陽性」或「陰性」的判定標準；但吃了幾百公克到幾公斤的人肉的話，狀況就不一樣了。在法國警察逮捕佐川一政之後，如果立刻採集他的所有糞便並且確認糞便潛血狀況的話，應該就能做為吃人肉的證據，提起告訴才是。而且恐怕會有檢驗呈現定量值1,000ng/mL以上的高度陽性反應吧！這種程度的數據連大腸癌患者都很少出現，有很高的準確率可以判定他吃了人肉。

但是，開庭當時並未實際提出糞便檢查的結果來作為他吃人肉的證據。即使是佐川這起事件，由於法國警察並未公開他是因為知覺失調而獲判無罪的嫌疑人，也無吃人肉的證據，所以佐川的糞便是否成為證據，是否曾經接受糞便檢查，一切都不清楚。

上述內容只不過是理論上的論述而已，並未發生過吃人肉之後進行實驗的實際案例。

 調查食人魔的方法

假設要製作「食人魔糞便檢驗工具」的話，只要將標準設定為高特殊性和低感知度，應該可以有很高的準確度來識別食人魔和病人吧！特殊性很高的話，意味著對人類以外的血液很難產生反應，而感知度低則表示對輕度疾病呈現出的微量血液不會產

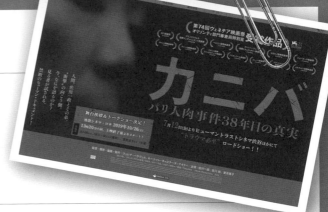

是否吃了人肉，可以透過大腸癌檢查工具進行檢驗。明明沒有生病，糞便卻出現潛血反應且呈現陽性是很可疑的。但是如果將人肉吃下肚子、經過消化器官完全排泄之後，就不會呈現陽性反應。因此現在對佐川一政進行檢查應該是陰性吧！

〈食人魔・巴黎人肉事件第38年的真相〉
http://caniba-movie.com

生反應。在一般的檢查中，如果調高特殊性並降低感知度的話很容易造成誤判，相反的如果調高感知度並降低特殊性的話則容易出現偽陽性。也就是說，這是技術層面上最容易製作的檢查工具。

在低感知度檢查中因為生病而呈現陽性的人，照理說應該消化器官的某個位置會非常疼痛，從口出吐出鮮血，或是糞便變成黑色，從肛門噴血出來才是。假設身體完全沒有異狀的話，就能合理懷疑他就是食人魔吧！

所以如果懷疑家人吃了人肉的話，也有自行確認的方法。所謂的「大腸癌檢驗工具」在Amazon等網路平台上均有販售，只要購買之後檢查家人的糞便就可以了。

喬治斯・克勒以及色薩・米爾斯坦發明了就算是已經消化後的糞便，也不會誤認其他動物的血液，即使微量的人類血液都可以驗出來的特殊抗體（單株抗體），並於1984年獲頒諾貝爾醫學獎。使用沒有特殊性的檢驗工具進行檢查，發現即使是已經加熱烹調過的豬肉和魚肉還是呈現陽性反應，在這個技術普及之前，為了進行糞便檢查必須從3天前開始限制飲食。

本來的目的當然不是用來檢查食人魔，只會對流感與0157症狀等各種特定病毒和細菌、特定細胞等產生反應的檢查試劑，在全世界的醫學界中廣泛使用。如此精湛的能力和高泛用性的話，照理說也可以用來檢查食人魔，只是討論這樣的話題而已。

然而只要糞便出現潛血反應，就有罹患下列各種疾病的疑慮。全面醫學檢查只是進行一般項目的檢查而已。如果沒有吃人肉卻呈現陽性的話，表示身體狀況已經很嚴重了，建議盡快接受更精密的檢查比較好。

食道	靜脈瘤、食道潰瘍、食道癌
胃	胃潰瘍、胃癌、出血性胃炎
十二指腸	潰瘍
小腸	潰瘍、克隆氏症、肉瘤
大腸	大腸癌、息肉、潰瘍性結腸炎、克隆氏症、憩室炎
肛門	痔瘡、肛瘺

「器官移植買賣」的新市場在各國爆炸性誕生

買賣腎臟的最新內幕　前篇

關於各國的器官移植最新狀況，分成前、中、後篇三個部分進行說明。本篇先針對印度和中國進行說明。儘管法律已經比以前完備，依然有很多奇怪的現象……

　　我在拙作《征服世界指南》一書中有寫道，在器官買賣市場中，腎臟占了絕大部分。很多人都認為反正腎臟有兩顆，就算少了一顆也不至於對生活造成影響，所以輕易地賣掉自己的腎臟，畢竟在世界各地需要進行腎臟移植的腎臟病患者，多得跟山一樣。罹患必須洗腎的疾病苦不堪言時，接受腎臟移植手術後生活品質會顯著提升，因此所有患者都渴望得到腎臟。

　　隨著器官移植實績增加與相關研究的進行，讓移植的成功率變高，移植後的風險也相對降低，於是便宜的器官進貨之後可以高價賣出，加上實際能夠進行這項買賣的只有那些擁有相當程度的設備的大型醫院而已，所以它的市占率也很高。而且隨時都有新的病患持續出現，顧客並不會減少。

　　最重要的是，現在器官買賣組織已經是合法的組織，並不會構成違法行為。

印度的器官買賣現況

　　在印度進行器官買賣的組織中，有一個名為「印度器官移植學會」（ISOT）的組織。這是一個確實遵守印度法律，基於印度的醫師法並擁有醫師執照的合法組織。

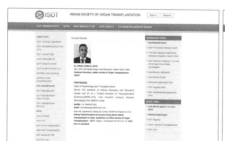
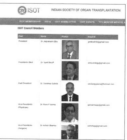

印度器官移植學會
（ISOT：Indian society of Organ Transplantation）
http://isot.co.in/
管理腎臟買賣的合法組織。醫師本身是評議會的成員。

參考文獻、圖像出處等　　●新華社通訊　http://www.xinhuanet.com/local/2017-01/22/c_1120361652.htm

器官運輸用優先通道的正式名稱是「人體器官綠色通道」。綠色箭頭圖案上的標示文字寫著「特殊旅客、人體器官運輸通道」，但最右邊卻有維吾爾文，播出這段節目的北京電視台被認為有捏造內容的嫌疑。網路上應該是將這段影片截圖之後，轉傳吧！拍攝的地點是在「烏魯木齊地窩堡國際機場」，這是外國人也可以自由進出的機場。如果真的存在，照理說大家都會拍照然後將非常多照片上傳到SNS才對，但實際上的照片卻只有三種左右而已。

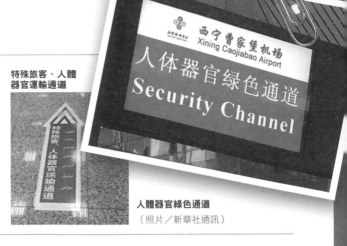

人體器官綠色通道
（照片／新華社通訊）

在虛構的故事裡，器官買賣會出現非常高的價格，但現實中的賣價並沒有那麼高，一般行情價大約是販賣者的年收入三倍左右的價錢。在印度，娶老婆的時候必須支付聘金，這項社會習俗根深蒂固地留傳下來，如果是同樣種姓制度的階級，據說結婚費用的價碼跟自己的年收入差不多。

印度的貧困階層可支配的薪資所得很少，存款達到與年收入同樣金額是相當困難的。在印度因種姓制度造成貧富差距很大，富裕階層每個月的收入達到貧困階層年收入的好幾倍，這種狀況並不罕見。於是，用賣掉自己一顆腎臟賺到的錢娶老婆，接著再把老婆的腎臟也賣掉的話就可以賺雙倍，依據這樣的理論，器官買賣儼然成為煉金術。更誇張的，甚至連自己小孩的腎臟也賣掉了……

在印度，因為買賣腎臟是一件很普通的事情，追蹤調查賣掉器官的人，夫妻賣掉器官之後的狀況等，可以挨家挨戶調查並光明正大地進行研究，進行統計甚至還能提出論文。這些研究成果又更加促進器官移植技術的發展，讓買賣更加活絡。

如果日本媒體到印度採訪的話，立刻就會找到販賣器官的人吧！「那對夫妻這麼有錢就是因為兩個人都把器官賣掉了……」已經成為附近鄰居茶餘飯後的話題。

中國的器官買賣現況

中國的器官買賣，近10年內產生非常劇烈的變化。在中國，2007年頒布禁止對外國人進行器官移植的法律，2008年更透過大規模檢舉讓器官仲介商一舉遭到殲滅。但是，事實真相卻是將器官買賣組織整併為中國共產黨指導下的單一組織，其他外部組織全數遭到殲滅。2014年，設立了中國人體器官捐獻與移植委員會，做為國家公認的組織。另外也有管理中國全境死後進行器官捐贈的電腦網絡存在，官方也承認了這件事。

隨後，建構起橫跨中國全境的大規模器官運輸網絡。2016年4月29日，國家衛生和

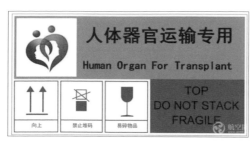

器官運輸過程中的標誌

（圖像／新華社通訊）

2016年制定的標誌，由國家衛生和計劃生育委員會的公安部，以及中國民用航空局等單位聯名提出，成為官方指定規格。

計劃生育委員會的公安部、交通運輸部、中國民用航空局、中國國家鐵路集團、中國紅十字會等，聯名公布用來運輸器官的法令，連器官運送過程中使用的標誌，也認定為官方規格並予以制定。

2016年5月，公布了中國境內各機場針對人體器官轉運的特別對應守則。中國國內為了運輸人體器官，安排稱為「綠色通道」的交通網，人體器官轉運專用的登機門則標示為「人體器官綠色通道」。這個登機門平常做為一般的登機門使用，只有收到人體器官轉運的通知時才會顯示，平常很難有機會可以看到。而且只要貼上顯示人體器官運送中的政府公認標誌的話，可以直接通過安全檢查，不需要排隊就能直接從「人體器官綠色通道」上飛機。

對了，各位知道據說在新疆維吾爾自治區的機場拍到的，貼在地上的人體器官轉運專用標誌的照片嗎？上面寫著「特殊旅客、人體器官運輸通道」字樣，旁邊還用維吾爾語標示的綠色箭頭。這種標誌並不存在於黨的指導要領中，只是自己用電腦製作之後印出來貼在地上而已，製作相當粗糙。那麼究竟是誰，在什麼時候，為了什麼目的拍下的照片呢？我試著調查後發現，這是2016年5月在北京電視台播出的節目截圖。跟節目播放的畫面比較，從拍攝角度到地板的連接處以及反射在地面上的電燈完全一致。

北京電視台一向以捏造事實聞名，在日本也引發話題的紙箱肉包就是這個電視台創作出來的。自己將印好的紙用膠帶貼在地上進行拍攝，這是非常惡質的行為，而且那個地點是否真的是機場的地板也令人存疑。它說不定也有可能是電視台的走廊；因為包括遠景等，完全沒有顯現周遭環境的影像。

再說一次，為了運輸移植用的器官設立機場的專用登機門是真的，而且也發布了相關法令。正式的法令上的標示為「人體器官綠色通道」，並非「特殊旅客、人體器官運輸通道」。雖然標誌上面也有同步標示了英文，但是並不存在標示著維吾爾文的規則。

換句話說，那個是在公布串聯中國全境的器官運輸相關法令時，或者是在還沒有公布官方正式標誌之前，電視台為了節目效果自己製作的。

北京電視台的前身是中國共產黨的國營電視台，照理說應該是站在政府立場的媒體才是。應該說，如果出現反政府的媒體就會即日全員逮捕。理所當然地播放傷害政府威信的節目，這種過度自由的報導角度讓人感到不可思議。或許是跟日本一樣，為了提高收視率，獲得更多贊助商支持吧？

世界最大規模的器官移植組織和器官的牌價

器官買賣的最新內幕　中篇

大家都有器官移植需要花費龐大費用的既定印象，實際上到底需要多少錢呢？讓我們從合法的移植組織的登錄費與保險點數等面向，來進行各種模擬。

　　坊間流傳著在中國有部分宗教信徒和維吾爾族人因為器官移植的關係，慘遭殺害。事實上，確實有些部分可信度令人存疑，不過並不是全盤予以否定。

　　首先令人疑惑的是，相對於器官移植大國，中國的實績件數，從維吾爾輸入的件數太少，只有1,000多件而已。因為總件數超過10萬件，還不到1％程度。在擁有超過13億人口的中國，新疆維吾爾自治區的總人口數為2,500萬人，是個不到總人數1/50的人口稀少地區。撇除漢人不算，包含其他少數民族在內，維吾爾人的總人口大約是1,500萬人左右，在日本國土面積約4.5倍大，交通網絡不足的地區尋找器官捐贈者，未免太沒有效率了。

　　如果器官仲介商想賺大錢的話，到人口密集地區尋找對象比較有效率吧？在人口稀少地區到處尋找器官捐贈者實在太困難了。

　　此外，選擇維吾爾人做為器官捐贈者的話，還存在著致命性交通不便的問題。維吾爾人居住的大城市中，只有喀什市的醫院擁有能夠摘除腎臟那種等級的外科手術室。我試著查了一下「從喀什機場搭飛機運送器官需要花費多少時間？」到北京機場需要4個小時又30分鐘，而且每週只有4個架次而已。

　　為了維持摘下的器官能夠在最理想的條件下進行移植，可接受的運送時間上限是3個小時內。也就是說，如果是不能控制在兩小時內可以抵達的飛行距離，器官就賣不出去了。就連在飛機的登機門前排隊的時間都嫌浪費，所以才能取得特別禮遇的通道。但維吾爾地處偏僻，花費昂貴的運輸費用送來不新鮮的器官，應該會被醫生罵吧！

　　簡而言之，這事件就是將敵人妖魔化，作為強調自我正當性的工具而遭到惡意濫用。於是他們大聲疾呼要全世界相信這件事，透過宗教和維吾爾人進行訊息干擾，實際上卻殺害器官捐贈者，透過障眼法掩飾那些在都市裡活動的大多數器官仲介商的惡劣行徑。

 合法的國際器官買賣組織

　　有一個世界上規模最大的器官移植組織，他們以公益法人之姿在全世界活動。DTI

Community就是這樣的組織。他們有正式的官方網站，但是幾乎所有情報都基於安全性考量不對外公開。會員登錄時必須提出身分證件或是護照影本。登錄資料時選擇成為器官捐贈者（想賣器官）或是器官受贈者（想買器官），如果登錄為器官受贈者的話就會收到捐款的發票；像我就支付了118萬日圓。

這個組織受到中國、非洲、中東、歐美等世界各地的公益法人所認可，因為是日本財務大臣指定的捐款抵扣對象，發票可以在所得稅申報時做為扣除額使用。如果告知希望進行買賣的話，恐怕就會有移植協調員（實質上希望收購或是販賣的人）主動前來聯繫。這時就會變成以捐款這個理由支付器官費用吧！

隨著這類寡占市場的合法器官仲介商勢力抬頭，小型的違法器官仲介者逐步被殲滅。發現的話只要向警察通報它就會消失，於是讓大型公司的獨占地位更加屹立不搖。合法器官仲介商和設備精良的大醫院，以及有能力的醫生密切合作進行移植手術，顧客可以安心地購買。這麼一來就會越賺越多……這種正向循環的連鎖讓器官買賣得以持續發展。2019年7月時，移植實績據說已經突破10萬件。

在必須透過國際網絡交易的背景下，像是心臟移植或是活體肝臟移植等匹配條件相當嚴苛的器官移植手術，要找到捐贈者是很困難的。以準確率來看，如果分母不超過１千萬人的話，就沒辦法找到完全合適的捐贈者。產生排斥的風險還是很大，捐贈者的適合度越高，產生排斥的風險就會越低，移植後的生活品質也會變高。換句話說，標價幾億日圓的高價商品，如果不用地球規模的網絡來尋找的話是不可能找得到的。

器官轉賣黃牛出現！

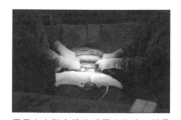

關於器官移植，我找到一個寫著奇怪日文的網站，我懷疑說不定這個就是轉賣黃牛。DTI Community會將器官受贈者的家人全都納入對象。換句話說，如果強調是自己的家人，然後把人帶去中國去的話，就可以買到器官了？

如果是不懂中文的日本人，在當地應該會被蒙混帶過吧！腎臟的話只要陪著一起去中國10天就可以解決，所以器官轉賣……也是可能發生的。

用日本人對金錢的感覺來比喻，就是年收入200萬日圓的人，將自己的一顆腎臟以600萬日圓賣給年收入2,000萬日圓的人那樣的感覺。買賣雙方中間透過器官仲介商和執行手術的醫師，因為有大筆金額流動，所以買賣就成立了。但是這麼一來也會有黑暗面……

用日本人對金錢的感覺來比喻……

買賣器官到底可以賺到多少錢？用日本人對金錢的感覺具體來換算看看吧！賣方是年收入200萬日圓以下的貧困階層，自己的腎臟可以用相當於年收入的三倍，也就是

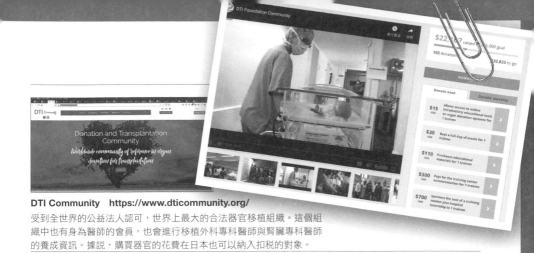

DTI Community　https://www.dticommunity.org/

受到全世界的公益法人認可，世界上最大的合法器官移植組織。這個組織中也有身為醫師的會員，也會進行移植外科專科醫師與腎臟專科醫師的養成資訊。據說，購買器官的花費在日本也可以納入扣稅的對象。

600萬日圓成交那種感覺。買方則是年收入超過2,000萬日圓的人，感覺很像買方將自己相當於年收入2,000萬日圓左右的東西交給業者。在日本要達到年收入2,000萬日圓的話，應該是報紙和電視等大型媒體的少數高階主管、醫師或律師等社會中上層人士、外資企業的金融業務，或是擁有可販售土地的農家等。

　　日本健保給付下的腎臟移植費用，捐贈端適用K772腎臟摘除術：187,600日圓；移植端則是K780-2活體腎臟移植術：628,200日圓，相當便宜。使用健保診的話，需花費一百數十萬日圓。但是，相對於健保診療1點＝日幣10圓，自費診療則是1點＝50日圓，價位比較高，所以自費的話算起來差不多是600萬～700萬日圓左右。如果可以拿到這麼多錢，醫師也會感到滿足吧！

　　單純計算的話，「報酬2,000萬日圓－腎臟的進貨價600萬日圓－醫師費700萬日圓＝700萬日圓的利益」。從顧客上門購買到出院回家為止，平均天數是10天左右，所以每個月收入2,000萬日圓就是最低保證了。器官仲介原則上是年收入超過3億日圓也不覺得奇怪的工作。

　　移植手術至少需要四名醫師和三名護理師，假設使用的工具、藥物、病床費、術後管理等各項費用大約是200萬日圓的話，相當於進行移植手術的醫師平均每次可以實拿100萬日圓，應該也賺了很多錢。如果護理師每次可以領30萬日圓的話一定會欲罷不能吧！手術時間不到四個小時，有心想做的話一天可以開兩台刀。

　　為了讓大家容易理解，本次解說改用日本的金錢價值觀換算成數字進行說明。實際上，在中國進行腎臟移植手術的價格是36萬日圓，胰島移植手術則是120萬日圓左右。如果日本成為與中國並列的器官移植大國的話，應該會以這樣的價格進行交易，請各位運用這些資訊進行創作。

　　不管是年收入200萬日圓的窮人，或是年收入超過2,000萬日圓的有錢人，同樣都是人。因為人的生命是平等的，加上買賣雙方的經濟能力差異高達年收入10倍以上，導致需求與供給取得平衡，所以買賣成立。同樣的東西，被帶到不同的地方就會有完全不同的價格，忠實反映了經濟活動的本質。

真的有根治糖尿病的魔法移植術？

器官買賣的最新內幕　後篇

糖尿病是一輩子都必須進行飲食控制並注射胰島素的疾病，但是現在開發出只要一瓶點滴就可以根治的新技術，果真是透過科學解決所有的問題。

　　我的太太是中國人，她擔心我生病需要動手術，所以幫我登錄了器官買賣組織的買家會員。但是，我的病就算進行器官移植也無法痊癒。應該說，這個病進行器官移植也沒有意義，我覺得沒有必要。因為把胃切除之後，移植其他人的胃產生的排斥反應等缺點太多，反而可能成為致死的原因。

　　前陣子收到那個器官買賣組織的新商品通知，信上寫著「不管哪一種糖尿病都能用一瓶點滴根治的藥物」。我試著詢問醫療實證和治療實績，沒想到這款藥物真的有效。以往到死為止都必須持續注射胰島素，忍受控制飲食所造成的生活品質低落，這東西簡直就是將魔法中的治療方法實際應用在生活中。

　　但是，這種魔法藥物的材料需要使用活人的胰臟，為了治療一位糖尿病患者，不得不殺害一位健康的人。和腎臟不同，每個人只有一個胰臟而已，被摘除的話就會死亡。

　　在日本也已經開始透過移植胰島（蘭格爾翰斯島）治療糖尿病，但是現在日本國內所進行的胰臟移植手術，都是由腦死的捐贈者提供。因此供給量是壓倒性地稀少，能夠接受治療的，僅限末期的糖尿病患者而已。依據這個基準，如果腎臟或肝臟尚未惡化到非常嚴重的程度，就無法成為接受治療的對象。

　　理所當然的，患者的腎臟和肝臟功能正常的話，手術的成功率也會提高。由於極端的供應不足與過多的需求，造成供需失衡的結果，於是就演變成如果不這麼做就會死亡的末期患者才能夠接受這項治療。殺人奪取器官這種事，在日本是不可能這麼做的。

　　這個魔法治療的好處是，即使失敗了只不過是維持現狀，持續進行胰島素治療而已，顧客死亡的風險非常低。失敗了也可以再重複挑戰很多次，只要有錢可以反覆嘗試直到成功為止。換句話說，這是最棒的生意模式。

　　而且只需要打一瓶點滴而已，治療中和治療後患者承受的痛苦非常小，顧客滿意度也很高。醫師的處理程序比腎臟移植單純，利潤也相對提升。但是每次都必須找人犧牲生命，尋找捐贈者的器官移植協調師應該會很辛苦。

　　「取出活人的器官，搗碎之後透過針筒注射到腹部就可以根治。」

　　如果半世紀以前的醫師聽到這種方法的話，可能會說「這是哪個未開化部落的巫術嗎？」過度進步的醫學和巫術已經變得無法區分。

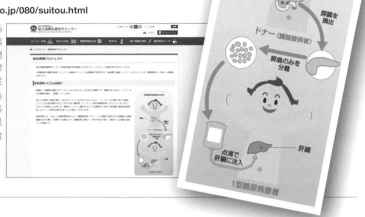

同種膵島移植の流れ

膵臓
膵臓を摘出
ドナー（臓器提供者）
膵臓のみを分離
肝臓
点滴で肝臓に注入
1型糖尿病患者

「胰島移植計畫」國立國際醫療研究中心
https://www.ncgm.go.jp/080/suitou.html

從捐贈者提供的胰島上面，抽取出製作胰島素的胰島細胞（蘭格爾斯島），做成膠囊後透過點滴注入糖尿病患者的肝臟內。胰島植入肝臟之後就會分泌胰島素，糖尿病順利根治。堪稱是新時代的治療法。

 糖尿病透過微膠囊化的點滴根治

　　那麼我們就來看看具體的方法吧！使用的是「微囊化胰島移植法」這個手法。首先將捐贈者體內取出的胰臟搗碎之後，分離萃取出蘭格爾翰斯島。接著將這個小小的細胞塊封入特殊的微膠囊中，以直接點滴的方式注入肝臟。這個400μm以下的微膠囊透過特殊的生物聚合物製作而成，雖然胰島素、糖、氧、其他營養物質都可以讓膠囊自由通過，但是因為構造上的限制，所以和免疫相關的抗體和T細胞則無法通過。換句話說，因為沒有移植器官，所以不會引起排斥問題，不用因為排斥反應所苦，也完全不需要服用任何抗排斥藥物。另外，更不用考慮一般器官移植時很難處理的捐贈者血型和HLA型是否一致的問題。

　　將針頭插進腹部，將這個微膠囊直接點滴送到與肝臟相連的大血管，讓它固定在肝臟裡。顧名思義只是打了一瓶點滴，糖尿病就完全治好了，之後再也不需要服用藥物或進行治療。可以用普通、健康的身體安享天年，在漫長的人生旅途中萬一又出了問題，只要再打一次點滴就OK了。

　　在所有移植用器官之中，這個方法鶴立雞群並可長期保存。雖然需要花費電費和藥品費，但並不是一筆很大的金額。將每個人多達100萬個300μm左右的小細胞，封存在400μm以下的微膠囊裡面，讓它浮在人工血液之中，配合「葉克膜」這體外循環裝置，還有讓氧氣和養分循環的話，暫時沒問題。據說，採用、加工之後使用期限可達21天，和其他器官都撐不過24小時，時間超過之後品質就會降低的生鮮品比較起來，它就像生魚片和魚罐頭的差別。撇除必須殺死一個人這一點，簡直就是完美的夢幻治療法。

參考文獻、圖像出處等　　●國立國際醫療研究中心　https://www.ncgm.go/indel.html
●Nature　https://www.nature.com
●Wikipedia等

不會讓你感覺疼痛的貼心器官仲介商

在漫畫或電影中關於器官買賣，常會出現身體被切開、咬牙忍痛的一幕，其實站在器官仲介商的立場，有意識並吼叫吵鬧，而且還非常難搞的捐贈者很常見，他們最後當然都會進行麻醉，意識不清之後再摘取器官。麻醉之後進行摘除手術的醫師會很輕鬆，還能獲得可以賣到好價錢的優質器官。最後大量注射麻醉劑進行安樂死，不管是捐贈者還是醫師都是最輕鬆的方式，所以不會給予捐贈者無意義的折磨。折磨捐贈者對器官仲介商來說沒有任何利益，只是徒增麻煩罷了。

販賣器官時的對應是非常紳士且溫柔的，雖然一切都是靠演技和裝出來的笑容罷了。以死為前提販賣器官時，不會讓你感受到任何痛苦，所以請放心。他們會準備妥善合理的死亡診斷書，只要有加入醫療保險的話還可順利領到死亡保險金。身為器官仲介者為了毀滅證據必須盡快進行火葬，所以連葬儀社的部分都會幫忙安排。俗話說「好心有好報」，器官仲介者也覺得因販賣器官而死的人，他的家人能夠因此得到幸福是最好的。

這麼一來就不會出現奇怪的負面評價，買賣也比較容易進行，愛慕虛榮的人會認為「我是為了家人才販賣器官！」「能夠用來付款的東西就只剩這條命了……」這類被逼到絕境的人，或許會自動找上門吧！

或者是家中的孩子是蝸居族的年邁雙親，也有可能找上器官仲介商。對蝸居族施打麻醉，用救護車緊急送往醫院進行緊急手術將器官取出之後，開立死亡診斷書然後交給葬儀社處理，只要火化之後埋葬就是完全犯罪了。

 預見理想的未來

既然已經確立移植技術並且有了實績，如果能夠將人造蘭格爾翰斯島透過微膠囊化製作出人工胰臟的話，一切的問題都解決了。不用殺害任何人就可以製作人造蘭格爾翰斯島的話，身為拯救全世界成千上萬糖尿病患者的天才科學家，不僅享有盛名和讚譽，拿到諾貝爾獎也不成問題，靠專利費就能吃喝玩樂一輩子了吧！開發這款藥物的藥廠保證會賺大錢，然後笑到合不攏嘴，請務必對這些研究人員投入高額的研究費。假設現有的患者全部都被治好了，每天還是會出現大量的新患者，所以需求永遠都在。而且，對比一直以來胰島素療法的辛苦程度，就算價格稍微高一點也不會被抱怨，還可因此大賺一筆。

畢竟在日本和中國以外的國家，胰島素的價格異常地高；正確的說法應該是，日本和中國在全世界來說異常地便宜。那是因為某一位天才研究者從異世界轉生後完美詐

Nature vol.542（191～196頁）
https://www.nature.com/articles/nature21070

使用老鼠進行人工胰臟研究的論文，發表者是日本人所組成的研究團隊。日本的醫療被批評是已經落後海外一個世代，尤其在關於器官移植方面更是明顯。這時「微膠囊化蘭格爾翰斯島移植法」與相關的研究持續進行中，非常令人期待。

欺的結果（詳見第28頁），而且在日本一旦決定了藥價，只要沒有特殊理由就不會漲價。即使因為戰爭時期的價格破壞，到了現在仍沒辦法漲價。中國也因為共產黨進行價格統一控制的關係，所以胰島素很便宜；這是從1955年左右開始，依據黨的政治方針做出的決定事項，所以無法變更，並有「便宜·胰島素」的稱呼。但是最近諾和諾德藥品公司的中國工廠生產的產品開始在市面上流通，富豪似乎都購買這款高級藥品。

　　美國的胰島素最貴，價格是日本的15倍以上。所以，如果糖尿病可以一舉痊癒的話，不管是年收入的多少倍美國人都會買單吧！再加上只要有加入保險的話，自行負擔的金額可以減輕，即使價格足以和一輩子的收入匹敵那樣高，或許還是可以賣得出去。

　　站在國家的立場，與其被糖尿病患者永無止盡地使用醫療資源，即使是貴一點的藥，能夠一舉恢復健康、盡情工作是最好的。而且身為雇主的企業，使用一個星期的特休加住院就可以完全治好，這樣就能更盡情、更方便地壓榨員工了吧！

　　其實，透過動物體內製作移植給人類使用的蘭格爾翰斯島研究，現在正在進行（《Nature》vol.542　P191～196）。微膠囊化蘭格爾翰斯島移植法的好處是可以避免遭到免疫系統攻擊，極端一點的說法是，就算不是人類器官也可以進行移植；使用比人類小很多的幾十隻小老鼠來作為材料，也沒關係。

　　目前，因為許多研究機構著手進行人工胰臟的研究，所以實際應用的可能性應該很高。受糖尿病所苦的各位，希望你們在施打胰島素的同時也要努力活下去。可以完全根治這個病的魔法藥物應該在不久之後的將來，就會完成。沒有人遭遇不幸，所有人都能迎向幸福，這個最棒的可能性已經近在咫尺了。

　　科學是踩在大量犧牲者的屍體上發展起來的，期待這些違法的器官買賣，可以早日被正規的醫療驅逐並殲滅。

診療費用是如何進行計算的？「保險點數」的故事

　　日本的醫療制度中，醫療行為的價格全部都規定了相對的「保險點數」（診療報酬點數）。因此，當你拿出健保卡時所接受的醫療服務，全國一致採用保險點數 1 點相當於日幣10圓來計算。在醫院批價時收到的診療明細單上都有寫出具體的項目名稱和點數，請大家確認看看。

　　例如，不小心感冒到醫院就診，領取藥品處方箋的時候，產生的保險點數如下列內容。

■初診費…288點／複診費…73點

　　這是對醫生而言的基本費用，像是簡單的問診、用聽診器確認或是檢查口腔內部狀態，這些費用都包含在這個項目裡。從第2次（複診）開始會變便宜。

■處方箋費…68點

　　診斷結果是普通的小感冒，開藥的時候就會產生「處方箋費」。

　　因此，合計的點數是350點（初診時）。只要拿出健保卡的話，就會以 1 點＝日幣10圓進行計算，所以請款金額是3,560日圓。其中患者的部分負擔是3成。也就是說，在批價窗口實際付款的金額是1000日圓再多一點點。藥費則是另外計算。

　　順帶一提，診療時間的長短並不會反映在點數上。會設身處地為患者著想的醫師是非常珍貴的，但是以醫院經營的角度來看，這樣的金額如果沒有在3分鐘內處理完畢的話，就會虧本。

　　此外，保險點數「 1 點＝日幣10圓」只限於健保給付的醫療項目而已。像是最尖端的醫療，或是整形美容這類自費診療的項目，醫師可以自由地決定價格（自費負擔比率是100%）。為了不要被超乎想像的金額嚇到，請事先確認清楚哦！

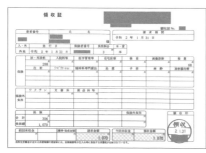

保険点数の例 (2020年3月時点)		D284	人格検查	450点
A000	初診料	288点	E200	CT撮影	1,020点
A001	再診料	73点	E202	MRI撮影	1,620点
C000	往診料	720点	F400	処方箋料	68点
D000	尿検查	26点	G001	静脈注射	32点
D007	血液検查	112点	G004	点滴注射	98点
D283	知能検查	450点	J045	人工呼吸	242点
J046	心臓マッサージ				250点
J047	カウンターショック				3,500点

日本保險點數可以在「診療點數一覽表」（醫學通信社）或是「しろぼんねっと」（https://shirobon.net/）上進行確認。

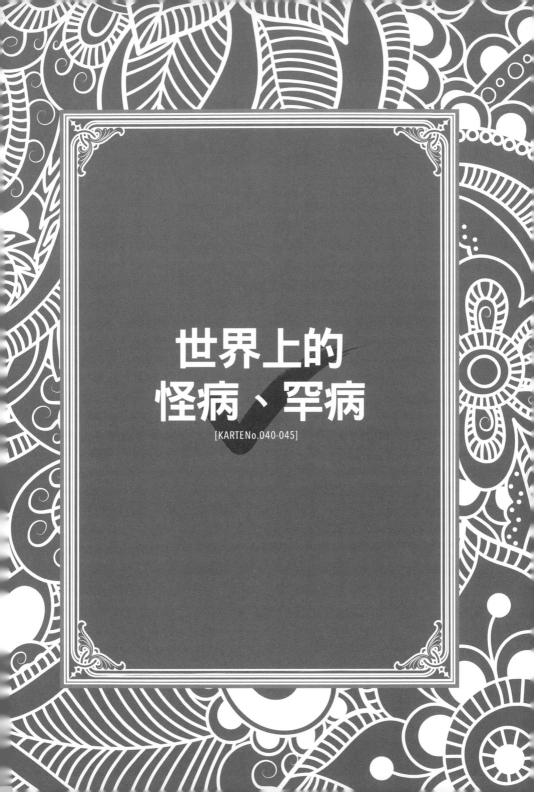

世界上的
怪病、罕病

[KARTE No.040-045]

用藥過量變成毒

汽油桶啤酒的鐵質成分含量過多！

「真的不知道是什麼原因？」爆發了怪病導致人類死亡，這樣的案例相當多。要找出這些不明怪病的原因真的很難，於是接二連三的發生死亡悲劇。

　　勸導大家「大量攝取鐵質吧！」並用鐵鍋烹調，或是在料理中加入毫無意義的鐵塊，坊間這類商品完全沒有意義，而且就算這麼做也不會真的溶解出鐵質。但是在這個世界上真的有溶解出豐富鐵質，可以大量攝取鐵質的終極食品，那就是「鐵桶釀造酒」。只要是鐵製容器就可以了，將釀酒的原料加入大鐵鍋之類的容器中，經過大約一個月左右的發酵期就可以輕鬆完成。但是不鏽鋼和鐵氟龍加工的容器不會溶解出鐵質，所以不適用。

　　沒想到透過發酵這項微生物的作用，從鐵鍋中溶解出鐵質，竟然可以完成平均每公升富含40～80毫克，吸收性良好的鐵質釀造酒，還輕鬆超越市售的營養補給品，世界上再也找不到其他鐵質含量更高的食品了。不過，因為混入鐵質是日本酒的禁忌，所以釀造用水的鐵質含量在0.02ppm以下是最適當的，因此不適合用來製作所謂的「濁酒」。真的要釀酒的話，大概就是水果酒或是當地啤酒之類的吧！但是在日本如果沒有證照就無法釀酒，所以以上述內容就只是理論上的假設而已。

　　是說，每天持續飲用含有豐富鐵質的酒，幾年之後就會因為「血鐵沉積症」而死亡。日本「クエン酸第一鉄Na錠50mg」是一款用來治療貧血的藥物，清楚標示了這款藥物的禁忌是「會引起血鐵沉積症，沒有貧血症狀的人禁止服用」，所以鐵質攝取過量真的很危險。由於血鐵沉積症在非洲南部的班圖人之間相當流行，甚至有「班圖血鐵症」（Bantu siderosis）這樣的病名存在。

 非洲怪病的真面目

　　怪病的第一次通報是在1929年（昭和4年），在英國的非洲殖民地陸續傳出有人因不明原因死亡。人們懷疑有新型的疾病，於是解剖了74人的遺體進行肝臟組織的病理診斷，確認其中34人有血鐵沉積症，並得知死亡原因是因為鐵質攝取過量所致。至於為什麼會發生鐵質攝取過量，就不得而知。

　　之後，過了幾十年依舊找不出原因，有人就懷疑這是住在南非的班圖人特有的遺傳

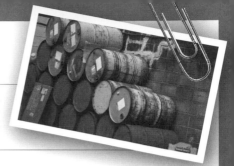

使用汽油桶釀造的啤酒中，溶出了大量的鐵質成分；但是只要經過鐵氟龍加工處理，或是使用不鏽鋼和琺瑯製汽油桶，就不會發生細菌發酵導致鐵質滲漏的狀況。而且只有在細菌活躍的期間才會有鐵質滲漏的問題，將完成後的酒裝入鐵製容器內不會有問題。

因子疾病，於是針對輸送鐵質的蛋白質，也就是鐵蛋白相關的SLC40A1遺傳因子進行調查，卻也沒發現異常。還有人懷疑可能是土壤中的鐵質含量過剩，著手進行地質調查，但連農作物和野生植物的鐵質含量都確認過了，依舊沒有發現異常。超過半個世紀都找不到答案，結果直到最近才知道，原來是歐洲人進行殖民統治時帶到當地的汽油桶造成的。喝了使用汽油桶釀造的啤酒，鐵質異常爆量的當地啤酒就是致病的原因。

自古以來，非洲的各個部落都會生產當地特有的啤酒，過去會使用陶壺進行製作所以沒有問題。但是到了20世紀，歐洲人將汽油桶帶到非洲之後，各地紛紛改用汽油桶進行釀造，而且據說早在100年前就開始了。每公升的鐵質含量高達40～80毫克，有時甚至超過100毫克，這相當於每天服用醫療等級的鐵劑一樣，是非常驚人的高單位攝取量。

 鐵質的致死量與完全犯罪

每天的鐵質攝取量超過約100毫克就會引起班圖血鐵症。如果每天持續攝取200毫克的鐵質，而且當體內的鐵質累積量超過20克就會引起重度肝功能障礙而死。每天累積50毫克鐵質在體內時，大約400天就會達到致死量而死亡。

當人體內的鐵質過剩時，身體的排出和吸收營養的能力就會降低，導致鐵質一味累積。所以善加利用這項特性的話，就可以偽裝成意外身亡，或許還可以當成虛構故事的題材使用。這只是舉例……

在日本，「クエン酸第一鉄ナトリウム」在市面上廣泛地作為食品添加劑中的營養強化劑使用。為了每天攝取200毫克的鐵質，需要攝取1883.6毫克的クエン酸第一鉄ナトリウム，所以每天只要加入2克就非常足夠了。因為是水溶性，所以很容易溶解在任何料理中，吸收率也領先群雄，不會像維他命那樣加熱就會遭到破壞。再加上它可以作為食品添加物使用，就算食品裡加入2克左右的量也是合法的。而且以營養強化為目的做為食品添加物使用時，可以不用特別標示，也沒有告知具有這項添加物的義務。

由於死因不明，就算進行解剖驗屍也完全驗不出毒性，進行肝臟組織的病理診斷時，只要沒發現肝臟血鐵症，就不會被發現是鐵質攝取過量吧！直到病症的末期為止都很難出現徵兆。活著的時候，如果抽血檢查出現異常值而被發現……即使如此，只要假裝不知道鐵質攝取過量有毒的話，要深入追究也很困難。嗯，以上只不過是做個思考實驗而已，請各位千萬不要輕易嘗試。（笑）

現代人的文明病，其實古代早就有

不為人知的憂鬱症歷史

某項統計指出，平均男性每10位之中就有1位，女性每5位就有1位可能罹患重度憂鬱症。雖然給人高壓社會的現代文明病這種印象，其實憂鬱症很久以前已經存在。

「重度憂鬱症」被稱為現代文明病，於是我試著查詢什麼時候開始有這項疾病，發現大約一千年前，醫學書籍上出現了明確的病名，並開始摸索治療方法。波斯人醫師伊本・西那（Ibn Sina）用阿拉伯語書寫的《醫典》中寫下了الاكتناب這個字；翻譯成拉丁文的話，變成deprimere，意思是精神受到壓迫的疾病。翻譯成英語就是Clinical Depression，翻譯成中文則是「重度憂鬱症」。

換句話說，重度憂鬱症並非現代文明病。而是早在一千年前就已經記載在權威性知名醫學書籍上，是一種自古以來就普遍存在的疾病。

雖然在一千年前將憂鬱症認定為精神疾病並刊登在醫學書上，但是人類早在1600年前已經有人會憂鬱的概念存在，基督教會的八原罪之一就提到了「憂鬱」（melancolia），現在則是與七原罪之一的「怠惰」吸收合併在一起。當時的人們認為人類之所以會變得憂鬱，就是因為受到惡魔的誘惑，是一種原罪。受到惡魔影響才會生病，顯示早在4世紀以前確實已經有憂鬱症患者存在。

明明古代就已經存在，為什麼重度憂鬱症會被稱為「現代文明病」呢？

那是因為在近代醫學界中，重度憂鬱症這個病名被1869年左右出現的「神經衰弱」這個病名取代，淪落為次要存在。因此，醫師在診斷書上寫的病名不是重度憂鬱症

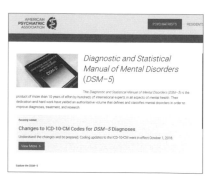

Diagnostic and Statistical Manual of Mental Disorders
https://www.psychiatry.org/psychiatrists/practice/dsm

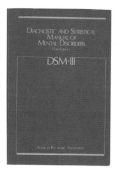

DSM-III

《DSM-III》系列書籍由美國精神醫學會發行，是一套明確規定各種精神障礙的分類與基準的工具書。從1952年的《DSM-I》開始，最新版是2013年的《DSM-5》。1980年的《DSM-III》開始成為日本精神醫學的DSM依據。

代表伊斯蘭世界的智者，伊本‧西那撰寫的書籍堪稱伊斯蘭醫學的集大成。雖然是一千年前的書，卻針對精神病之一的憂鬱症الاكتئاب有相關的論述。換句話說，憂鬱症是自古以來就存在的疾病。右圖是現代英語版，另外也出版了日語版。

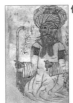

伊本‧西那

（980～1037年）

The Canon of Medicine Kazi Pubns Inc

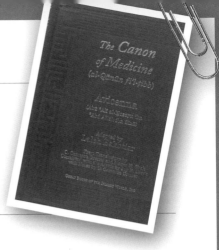

（Clinical Depression），而是讓神經衰弱（Neurasthenia）取而代之成為主流。日本的精神醫學界進入明治時期之後導入歐美式的精神醫學，這時自古以來既有概念的憂鬱症慘遭到捨棄，神經衰弱變主流並成為最新的病名。

　　搜尋以前的文獻，發現了以夏目漱石為首，不少名人都留下神經衰弱的記錄。其中也有像滋野清武這類16歲的時候，因為神經衰弱而從陸軍幼年學校輟學的人物；戰前因生病退學的理由之中，神經衰弱占了非常前面的名次。因為罹患重度憂鬱症而無法來學校的學生，在戰前已經達到一定的數量。美國首任國防部長詹姆斯‧福萊斯特就是因為神經衰弱入院後自殺身亡，這類因為神經衰弱辭去工作，甚至是自殺的人也不少。

　　德國的精神科醫師庫特‧施奈德（Kurt Schneider）在1920年提倡「內因性憂鬱症」和「反應性憂鬱症」的概念之後，憂鬱症得以在醫學會中重新受到重視。歐美國家從1930年代之後不再執著於神經衰弱這個病名，開始有更多人在診斷書上寫下憂鬱症這個病名。但日本的精神醫學研究因為受到第二次世界大戰的影響而停滯不前，神經衰弱一詞仍持續使用。2005年相撲力士朝青龍提出寫著神經衰弱的診斷書，資料顯示直到近年都還是持續使用。本以為開立這份診斷書的應該是一位非常老的醫師，沒想到居然是比我小兩屆的後輩。

　　1980年《DSM-III》（精神疾病診斷與統計手冊）出版後，日本的精神醫學以DSM作為依據之後，日本的憂鬱症患者激增，真正發揮它的驚人威力，並認為這是以前不存在的現代文明病，但在日本只是因為長期都被埋沒在醫學書的角落，沒有認知到它的存在罷了。

　　繞了一大圈之後，現在反而將神經衰弱稱為「無法鑑別的身心症」，加上不符合憂鬱症的任何一項，只能用其他精神疾病這樣的診斷名稱，換它轉而淪落為次要存在。歷時一千年在醫學界繞了一大圈之後，憂鬱症再次受到世界關注。

　　一千年前書寫的醫學典範上載明憂鬱症治療方法，包括給予具有鎮靜作用的藥物、行動療法、音樂療法、心理治療等項目，幾乎和現代採行的治療方式相同。進步的只有藥劑而已，基本的治療方法一千年來並未改變。話說回來，現代醫學依然無法解開為什麼人類會有「精神」，為什麼人會變憂鬱等種種謎團，在根本性的部分完全沒有任何進步。

動畫中的那個角色，其實是罕病患者？

巨乳蘿莉的悲劇

明明是個小女孩卻擁有巨乳身材，「巨乳蘿莉」就是這麼矛盾的存在。不是虛構而是真實存在，這是賀爾蒙分泌異常造成的疾病。有方法可以解決女孩們的痛苦嗎？

「巨乳蘿莉」好發於出生後6個月至16歲之間的年輕女性，被稱為「乳房肥大症」，是真實存在的內分泌疾病。對尚未發育成熟的身體來說，過度肥大的乳房對身體造成沉重的負擔，所以在臨床上不得不予以切除減輕重量。

有一篇論文提到，目前最年輕的案例是從出生後6個月乳房便開始膨脹，出生後23個月已經變成超級巨乳所以予以切除。而且乳房最大的案例則是一名切除高達12.5公斤（體重的24%）巨乳的小學生。體重的1/4都是乳房，已經無法量測她是什麼罩杯了。所以，從托兒所、幼稚園到小學等大範圍的年輕族群之中真的有極少數罹患巨乳蘿莉的女性存在。

日本也曾經在1993年出現一位11歲初經之後便急遽的巨乳化，短短8個月已經超過Ｉ罩杯，光是乳房就重達5公斤的少女。由於她已經無法靠自己的力量支撐這對巨乳，只能尋求醫師透過外科手術切除3.9公斤的巨乳。這位少女為了避免切除之後的乳房繼續增生肥大，在醫師的建議下服用「諾瓦得士」（太莫西芬）接受賀爾蒙治療。乳房肥大症是女性荷爾蒙之一的雌激素過敏症所造成的，只要使用具有抗雌激素作用的藥物就可以抑制巨乳化。

這款諾瓦得士錠劑原本是用來乳癌治療的，因為副作用很強，所以將這款藥物用在賀爾蒙療法上具有相當高的風險。雖然一般對外說明是「副作用很少」，但這是指作為抗癌藥物使用時，不使用這款藥物就會死亡，在逼不得已必須使用的強效藥物中，相對副作用很少的藥物，單純只是比較對象的問題。若是12歲左右的少女在青春期結束之前連續好幾年服藥的話，那麼長期累積的風險就達不容忽視的程度。要忍受爆乳定期切除乳房，還是繼續服用含有誘發癌症風險的這款副作用很強的藥物，這是被迫必須做出殘酷選擇與判斷的恐怖疾病。

定期切除乳房已經不是蘿莉控，而是Ryona們喜愛的話題了；不得不這麼做是因為對身心靈已造成沉重的負擔。在歐洲就是因為賀爾蒙療法的副作用風險過高，所以只能透過外科手術將乳房切除。思春期的少女除了必須忍受爆乳，還得承受切除手術帶來的痛苦，造成生活品質低落。因為這是罕見疾病所以沒有確立標準治療方式，無法

參考資料，照片出處等
●European Journal of Pediatrics Volume150, Issue 3, 155 page
歐洲小兒科學會誌「Massive breast enlargement in an infant girl with central nervous system dysfunction.」
中樞神經系統功能不全的女童身上乳房極度擴大　https://www.ncbi.nlm.nih.gov/pubmed/2044582

明明是個小女孩卻擁有巨乳化身材，「乳房肥大症」就是這樣的疾病，因女性荷爾蒙之一的雌激素過敏症造成。《European Journal of Pediatrics》上公布了出生6個月後乳房開始膨脹，出生後23個月已經巨乳化，乳房切除前後的模樣。

斷言哪一種作法是正確的。如果開立諾瓦得士錠劑的醫師判斷「這是與乳癌同等級的疾病」，我們也無法責怪他。一想到現實世界中的巨乳蘿莉活得如此痛苦，我就已經不會再對二次元的巨乳蘿莉產生衝動了。醫師就是這樣，學習越多醫學知識，性衝動的對象也越來越少。我們常說，看了護理師AV產生衝動的傢伙，如果不是冒牌醫師就是真正的變態。

 ## 人造巨乳蘿莉的可能性

巨乳蘿莉是內分泌疾病，意味著只要注射雌激素賀爾蒙的話，透過人工方式做出巨乳蘿莉的可能性很高。因為發生過1歲兒童的真實病例，不管是幼稚園還是小學生，在任何喜愛的年紀讓她巨乳化，理論上是可以做到的。只不過如果讓她巨乳化之後一輩子都是這樣，就算停止服藥還是無法回復原狀。

假設將角色設定為「被變態權力人士脅迫注射藥劑後成為巨乳的小女孩」，這現實中應該會被制止並有批判的聲浪，所以請在漫畫作品中真實呈現吧！從開始服藥到成為巨乳為止的成長速度驚人，並以正常發育的4倍速左右急速成長，不到1年就會變成巨乳。這段期間，包括身高等其他部位的成長速度還是跟平常一樣，所以還是小女孩卻變成了巨乳。

如果讓青春期的女孩服用過量的雌激素，副作用會導致她無法長高。所以從小就持續施打雌激素的話，除了變成矮個子巨乳之外，也有抗老化的效果，因此也可以創作具有「巨乳蘿莉＆蘿莉阿婆」雙重屬性的角色。

有誰願意在情色漫畫或是輕小說裡面嘗試看看嗎？鬼畜外道的我可以承接醫學監修的工作。說道描寫時必須注意的重點，因為開立的是賀爾蒙藥物，口服藥會在消化過程中被分解掉，所以務必要進行肌肉注射。因為不是靜脈注射，所以施打的位置不是血管處，而是像臀部、上手臂、大腿等肌肉量比較多的位置。一次施打的劑量大約1cc左右，所以作畫時請畫出小型的注射器和很細很短的針頭。和施打疫苗的方式相同，只要搜尋兒童施打疫苗的照片就可以當成作畫的參考資料。

相反的，認為胸部不可以再繼續長大的少女吞服了諾瓦得士藥錠，或是貧乳女性變身成為巨乳女性的情節也是可行的。不過，也作為巨乳化抑制藥物使用的諾瓦得士因為是抗癌藥物，普通的藥局裡面沒有販售，也很難從網路上買到這款藥物。已經長大的胸部不可能變回原來的大小，還是建議避免這樣的設定會比較好。這些全部都是理論上的說法而已。我並沒有進行過那樣的人體實驗唷！我是說真的啦！

這裡是哪裡？我是誰？……這是心因性疾病

失去記憶的原因和治療法

「失去記憶」是真實存在的一種精神疾病 但是和虛構的故事裡描寫的症狀大不相同。
我們就來解說一下失去記憶實際上是什麼樣的疾病吧！

說到近期的作品，就是2017年在NHK播出的晨間連續劇《雛鳥》（ひよっこ）。女主角峰子的父親谷田部實在故事一開始就已經失蹤，後來與峰子重逢的時候已經失憶了。此外在2017至2018年播出的《假面騎士Build》中，也設定故事主角桐生戰兔喪失了一年以前的所有記憶。

其實在現實中「失去記憶」是非常罕見的，精神醫學會也稱之為「發生病歷數最少的疾病」。綜觀日本全國，每年喪失記憶的人數大約只有數十人，其中完全下落不明的，一年也只有幾個人而已。失去記憶者的男女比例為2：1，以男性居多。喪失記憶的患者之中，90%的患者會在三個月內恢復正常。好發的年齡層以10歲後半至20歲的年輕世代居多。

所謂的失去記憶是，被稱為「全盤性失憶症」（Generalized Amnesia）的解離性障礙造成的其中一種解離性健忘。階段性結構為：解離性障礙→解離性健忘→全盤性失憶症。依據《DSM-5》（精神疾病診斷與統計手冊），醫師診斷的病名變成為「解離性健忘」。

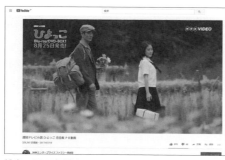

雛鳥　2017年播出
（參考NHK ENTERPRISES FAMILY 俱樂部／YouTube）

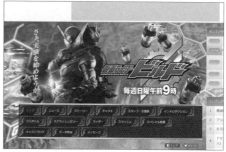

假面騎士Build　2017～2018年播出
（參考朝日電視台網站）

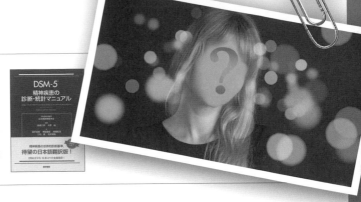

失去記憶是名為「全盤性失憶症」的精神疾病的一種。醫師會依據精神病的診斷手冊《DSM-5》進行診斷，病名是「解離性健忘」，可以分成5種類別，包括喪失所有記憶的「全盤性健忘症」，以及只忘記特定人事物的「系統性健忘」等類別。

　　日本也有人會使用「全生活史健忘」這個詞彙，但其實這是錯誤的。Generalized這個字翻譯成中文是「全面性、全身性、廣泛性」，完全沒有「生活史」的意思。如果要在論文中寫「全生活史健忘」的話，必須用amnesia of personal history這句英文來呈現。

失去記憶的原因和種類

　　現實世界中，失去記憶的原因100％都是心因性的因素造成，人類並不會因為頭部受到毆打等外傷，就造成失憶。漫畫中頭部受到毆打衝擊而喪失記憶，後來又因為強大的衝擊而恢復正常，雖然這是固定的橋段，但實際上是不可能發生的。所以《雛鳥》片中的谷田部實也因為搶奪財物而被毆打頭部，但是這件事很可能不是他喪失記憶的真正原因。

　　在現實中，人們處於何種狀態下會喪失記憶呢？簡單來說就是「想把自己的一切從歷史中抹去的人」。因此在失去記憶的這段期間內，因為完全沒有負面要素所以變得很開朗，但是只要一恢復記憶幾乎都會變得很「憂鬱」，所以進行治療後的定期追蹤是很重要的。「解離性健忘」可以大致分成5種，只有第3種「全盤性失憶症」會忘了自己是誰，其他幾種類型都會記得自己是誰。

1 局部性健忘症

　　無法想起非常討厭的事情的那段期間內發生的其他事情。例如被捲入事故或事件之中，那段期間發生的事情完全想不起來，像是戰爭體驗之類的經歷完全從記憶中抹去；即使沒有生病也常常發生這種狀況。

2 選擇性遺忘

　　只有整起事件的一小部分想不起來。記憶中特定的一小部分消失，像是明明記得自己的情人已經死了，卻完全不記得曾經與朋友談論過關於情人的事，或是明明記得懷有恨意，卻無法具體地想起來別人對自己做了什麼事。

3 全盤性失憶

「這裡是哪裡？我是誰？」到目前為止的所有記憶完全消失的狀態。這就是我們一般稱為「失去記憶」的狀態。

4 持續性遺忘

特定時間點之後的事情都想不起來。「不記得最近幾年的事」這類案例，通常是經歷了殘酷的遭遇，在那之後的所有記憶全部消失。甚至連時間流逝這件事都忘了，所以實際年齡20歲卻以為「自己是17歲」，更極端的狀況甚至會變回幼兒狀態。在漫畫和小說中，常常可以看到這種類型的失去記憶。

5 系統性健忘

只有關於某個特定類別的記憶想不起來。大多是關於特定人物的記憶，明明其他人的事情都記得很清楚，就只有那個討厭的傢伙或是那個情人的記憶完全消失。比起失去記憶的當事人，被遺忘的那個人受到的衝擊或許更大。

喪失記憶的人在周遭沒有任何同伴的情況下被人發現，這不只是虛構故事中的情節，現實中也發生過這樣的事情。不知是否因為否定人生的願望已經根深蒂固，所以失去記憶之後就可以逃離所有人。這個現象以醫學用語來說就是「解離性漫遊症」（dissociative fugue）。解離性漫遊症和全盤性失憶症大多同時發生，也有學者認為失去記憶其實是解離性漫遊症的部分症狀；「逃離一切的結果造成失去記憶」的學說。

從原本所處的地方逃出來，周遭完全沒有任何喚起記憶的契機，這種狀況就完成「

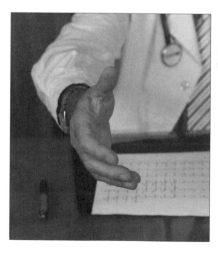

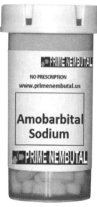

失去記憶的治療，主要會以「麻醉面試」（amytal interview）進行。通常會注射催眠鎮靜劑「阿米妥」（異戊巴妥）減緩患者內心的緊張和抗拒感，放鬆之後促使他喚起記憶的治療方法。

阿米妥／異戊巴比妥

失去記憶」了。此時包括身分證件等顯示自己姓名和學經歷的東西，都會在無意識間丟棄。所以失去記憶者被發現的時候，大部分都是身上沒有任何線索的狀態。

這時分離性身分障礙也會發作，在失去記憶後誕生出另一個人格，這樣的案例也很多。

由於日常生活和常識性的應答都如同正常人，如果將異常行動控制在個性這個範疇內，只要周遭的人不知道他原來的人格，也有可能完全不會發現。這種狀況下當恢復原來的記憶時，失去記憶期間的記憶會全部消失。所以在這段期間內，從有照顧過他的人來看，很可能會有「突然變成另一個人」的感覺。

 失去記憶的治療與恢復過程

1 意識不清期

會說出「這裡是哪裡？我是誰？」的時期。意識水平很低，會四處徘徊或是做出奇怪的舉動，會說這話可以看出他的意識不清。

2 無知被動期

活動力下降，被動的態度很明顯，容易聽從周遭的指使行動。不僅是日常生活，一般常識方面的障礙也很多，也可能變成不可思議的人，做出不符合常識性的行動。

3 記憶恢復期

逐漸取回一部分記憶的時期。

4 情緒安定期

恢復原來的人格之後，有時會有當作從來沒發生過失去記憶這件事而顯得漠不關心，並呈現獨特的態度。即使在失去記憶期間變得很熱絡，進入這個時期就會變得很冷淡。

5 恢復後抑鬱期

否定一切事物，甚至對未來感到絕望，有時甚至會自殺或是自殺未遂。即使治好了失憶症，還是有非常高的可能性會成為憂鬱症，因此有必要繼續進行治療。

基本上，只能交給醫師進行治療。如果門外漢企圖勉強對他進行治療的話，反而會引發解離性障礙的各種症狀，導致人格崩壞，這是非常危險的。找尋記憶的旅行更是萬萬不可行！給予強烈的衝擊就可以治好也是虛構的，實際上的治療方式主要會以「麻醉面試」（阿米妥面試）的方式進行。透過注射催眠鎮靜劑「阿米妥」（異戊巴比妥）降低意識的覺醒水平，並減緩心靈的緊張，減少患者的防衛機制和抗拒感，達到促進記憶恢復和感情解放的治療方式。

獻給朝思暮想到會全身發抖的人……

戀愛煩惱的治療法

喜歡上一個人，為對方著想是很棒的事，但凡事都要有限度。心理狀態變得不穩定，甚至引發身心狀態異常……就來解說「戀愛煩惱」這個「疾病」的全貌吧！

　　「戀愛煩惱」這個疾病，自古以來就流傳著不管是怎樣的名醫，甚至去泡草津溫泉都沒辦法治好。不只是日本，這似乎是自古以來人類共通的精神疾病，西元前360年左右，哲學家柏拉圖就說過「愛是無可救藥的精神病患」，蘇格拉底也以「愛是一種瘋狂」來表現。1020年伊斯蘭的智者伊本‧西那在他的著作《醫典》中，將戀愛煩惱視為一種精神病。接著到了21世紀的現代，如果依據《DSM-5》的診斷基準，戀愛煩惱似乎變成了一種「強迫症」，「從生物化學的角度，發現熱烈的戀愛和強迫症病患幾乎無法區別。」這篇論文獲頒2000年度的搞笑諾貝爾獎的化學獎[*1]。

　　雖然戀愛煩惱被稱為「不治之症」，但在西元前256年左右，被譽為生物學創始者的希臘醫師埃拉西斯特拉圖斯（Erasistratus）就成功治療了王子的疾病。他採取的治療方式就是：讓王子跟喜愛的人上床（NTL[*2]）。換句話說，就是逼迫心愛的女性離婚，讓她成為王子的妻子。這是根據醫師診斷後，搶奪人妻的最古老的案例，也成為嚴肅的古希臘文學的題材之一。

　　也就是說，得到戀愛對象這件事就是唯一根治的手段。但是如果無法得到對方青睞的話會怎麼樣呢？關於戀愛煩惱的症狀，歸納出以下幾種症狀。

●耶魯─布朗強迫症量表（Y-BOCS）引用資料

https://www.sciencedirect.com/topics/medicine-and-dentistry/yalebrown-obsessive-compulsive-scale

The Y-BOCS has 10 items

1. time occupied by obsessive thoughts
   強迫觀念占據的時間
2. interference due to obsessive thoughts
   強迫觀念造成的妨礙
3. distress associated with obsessive thoughts
   與強迫觀念相關的苦痛
4. resistance against obsessions
   面對強迫觀念時的抵抗
5. degree of control over obsessive thoughts
   能夠控制強迫觀念的程度
6. time spent performing compulsive behaviors
   花在強迫行為上的時間
7. interference due to compulsive behaviors
   強制性行動造成的妨礙
8. distress associated with compulsive behaviors
   強迫行為所伴隨的苦痛
9. resistance against compulsions
   面對強迫行為時的抵抗
10. degree of control over compulsive behavior.
   控制強迫行為的程度

Each item is rated from 0 (no symptoms) to 4 (extreme symptoms). A score of 0?7 is considered nonclinical. Scores ranging between 8 and 15 are considered mild. Scores between 16 and 23 are considered moderate and scores between 24?31 and 32?40 are considered severe and extreme, respectively.

*1 論文名稱為〈Alteration of the platelet serotonin transporter in romantic love〉戀愛時血小板血清素轉運體的變化

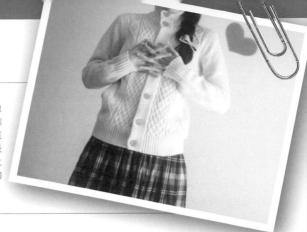

不過就是談場戀愛，但只是戀愛煩惱而輕忽
的話，也會有重症化的危險。倘若精神狀態
持續不穩定，也會有罹患強迫症這項精神疾
病的疑慮。180頁的「耶魯─布朗強迫症量表
（Y-BOCS）測試」合計成績超過24分以上
的人，而且已經到了朝思暮想並全身發抖的
話，建議到身心科就診為佳。

① 變成「躁」的狀態，情緒異常亢奮，夜不成眠而且言行舉止支離破碎，完全不經思
　 索就採取行動。
② 呈現憂鬱的狀態，出現絕望感、無力感、噁心想吐、啜泣、喪失食慾或是暴飲暴食
　 等症狀。
③ 感受到強大的壓力，出現高血壓、胸部疼痛、慢性頸部疼痛、全身顫抖、侵入性思
　 考、對心儀對象產生頻繁地創傷後遺症。

　　如果戀愛煩惱的症狀持續很長一段時間沒有排除的話，就會陷入衝動控制障礙，演
變成危害自己或是加害他人的行為。以江戶時代「八百屋於七」為代表，最後發展成
放火、對戀愛對象的加害行為、殉情、偷窺狂殺人事件等，演變成攻擊性行動之一的
偏執病。另外，也有陷入以自我為中心妄想的類型。對於自己所愛的對象，深信對方
也深愛著自己而被精神病引起的妄想附身，日本實際上就有38歲的男性對15歲的偶像
求婚，遭到拒絕之後向經紀公司提告，即使敗訴了還是堅持繼續上訴……最後演變成
一幅地獄風景圖。
　　所以，不要輕忽以為這只不過是戀愛煩惱，必須當作強迫症這種精神病進行治療。
是否達到必須接受治療的程度，請試著使用「耶魯─布朗強迫症量表」（Yale-Brown
Obsessive Compuisive Scale），簡稱為「Y-BOCS」的評價方法進行確認，它可以將
你到底有多麼深愛著對方這件事，具體的數值化。

有效治療戀愛煩惱的藥物和治療法

　　測驗內容統整在180頁，合計超過24分以上的話，除了服藥還必須接受醫師的診斷
治療；請盡速前往身心科就診。一般針對強迫症，醫師會進行認知行為療法或是「暴
露不反應」療法。但是面對戀愛煩惱的時候，必須透過戀愛對象積極地協助才能夠進

＊2 跟喜愛的人上床＝NTL，被迫跟別人上床＝NTR，也有跟喜愛的人上床＝NTR，被迫跟別人上床＝NTRR的說法。其實哪一種說法都可以……

行這些治療，所以實質上不僅沒辦法進行，導致病情惡化的風險和困難度也相當高。

總之24分以上的重度患者請嘗試藥物療法。以現在的日本來說，適用健保處方箋的藥物包括鹽酸帕羅西汀（藥品名「Paxil錠」）、馬來酸氟伏沙明（藥品名「馬來酸氟伏沙明片」）、鹽酸舍曲林（藥品名「樂復得Zoloft」）、鹽酸氯米帕明（藥品名「安納福寧」）等。

這些藥物沒有效的話，可以改用氟西汀這款在日本未被認可的藥物（藥品名「百憂解」）。如果還是沒有效的話，還可以使用研究顯示具有完全消除強迫症效果的特效藥，具有迷幻蘑菇成分的「賽洛西賓」。在日本將它列入毒品和精神藥物管制法所規範的第Ⅰ種，進行最嚴格的藥物管制。因此，雖然無法當作藥品開立處方箋，還是可以做為醫學研究使用，以實驗為目的是可以使用的。

但是，由於日本管制過度嚴格，讓患者使用這款藥物是極為困難的，不僅只有極少數特定醫院才擁有這款藥物，還必須以訂製方式委託通過嚴格審查合格的製藥公司生產，一個批量是20毫克錠劑50錠。以一瓶1,500萬日圓的驚人天價來計算的話，每天服用一錠就要花費大約30萬日圓。如此的天價藥物無法使用健保給付，不得不納入自費處方內，但不管怎麼想都覺得不實用。如果要買一錠大約30萬日圓的正規藥品，還不如冒著被逮捕的風險進行違法交易，直接購買迷幻蘑菇比較便宜，這樣的想法真的很矛盾，所以賽洛西賓飽受應該重新定義管制方式的批評聲浪。

在日本適用健保的藥

戀愛煩惱的症狀拖了一段時間，診斷後必須接受治療時，如果是重度的話在日本可以開立以下處方物，可以適用健保。

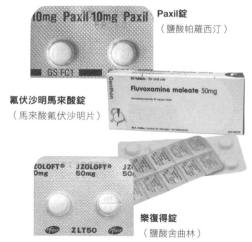

Paxil錠
（鹽酸帕羅西汀）

氟伏沙明馬來酸錠
（馬來酸氟伏沙明片）

樂復得錠
（鹽酸舍曲林）

如果無效也可用強力藥……

當健保用藥沒有效果時，還有其他的方法。在日本尚未被認可的藥「百憂解」，一般用來作為抗憂鬱劑使用。原本期待含有迷幻蘑菇成分的「賽洛西賓」可以成為特效藥，但是經過各種計算之後1錠竟要花費30萬日圓，所以目前還在研究階段。

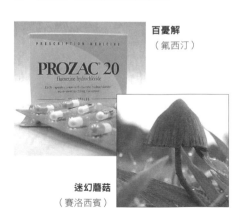

百憂解
（氟西汀）

迷幻蘑菇
（賽洛西賓）

✓ 對重症患者的腦部直接攻擊

如果已經用藥到這種程度還是沒有效果的話，最終手段就是進行腦深層刺激手術。將開發與販售心律調節器聞名的美敦力公司，名為Activa PC這款腦深層刺激裝置埋在腦子裡。

2009年2月9日通過美國食品藥品監督管理局（FDA）承認，2009年7月14日也通過EU的承認。但是2018年的現在，在日本只有帕金森氏症導致的運動障礙適用健保，用來治療戀愛煩惱的話屬於自費項目，需要支付高額費用。具體而言，埋進腦子裡的機器本身的價格是172萬日圓，埋進腦子裡的手術費用是K181腦刺激裝置植入術71,350點（713,500日圓），合計金額為2,433,500日圓，加上其他費用的話要價300萬日圓以上。

雖然花費一大筆錢，從西元前開始不管哪一種名醫都無法治療的「戀愛煩惱」這項疾病，可以用21世紀最尖端的醫學進行治療。FDA的治療基準中，規定Y-BOCS測驗成績在30分以上可以適用腦深層刺激手術，罹患極度戀愛煩惱的偷窺狂，就有必要在腦中埋入機器進行治療。等到發生偷窺狂殺人事件這個最糟糕的結果就太遲了，為了在事前進行妥善的治療，希望日本也可以將它納入健保給付範圍內。

藥物治療無效的話也可運用通電刺激方式……

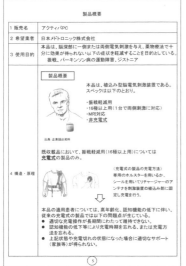

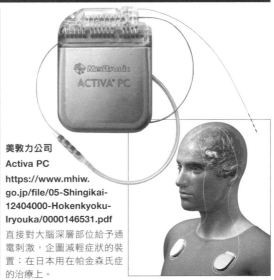

美敦力公司
Activa PC
https://www.mhiw.
go.jp/file/05-Shingikai-
12404000-Hokenkyoku-
Iryouka/0000146531.pdf

直接對大腦深層部位給予通電刺激，企圖減輕症狀的裝置；在日本用在帕金森氏症的治療上。

檢視自己的戀愛煩惱程度吧！
耶魯─布朗強迫症量表（Y-BOCS）測驗

問題1　一天之中花多少時間想著對方？

1. 沒有特別想
2. 1小時以下
3. 1～3小時
4. 3～8小時
5. 8小時以上

問題2　戀愛對社會活動和工作造成多大的妨礙？

1. 沒有問題
2. 稍微有些妨礙，但是整體來說沒有問題
3. 雖然演變成相當程度的妨礙，勉強可以對應
4. 成為顯著的妨礙
5. 除了戀愛對象以外的事都沒辦法做

問題3　關於戀愛感到多大的痛苦？

1. 完全沒有
2. 很少有這種感覺，沒什麼痛苦
3. 相當痛苦，但是勉強可以對應
4. 非常地痛苦
5. 因為太痛苦所以什麼都不能做

問題4　當腦中浮現對方的時候，可以轉換心情嗎？

1. 很普通地可以做到
2. 大部分時候可以做到
3. 必須拚命地轉換心情

4. 很少有辦法轉換心情
5. 絕對沒辦法轉換心情

問題5　可以忽視戀愛情感帶來的影響嗎？

1. 總是可以
2. 通常可以
3. 有時可以
4. 幾乎沒辦法
5. 完全沒辦法

問題6　每天花費多少時間在戀愛對象的身上？

1. 沒有
2. 1小時以下
3. 1～3小時
4. 3～8小時
5. 8小時以上

問題7　戀愛行為對社交活動和工作造成多大的妨礙？

1. 完全沒有
2. 只有一點點妨礙，不會損及整體的生活
3. 很明顯地造成妨礙，但是勉強可以對應
4. 有顯著的妨礙
5. 受到妨礙而且束手無策

問題8　如果戀愛受到阻撓，不安的程度有多大？

1. 完全沒有
2. 只有一點點
3. 強烈的不安，但勉強可以對應
4. 感到非常不安，成為很大的阻礙
5. 因為不安而束手無策

問題9　為了抗拒戀愛情感做了多大的努力？

1. 總是在抗拒
2. 大部分時間可以抗拒
3. 可以稍微抗拒
4. 幾乎沉浸在所有的戀愛情感中
5. 完全無法抗拒，應該說已經被戀愛沖昏頭

問題10　可以控制戀愛情感到什麼程度？

1. 完全在控制內
2. 透過一些努力和心思，可以止住戀愛情感
3. 有時候可以止住戀愛情感
4. 雖然可以延遲戀愛情感，最後還是無法止住
5. 完全沒辦法控制戀愛情感

所有項目都選擇完畢後，1＝0分，2＝1分，3＝2分，4＝3分，5＝4分，算出合計的分數。

9分以下	正常	24～31分	重度戀愛煩惱
10～15分	輕度戀愛煩惱	32～40分	極度戀愛煩惱
16～23分	中度戀愛煩惱		

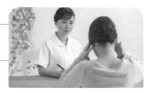

合計24分以上的話，建議接受身心內科的治療。

人類為了什麼而活在世界上？

您也有這種針對人類本質所提出的疑問對吧？
答案出乎意料地簡單，人類就是為了讓自己擁有好心情而活著。

極端的說法是，人只要感覺心情好，就不會衍生其他所有不好的問題。比方說全部財產都遭剝奪、遭剝奪了自由、被迫從事嚴苛的勞動，甚至被奪取寶貴的性命，只要自己的心情好就會感覺幸福。所以人們透過宗教或是戀愛等方式，為自己帶來最棒的幸福。

相反的如果心情不好，就算擁有莫大的財產，或是擁有多麼偉大的地位，還是會變得不幸福。當人類的心情跌到谷底的時候，不管付出多麼大的犧牲都無法恢復好心情，最極端的例子就是犧牲一切進行的復仇。

透過大腦機器，將大腦皮質與感情中樞之間的連結切斷，讓人類變成一個沒有感情起伏的人；不管看到什麼都不會產生價格高低或美醜的差異，所有東西看起來都變成一個模樣。因為未來也全部都是一樣的，所以無法與他人做出任何約定。當情感消失時，一切的價值判斷都變得無法執行。
因此，人類必須擁有知性和感情。

以不同的解讀方式來看，由於透過情感進行價值判斷的系統，就是使用較少的演算能力與記憶力，來獲取最大利益的最佳系統，但是當人類要提升演算能力和記憶力時，比起感性判斷，理性判斷才帶來最大的利益。

對現代智人來說，會發生感性這個舊式的判斷系統和理性演算後的新判斷系統，兩者之間的衝突問題。這是因為，生物懷抱著無論如何都無法捨棄舊式系統這個構造上的問題。

換句話說，不管人類進化到何種程度，就算已經退化到只剩痕跡器官，情感還是會殘留下來吧！

幸福是什麼呢？
就是自己的好心情。

受電磁波影響誘發癌症的都市傳說真相

電纜線與癌症風險

似是而非的流傳著「住在高壓電纜附近的話會得癌症」這種說法，但是沒有明確的證據證實超低頻電磁場誘發癌症的可能性，為什麼會這樣呢？

在日本，由於1992年瑞典的研究結果被媒體大肆報導的關係，對這個問題產生了高度的關注。報導內容指出，「住在高壓電纜附近的孩童，兒童白血病的發生率是一般的4倍。」於是這件事就這樣成為都市傳說，並一直持續流傳到現在。

這篇論文中寫道，在磁場強度0.3μT（微斯拉集）的環境中生活，兒童白血病的發生機率變成3.8倍。但是，其實這篇論文在統計數據的處理發生錯誤，做出不存在於環境重要因素和疾病之間的因果關係，而導致「群體錯覺」發生。

在瑞典進行的調查顯示，針對800種疾病進行統計後，發現只有兒童白血病的發生率變成4倍。其他像是大人的白血病，以及容易誘發癌症的部位（大腸、胃、肺、胸部、攝護腺）的數據卻極為普通。

這是在統計學上被稱為「多重比較問題」的現象。當握有許多數據資料時，儘管應該是偶然發生的事情，也會依據機率法則而有一定的發生機率。這件事會與集群錯覺互相結合在一起。

在統計學上為了避免這類偏頗的數值，導致最終產生錯誤的結果，像是顯著性差異、信賴區間、P值等，本來就存在著各式各樣困難的計算理論。但是在這篇瑞典的論文中，似乎沒有完全排除偏頗的數值。結果「只有兒童白血病的發生率是4倍」，這項調查不僅準確率很低，它也只是偶然發生數字而已。

這件事在1995年，美國的公共廣播電視公司PBS的節目FRONTLINE中被報導出來。

——they began accusing the Swedes of falling into one most fundamental errors in epidemiology, sometimes called the multiple comparisons fallacy. （筆者譯：科學家們開始指責瑞典陷入流行病學中最基本的錯誤之一，被稱為多重比較謬誤。）
「PBS FRONTLINE Currents of Fear」（Internet Archive）

參考資料、圖像出處等
● 「Magnetic Fields and Cancer in Children Residing Near Swedish High-voltage Power Lines」
● American Journal of Epidemiology, Volume138, Issue 7, 1 October 1993, Pages 467～481 https://academic.oup.com/aje/article-abstract/138/7/467/151494

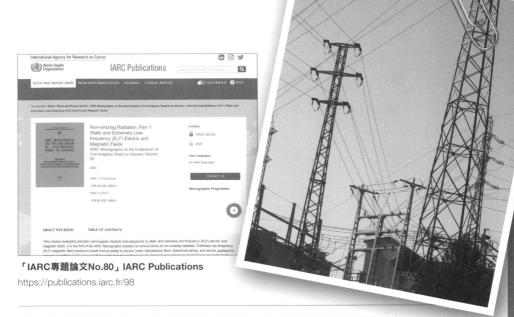

「IARC專題論文No.80」IARC Publications

https://publications.iarc.fr/98

「住在高壓電纜附近的話會得癌症」這個說法，源自從1992年瑞典研究家發表的研究主題〈Magnetic Fields and Cancer in Children Residing Near Swedish High-voltage Power Lines〉，但是這項統計資料在處理上存在著致命的錯誤，2001年國際癌症研究機構（IARC）已經提出否定的看法。雖然無法斷言跟兒童白血病一點關聯也沒有，同樣的也找不到足以證明兩者之間沒有關係的證據，相當令人懷疑。

　　所謂的「統計」雖然是了解事物的性質和傾向的一門重要學問，但是沒辦法得出「絕對正確的數字」。依據資料的選擇方式，也會導出超乎想像的結論。

正確解釋IARC的評價

　　在2001年6月，國際癌症研究機構（IARC）針對暴露在靜電磁場與超低頻電磁波（0～300Hz，包含日本的電線50～60Hz）誘發癌症一事，做了正式的評價。也就是〈IARC專題論文No.80〉的內容。這次的論文結論提到的是……

超低頻電磁波「或許對人類具有致癌的可能性」（Group 2B）

　　看到這句話，有的人會誤以為「國際性的組織認同它具有致癌性！」但其實並不是這樣的。首先，這份評價屬於「這項物質和環境是否成為癌症的原因」這個分類下的內容；並不是評價「容易誘發癌症」這項主題，請大家注意。

● 〈PBS FRONTLINE Currents of Fear〉Internet Archive　　https://web.archive.org/web/20160203040412/http://www.pbs.org/wgbh/pages/frontline/programs/transcripts/1319.html

● 〈電磁場與公共衛生　暴露在超低頻電磁波下〉WHO Fact Sheet 322　　https://www.who.int/peh-emf/publications/facts/FS322_Japanese.pdf

接著，以這個結論為前提書寫，關於超低頻電磁波的「綜合評價」如下：

· 針對超低頻電磁波的致癌性，與人類的兒童白血病相關的證據是有限的。
· 針對超低頻電磁波的致癌性，與人類的兒童白血病以外的所有癌症有關的證據不足。
· 針對超低頻電磁波的致癌性，在實驗動物身上的證據不足。

各位可以看到評價內容是極為否定的。那麼，為什麼會依據這些內容做出「或許具有致癌性」的結論呢？而且問題的癥結點在於單純針對兒童白血病而已（針對其他癌症，本來就沒有暗示致癌性的顯著性資料存在）。依據好幾份流行病學研究數據進行分析結果顯示，在超低頻電磁波超過0.3～0.4μT的居住環境，可以看到兒童白血病發生比率倍增的狀況。這項結果雖然比瑞典的研究結果減少一半，但依然呈現這麼高的數值，這代表具有危險性？的確很容易就讓大家產生這樣的聯想，不過仍不能太快做出「具有致癌性證據」這個定論。研究者們一直都採取慎重的立場進行驗證。

> ——但是，流行病學的證據可能因為選樣偏差等手法上的問題，降低可信度。再加上沒有間接證實低程度的暴露與癌症發生之間的關聯性等生物物理學機制下認為正當的證據。（中略）再加上以動物研究為主的結果，顯示不受影響。因此，考量以上所有內容，看不出與兒童白血病相關證據之間具有強烈的因果關係（引用自WHO Fact Sheet 322〈電磁場與公共衛生　暴露在超低頻電磁波下〉）。

流行病學研究是從統計數據中，讀取傾向的一門學問。如同瑞典的研究引起了「集群錯覺」一般，無法保證不會做出錯誤的結論。因為有如此慎重且否定的註釋，所以國際癌症研究機構（IARC）公布的資料將它分類在Group 2B。IARC公布的致癌性分類是從Group 1到Group 4為止，代表性的東西可以上經濟產業省的網站確認。

結論就是「住在高壓電纜附近的人會得癌症」是一項錯誤的認知。正確的說法是，關於兒童白血病現階段雖然無法斷言兩者之間沒有關係，但是也沒有兩者相關的證據，只能說有這樣的疑慮而已。至於兒童白血病以外的癌症，因為沒有任何顯著的資料存在，所以變成一則100%的假消息。尤其是後者，請大家注意千萬別上當受騙了。

● 「IARC公布的致癌性分類」日本經濟產業省網站　　　https://www.meti.go.jp/policy/safety_security/industrial_safety/sangyo/electric/detail/e_health/senmon_kikai.html

課後補充

[KARTE No.046-050]

發現油田的話可以成為石油王國嗎？

茅利塔尼亞興衰物語

有一個發現海底油田的非洲小國。全國上下一口氣變得豐足，大家過著幸福快樂的生活……最後結局卻不是這樣。被石油捉弄的人生，等待著他們的是……

　　大家都知道茅利塔尼亞這個國家吧？這是一個位在非洲西北角的國家，相對於日本位在遠東區，他則是在極西位置的國家。小說中設定亞森‧羅蘋於1912年左右即位，成為茅利塔尼亞帝國的皇帝亞森一世之後誕生的國家，然而這個1960年從法國殖民地獨立建國的貧困國家，在世界上是真實存在的。

　　這個貧困的國家於2005年在近海80公里，地下2,600公尺的地方，發現了預估埋藏量高達1億2千萬桶的海底油田，政府和國民欣喜若狂的程度不言可喻。

　　就算1桶只能可賣60美元，加起來也有72億美元（相當於8千億日圓左右）的資產。茅利塔尼亞2005年的GDP是18億3千萬美元，從這一點來看真的是發現了鉅額寶藏。以日本人的感覺來比喻的話，就像是說了「想要１千兆日圓」之後，真的從地面湧出這麼多錢的狀態吧！

　　所有人都懷抱著靠石油一舉脫貧的夢想。政府為了避免石油開採權被少數人士壟斷而進行立法，設立了「茅利塔尼亞國家石油公司」這個接受外國第三方監察，公正且中立的特別機關，致力於將利益平均分配給全體國民。油田的開發進展順利，2006年2月開始進行日產6萬5千桶的石油生產。

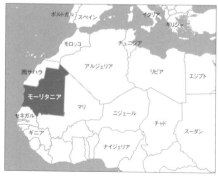

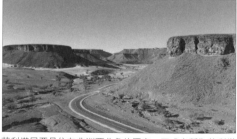

茅利塔尼亞是位在非洲西北角的國家，正式名稱為茅利塔尼亞伊斯蘭共和國。首都是諾克少，地處撒哈拉沙漠區，九成國土都位在沙漠地帶。

參考資料、圖像出處等　　「GDP假象（美元）的變化」圖表　世界經濟話題冊
http://ecodb.net/exec/trans_country.php?type=WEO&d=NGDPD&=MR&s=&e=

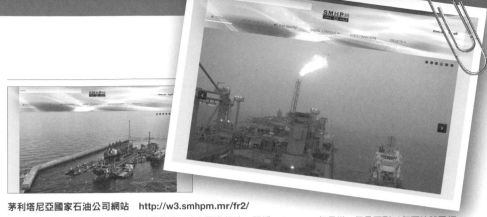

茅利塔尼亞國家石油公司網站　http://w3.smhpm.mr/fr2/

2005年發現了海底油田。政府透過國營的石油公司進行油田開採，GDP一口氣暴增，但是不到10年石油就已經開採殆盡。2018年開始，與荷蘭皇家殼牌公司簽約，開始探索新的油田。

　　該國期間內雖然引發了政變，不過在當地的感覺就像是總統被彈劾那種程度的狀況而已，不需要太過在意。來自油田的收入讓GDP值急速上升至21億8千萬美元，2007年更激增至30億4千萬美元，總人口300多萬人的小國，國內經濟因為石油造成的泡沫經濟一飛衝天。隨後GDP持續急速成長，國家的財富瞬間激增了好幾倍。

　　但是很快的，石油產量開始減少，2007年9月跌到了日產能1萬桶；2008年的GDP為33億3千萬且呈現停滯的狀態。從國外引進新技術後2009年回升到日產能1萬7千桶，雖然稍稍成長至39億5千萬美元，但2010年又呈現負成長，GDP跌至36億7千萬美元。到了2013年的時後終於氣力放盡，茅利塔尼亞國家石油公司在2015年公布了赤字的財務報表之後，便停止一切活動。

　　油田就像是拿針刺進袋子裡，將內容物抽取出來一樣，裡面的殘量減少之後抽取出來的量也會減少。於是石油公司注入海水讓內容物膨脹之後再次抽取出來，還為此導入了將海水與石油分離的裝置。單純計算的話，一如各位所知，1億2千萬桶的油田快速地抽取出來的話，不到10年都會全部抽光。但是這個國家和國民都被從天而降的財富沖昏了頭，對金錢的感覺也麻痺了，才會產生石油源源不絕持續湧出的錯覺。

黑金是一場泡沫般的夢

　　失去來自油田的收入之後，該國經濟陷入低迷，轉而呈現經濟負成長。油田帶來了戲劇性的經濟成長，但這場夢一瞬間就醒了，石油王國只是一時的幻象罷了。並不是被石油公司欺騙，也不是任何人寡占利益變成肥貓。石油公司確實將實際公布的利益支付給茅利塔尼亞政府以及全體國民。

　　不過，怎麼跟想像中的不一樣，跟期待的結果不同呢？相信你也有同樣的感覺吧！其實如果將47億美元平均分配給全國300萬人的話，平均一個人只能分配到1,566美元

●駐日茅利塔尼亞共和國大使館網站　http://www.amba-mauriania.jp/

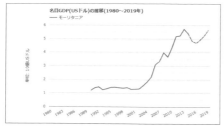

假象GDP（美元）變化			
2000年	12億9千萬美元	2010年	43億3千萬美元
2002年	13億美元	2011年	51億8千萬美元
2003年	13億2千萬美元	2012年	52億3千萬美元
2004年	15億6千萬美元	2013年	57億2千萬美元
2005年	18億3千萬美元	2014年	53億9千萬美元
2006年	21億8千萬美元	2015年	48億3千萬美元
2007年	30億4千萬美元	2016年	46億9千萬美元
2008年	33億3千萬美元	2017年	49億4千萬美元
2009年	39億5千萬美元	2018年	52億4千萬美元
2010年	36億7千萬美元	2019年	56億5千萬美元

茅利塔尼亞的GDP假象變化（參考「世界經濟話題冊」）

（約17萬6千日圓）而已。對一個平均年收入只有350美元的國家來說，將全體國民年收入4倍以上的錢公平地進行分配，只能說這個政府真的很認真也很努力不是嗎？

　　油田並不是一般人印象中可以賺大錢的東西，這個事實讓石油王國的夢徹底粉碎。如果將1千兆日圓平均分配給每一位日本人的話，一個人只能分到800多萬日圓而已。就算1千兆日圓從地面湧出，大家相安無事公平分配的話，根本不可能成為一輩子吃喝玩樂的石油王國，這件事大家心知肚明。

　　但是，只要嘗過一次甜頭就無法忘懷，這就是人性。2018年，期待再次發現新的油田，不知該說這是夢想和希望，還是單純的妄想，茅利塔尼亞政府與荷蘭皇家殼牌公司締結了油田調查的契約，又開始著手探索新的油田。

 從章魚的國度傳遞愛

　　發現油田之前，茅利塔尼亞靠礦業和漁業支撐國家經濟。1978年日本的JICA透過技術支援，教導他們使用陶壺捕捉章魚之後，順利捕捉到成千上萬的章魚，並成為該國重要的輸出品。成為日本的最大章魚供應國，日本的章魚燒如果少了茅利塔尼亞就無法完成，所以各位在超市購買章魚時，不妨仔細看看原產地。日本市面上流通的章魚，超過30%以上都是茅利塔尼亞生產的章魚。

　　但是住在茅利塔尼亞的日本人只有大使館相關人士大約20人而已，茅利塔尼亞人幾乎沒有見過日本人。在日茅利塔尼亞人也一樣，包含駐日大使以及大使館人員在內不超過20人，在日本也幾乎沒有看過茅利塔尼亞人。

　　因為石油泡沫經濟，經歷過糧食短缺的國民預見光明的未來而拚命生孩子，結果總人口從300萬人變成430萬人，茅利塔尼亞不但增加了130萬人且平均年齡下降，但是該國大半國土都是沙漠，而且沒有足以養活這麼多人口的糧食生產能力，所以不得不將珍貴的外幣和仰賴石油累積起來的儲蓄，都花在糧食進口上，如今70%的糧食都仰

●茅利塔尼亞首都總統官邸圖像　Google街景　https://www.google.com/maps/place/18%C2%B005'
39.0%22N+15%C2%B058'　15.0%22W/@18.0949421,-15.9714486,1094m/data=!3m1!1e3!4m5!3m4!1s0x0:0x0!8m2!3d18.094167!4d-15.970833?hl=ja

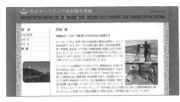

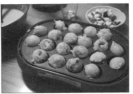

茅利塔尼亞的漁業相當興盛，特別是將章魚作為外銷品賺取外幣。在日本市面上流通的章魚有30％來自茅利塔尼亞，但是因為濫捕導致漁獲量減少的問題近年來受到重視，致力於管制和管理。

賴進口。

順帶一提，茅利塔尼亞人是不吃章魚的。因為日本人願意花高價購買，與其吃掉這些章魚，倒不如將章魚賣給日本人所賺到的錢，用來買其他食物來得划算。明明糧食短缺，卻把在本國取得的糧食輸出到國外，然後用賺取來的外匯所得購買糧食，雖然感覺這種做法很奇怪，如果以卡路里為單位來計算的話，與其食用章魚，利用賣掉章魚賺到的錢購買外國食品來吃，攝取到的卡路里比較高，這是確實經過損益衡量之後的結果。而且輸出章魚和進口糧食之際，衍生出物流業的需求與雇用關係，對經濟發展也有正向的影響。

但是經過長達40年的濫捕導致章魚數量銳減，連章魚資源也即將枯竭。這就是一味地仰賴可以取得的資源，帶來的報應。

✔ 再度成為大國的殖民地

最近，中國政府免費興建的建築物成為茅利塔尼亞的經濟支柱。在日本稱為「箱物行政」（政府專注於公共建築的建設）又再一次復活。多虧了中國提供莫大的免費援助，2017年的GDP重新回到正成長，2018和2019年也有成長。

從召開國會的總統官邸到行政部門廳舍，全部都是中國政府免費幫忙興建的。這是非常可觀的經濟援助，從電子投票系統到國家中樞的電腦系統，全部都是利用中國政府的資金導入中國製的產品，由中國人進行技術指導，想要監聽或監視都是輕而易舉的。甚至連投票結果，都可以從中國進行遠端操控，難道這是我的妄想嗎？單純只是我想太多的話就好了。因為厭惡貧窮而選擇成為大國的藩屬國，如果困苦的國民可以因此獲得救濟的話，或許也是不得不的選擇吧！

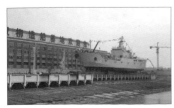

在中國的造船廠，為茅利塔尼亞建造的L981兩棲戰艦。

中國免費出資協助興建的茅利塔尼亞總統官邸。

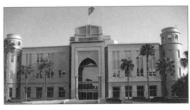

●駐日茅利塔尼亞共和國大使館網站　http://www.amba-mauriania.jp/

私設軍隊的海運王，守護永久中立國的船隻

「瑞士是海運大國」之謎

瑞士位在內陸的山岳地帶，竟也是海運相當興盛的國家。世界排名第二的海運企業MSC支撐著瑞士的經濟，這是為了安全航行必須擁有「力量」，擔任這個角色的是……

　　瑞士是不靠海的內陸國家，所以沒有海軍，但是透過船舶進行水路運輸，許多瑞士籍的船隻依舊航行在全世界的各個海域。

　　第二次世界大戰時，瑞士雖然被納粹德國與其他軸心國成員全方位包圍，慘遭孤立，但為了支撐、持續維持中立的國內經濟，瑞士依然有一群手無寸鐵正面迎向挑戰的船員們。第二次世界大戰期間，曾經出現名為「瑞士海上運輸局」（Swiss Maritime Navigation Office, SMNO）的上級組織，以及旗下所轄的「瑞士商船隊」（德語表記：Schweizer Hochseeschifffahrt），專職管轄馳騁在世界各海域的瑞士船隻與船員，瑞士商船隊的存在目的，就是為了維持瑞士的經濟水準，確保海上通訊網絡暢通。也就是說，本質上與他國的海軍有著同樣的目的。只是，他們不能使用戰鬥這個手段而已。實質上，這個海運組織應該被稱為非武裝中立的瑞士海軍才對。

　　第二次世界大戰期間，瑞士煩惱的事情之一，就是石油資源的輸入。因為瑞士的石油完全仰賴進口，遭到納粹德國全方位包圍時，從美國輸入石油是一件極為困難的事情。完全不可能從陸路運輸的情況下，就只剩下船舶運輸這個手段。瑞士這個完全的內陸國要怎麼讓船隻進來呢？船隻橫越大西洋之後進入北海，在海洋與河川的交會處，石油被分裝在小型船隻上，再沿著萊茵河逆流而上，抵達位在水源地前面的瑞士巴塞爾港，之後就是在瑞士國內使用鐵路等運輸管道了。船隻在河川上航行時，最大只能使用排水量3,000噸以下的小船。一萬噸等級的石油運油船抵達河口之後，會分裝在4艘河川用的小型運油船上，然後沿著流經德國與法國邊界附近的河流逆流而上，抵達瑞士的巴塞爾港。作為守護永久中立之身的唯一屏障，沒有攜帶任何槍械的非武裝瑞士商船，順利支撐起戰時的瑞士經濟。

參考資料、圖像出處等　　●《瑞士商船隊75年史（Marine suisse:75 ans sur les oceans, OlivierGrivat, Editions Imagine）》

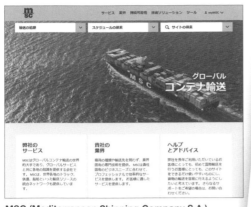

MSC (Mediterranean Shipping Company S.A.)

https://www.msc.com/jpn

Gianluigi Aponte（1940～）

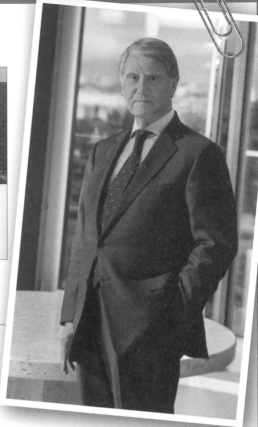

由出生在義大利的Gianluigi Aponte領軍、白手起家的
瑞士商船公司MSC，業績成長至世界第二位。雖然是
永久中立國卻不是非武裝國家，瑞士採用全民皆兵的
徵兵制度。MSC的瑞士籍船員大多為退伍士兵，擔任
船隻的警備工作，他們擔任傭兵部隊守護船隻不被海
盜侵擾，實質上肩負著等同海軍的功能。

 ## 瑞士的海運王

　　現在瑞士國內總共有六家商船公司，其中規模最大的就是以日內瓦作為根據地，全
球第二大的商船公司MSC。MSC的創始者，同時也是瑞士的海運王Gianluigi Aponte是
一位估計總資產高達8,000億～9,000億日圓的大富豪。MSC現在也是徹底由創始者家
族經營的公司，所有幹部都是Aponte家族的人。

　　雖然Gianluigi Aponte是在義大利出生的義大利人，但與原本是船上乘客的瑞士女性
Rafaela Diamant結婚後成為瑞士人。他在1970年買進一艘中古船隻開始經營MSC公
司，最早是只有一艘船的業主，在日本被稱為「一杯船主」（船東兼船長）的狀態下
白手起家，一舉成為世界排名第二的海運王，是一位揚名立萬的人物。隨後，他接二
連三買進新的船隻，快速成長為大型商船公司。

　　Aponte能夠購買船隻的背景是，因為《骷髏13》也愛用的知名瑞士銀行與瑞士政府

●瑞士海上運輸局官方網站　https://www.eda.admin.ch/smno/en/home.html
●Gianluigi Aponte、小型運油船照片　Wikipedia

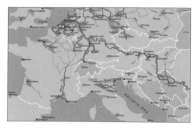

European waterways map

http://www.inlandnavigation.eu/what-we-do/
maps-fleet/

歐洲的主要河川和水路。與實際的河道寬度
地形無關，圖中線條越粗，代表水路的運輸
量越大。

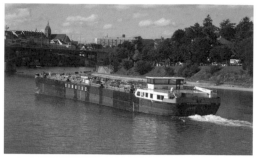

航行在瑞士巴塞爾市內的小型運油船，石油就是透過小型運油
船從海上沿著河川往上游運送。

提供的補助金制度。當瑞士的商船業者購買全新的瑞士籍船舶時，如果向瑞士銀行申
請融資，每艘船的上限是11億瑞士法郎（約1,200億日圓），這是由瑞士政府成為連
帶保證人的低利率借款制度。保證的回饋依據非常時期的政府命令而定，實際上據說
政府從來沒有提出過任何命令。透過這個史上最便宜的資金調度方式，讓Aponte家的
事業急速擴張。

 瑞士傭兵的復甦

　　從第二次世界大戰到冷戰期間，瑞士籍的船員支撐起瑞士的海運，但是冷戰結束後
船員的數量急速銳減，明明是瑞士籍的船隻卻沒有任何瑞士人搭乘，這樣的狀況變成
常態化。因為對瑞士人來說，船員變成了不具任何魅力的工作。最少的時候甚至全世
界只剩下5位瑞士籍船員，瑞士人面臨滅絕危機。但是到了2008年，瑞士籍船員突然
激增。船員的薪資水準提升了將近5倍之多，2019年更有651名瑞士籍船員存在。為
什麼人數會成長100倍以上？為什麼他們會突然立志成為船員？突然暴增的志願者又
是從哪裡湧現出來的呢？

　　其實他們原本都是瑞士的軍隊士兵，退伍士兵在實行徵兵制度的瑞士並不罕見。換
句話說，他們的工作不是負責船隻的航行，而是船隻的警備任務，擔任防止海盜侵擾
民間船隻的警衛，所謂民間軍事公司（傭兵）的一種。

　　瑞士海上運輸局雖然會發給瑞士籍船員等同身分證明書的船員手冊，但是無法成為官
方的技能證明文件，身為船員的技術證明必須透過其他管道從國外取得（官方有明確記
載）。瑞士籍船員大部分都不具有船員的技能，這麼說雖然很奇怪，因為實際上負責船
隻航行的，都是亞洲國家的船員。跟完全沒有瑞士人搭乘成為常態化的時代完全相同。

　　瑞士的海上運輸局是由代表六家瑞士商船公司的六位委員負責營運，但實際上

Aponte家族才是真正舉世無雙的最強存在，因為瑞士籍船員的真實身分其實是MSC警備部的員工，也就是Aponte家的私設軍隊。

　　瑞士籍的船隻上面有瑞士籍的船員搭乘，並且持有瑞士官方機關發行的身分證明文件，這是再合法不過的事。船上具備瑞士政府認定為了自我防衛必備的最低限度武裝設備，這當然也是合法的。他們使用的武器是12.7mm的重機槍，小型的海盜船應該可以輕易擊沉吧！實際上，瑞士海上運輸局是以「瑞士的船東依據波羅的海國際航運公會制定的慣例基準忠實執行，船東各自擁有擊退海盜的特殊方法。」這種微妙的方式呈現。

　　現在也負責驅逐海盜的海運王Aponte家的私設軍隊，成立的背景有著一段為了保護船隻不得不這麼做的切身理由。2008年被說支持恐怖主義的穆安瑪爾‧格達費的兒子，因為涉及暴力事件而在日內瓦遭到逮捕，隨後格達費採取報復行動，在利比亞拘禁了兩名瑞士籍的商業人士。雖然瑞士聯邦總統梅爾茨前往利比亞當面謝罪，一名人質依然無法獲得釋放，被判處禁錮4個月的刑期。永久中立國瑞士不僅無法派遣軍隊到國外，也不能拜託他國軍隊協助前往救援。因為在瑞士國外發生的事件無法採取任何武力行動，只能透過和解付錢了事的手段解決。這起事件讓海盜們學到了一件事，如果襲擊瑞士人抓來當人質的話，不僅不會遭受任何國家的軍隊攻擊，還可以取得高額贖金。

　　這事也讓海運王領悟了一件事，不管Aponte的商船遭遇任何事情，政府和軍隊都沒辦法解救他們。

　　實際上在2018年9月22日，瑞士的商船公司Massoel Shipping旗下的貨船MV Glarus在奈及利亞近海遭到海盜襲擊，七名菲律賓人與斯洛維尼亞、烏克蘭、羅馬尼亞、克羅埃西亞、波士尼亞籍船員各一名，共計12名船員遭到逮捕。劫持歷時一個月以上終於獲得釋放，擔憂可能會助長同樣的攻擊事件，瑞士拒絕公布本次解救人質的詳細戰術。事件落幕後，被釋放的貨船MV Glarus轉賣給其他公司，船籍也從瑞士籍變成巴拿馬籍。

　　一如各位所想像的，應該支付了驚人的贖金吧！

　　如果放棄瑞士的船籍，就無法獲得瑞士銀行針對船舶這項高額資產的購入資金所提供的低利融資。所以，現在包括了Massoel Shipping在內的瑞士商船公司全都委託Aponte家的私設軍隊，實際上也可說是瑞士海軍的MSC警備部擔任傭兵。於是瑞士籍的傭兵成為內陸國家的海軍，並再次活躍在世界各地。

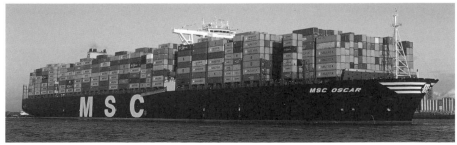

MSC旗下世界最大貨船OSCAR號，他們習慣以Aponte家族的兒子或孫子的名字為船隻命名。

選舉宣傳車與政治宣傳廣播極具效果……

透過街頭宣傳進行恐怖洗腦

透過巨大音量宣傳，真的是令人困擾的事，但是同樣的事情重複很多次之後，就會被善意解讀，讓人們以為這些事情是真的。透過選舉宣傳車進行街頭宣傳其實是有效的？

　　每當選舉活動開跑之後，相信大家都有對那些搭乘選舉宣傳車在住家附近做惱人嘶吼的政治家，感到厭煩的經驗。難道他們是故意讓有投票權的人討厭，要讓大家不要投票給他們，不理解這是劣勢行為的一群低能者嗎？不！就是因為他們熟知這是有效的戰術，知道這些怒吼可以為自己帶來選票，所以所有的政治家才會搭乘選舉宣傳車，並無止盡地連呼自己的名字。

　　近代的心理學研究發現，如果單方面持續遭對方怒吼，就算最初強烈地認為「自己絕對不相信對方」，但最後竟也會有逐漸相信的現象。因此，就誕生了透過擴音機對不特定多數對象進行心理攻擊的戰術。不論是討厭的對象、極端狀況下，甚至是彼此相互廝殺的敵人，只要看到或聽到很多次之後就會湧現好感的心理現象，這就是透過「知覺流暢性的歸因偏誤」和「幻想的真實效果」等心理學，加以說服的學說。

　　從事服務業最怕遇到客訴狂人，對此感到挫折的人，相信也不少。然而在人與人的

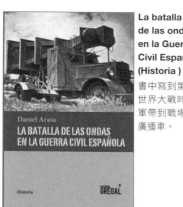

La batalla de las ondas en la Guerra Civil Espanola (Historia)

書中寫到第二次世界大戰時，德軍帶到戰場上的廣播車。

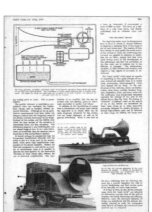

巨大擴音機

1929年在美國販售的超大型擴音機的產品目錄。
（參考〈Directory of Signal Corps Equipments: Sound and Light and Miscellaneous Equipment〉）

參考資料、圖像出處等　　●〈La batalla de las ondas en la Guerra Civil Espanola〉 Amazon
http://www.amazon.es/Batalla-Ondas-Guerra-Espa%C3%B1ola-Historia/dp/849431968X

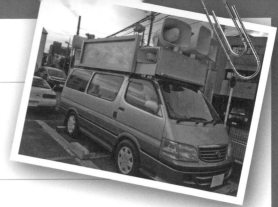

一直以來選舉宣傳車在世界各地被廣泛使用，現在它被納入噪音管制對象，所以逐漸減少使用。選舉宣傳車的英文是Political Campaign Soundtrack；因為歐美各國一般會進行的選舉活動在日本都被禁止，所以不得不仰賴選舉宣傳車。擴音機不斷重複播送候選人姓名，在心理學方面的各種意義來看都是有效的。

交涉過程中，不斷地大聲怒吼這個交涉方式，意外地具有效果。

 世界各地與日本的選舉現況

因為效果非常好，所以選舉宣傳車在世界各地一直廣泛地使用。除了日本之外，包括韓國、台灣、葡萄牙、非洲各國都還持續使用，但現在它成為噪音管制的對象後就逐漸少見；美國在1970年已經禁止使用。選舉宣傳車消失在歐美各國選舉中，可以歸納出以下幾點原因。

■**噪音管制**

在歐美國家，即使是選舉活動依然被納入噪音管制的處罰對象。在歐美依據WHO的警告作為基準，立法規定音量必須控制在65分貝以下，但是日本的擴音機巨大噪音管制條例則規定在85分貝以下，比歐美國家的規範還要寬鬆。而且日本的公職選舉法規定之選舉活動，或是因為政治活動而使用擴音機時，由於屬於法律管制對象之外，所以音量沒有限制。

■**家戶拜訪**

歐美的選舉活動中，可以進行在日本認定為違法行為的家戶拜訪。直接在本人的面前透過人海戰術團團圍住並重複同樣的話，比選舉宣傳車的效果更好。實際上，在歐美的選舉活動中，可以動員多少工作人員進行家戶拜訪也左右著當選結果。

■**沒有廣告限制**

歐美透過電視、廣播、網路等宣傳活動都是不受限制的，支付給媒體的龐大廣告費用，能左右著當選與否。然而在日本，則禁止候選人購買個別媒體的廣告進行宣傳，除了轉播政見發表會以外都不允許。直到幾年前，日本甚至連網路活動都是被禁止的。

由此可見很多在歐美普遍進行的選舉活動，在日本都是被禁止的。因此仰賴選舉宣傳車這個超過半世紀前的手段，真的是逼不得已。

●巨大擴音機的產品目錄〈Directory of Signal Corps Equipments: Sound and Light and Miscellaneous Equipment〉33頁
●街頭宣傳車、選舉宣傳車的照片 Wikimedia Commons
●《抗命》高木俊朗 著 （文春文庫）

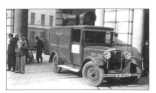
1939年納粹的街頭宣傳車

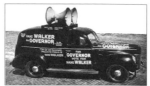
1940年美國的選舉宣傳車

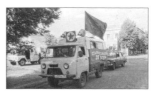
1999年俄羅斯的街頭宣傳車

第二次世界大戰中活用的巨大擴音機

　　讓我們稍微回溯一下歷史吧！大型擴音機的發明出乎意料的是在1920年代。1929年（昭和4年）在美國出現了超巨型擴音機的產品目錄，但不是電子設備的放大器，而是透過壓縮空氣的機械式擴音裝置，型錄上記載著在4英里路之遠（6.43738km）的地方，聲音依然非常清晰。搭載在卡車或是船舶上，也可隨心所欲地移動，不需要外接電源，是一款便利性相當高的設備，據說在全世界的銷售狀況相當好。

　　接著到了第二次世界大戰時，各國都使用了這款超巨型擴音機。194頁的書籍封面照片就是西班牙內戰時，德軍開到戰場上的義大利製廣播車。據說30公里遠的地方都聽得見，西班牙人就是遭受德軍的政治宣傳攻擊，內心受挫才會戰敗。其實德軍的戰術中，所謂的攻擊就是透過機動、射擊、衝擊以及心理戰，朝著目標的方向發揮效果，作為給予敵人衝擊的有效手段而使用了超強力擴音機。

　　換句話說，街頭宣傳車已經被當成有效的戰術加以活用。當戰爭進入白熱化階段，各國都為了進入前線敵軍火力的射程範圍內進行廣播，而運用裝載著大型擴音機的擴音坦克車。完全沒有想過使用擴音機對敵人進行政治宣傳攻擊的，應該只有日本軍而已吧？

　　英軍在二戰的英帕爾戰役時，曾以流暢的日文呼籲「保證在廣播過程中不會進行攻擊，播音完畢後才會攻擊。」然後播放日本的歌謠。接著正確地說出日本軍的部隊名稱，以及其他日本軍團的狀況之後，進行威嚇射擊之後就撤退。英軍重複好幾波這樣的攻擊行動，嚴重打擊了日本軍的士氣。這是相當有名的故事。

　　在最前線飽受飢餓之苦的日本士兵們，唯一的樂趣就是聽敵軍播放的歌曲，真的是非常諷刺的事。應該說，這就是英軍計畫達成的成果。

洗腦完成……從敵方聽到的事實

　　第二次世界大戰成為日本重大挫敗的英帕爾戰役中，像是「包括牟田口將軍在內，司令部連續幾天都前往料亭用餐並過著奢侈的生活」，或是為了搶奪女人「將軍在整個部

● 《參謀》安倍光男（富士書房）
● 《「愚將」牟田口廉也中將的遊興傳說的真偽》https://news.yahoo.co.jp/byline/dragoner/20181110-00103615/

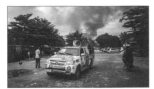

2001年剛果的選舉宣傳車

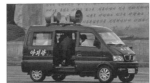

2010年北朝鮮的街頭宣傳車

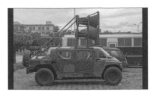

2014年台灣的軍用擴音機

隊的面前毆打參謀上校而導致亂鬥騷動」等，留下許多不可思議的傳說。有一位歷史研究者深入探討這些傳說的真實性，據說並未找到任何足以證實的第一手歷史資料。

在前線快要餓死依然奮戰不懈的將校軍官和軍隊士兵，於戰後證實，他們這些身處最前線的人之所以知道後方司令部的腐敗行徑，據說都是從英軍的政治宣傳廣播得到的情報（設定是英國情報單位調查到的情報）。換句話說，他們只是相信了敵人所說的話，沒有任何一個人真的看到料亭或是藝妓。

透過讓對方持續、重複地聽廣播，廣播的刺激同時提升了知覺的處理等級，對刺激的親近感就會提高。這個親近感的高漲，會被大腦誤認為是對敵軍廣播本身的好感。因此透過重複聽廣播這件事，形成「司令部在料亭跟藝妓過著奢侈的生活」這個既定概念，等到對於廣播內容的既知感提升後，就會因「幻想的真實效果」而減少不確定性，導致好感度更佳提升。

收聽者最後會認為自己目前面對的苦難，都是因為高層無能這個現實所造成的，於是認定敵人所說的就是事實；到此，政治宣傳作戰就完成了。接著，到了戰後必須面對敗戰這個現實時，又會因為後見之明偏誤的影響，認為「從敵人的廣播中接收到的情報都是真的」，連自己事後的回想都遭到扭曲。於是，愚將‧牟田口傳說便應運而生。

 祕密叛徒的真面目為何？

第二次世界大戰後，英軍將進行政治宣傳廣播的播音員真實身分視為軍事機密，至今都未對外公開。可以理解，應該是擔心他會被追究所謂的叛國罪。實際上，英國政府就曾認定，幫德軍進行政治宣傳廣播的播音員「哈哈勳爵」犯下了對國王的叛國罪，並處以絞刑。

駐日盟軍總司令（GHQ）也對美國的媒體嚴格下令，不准去找暱稱為「東京玫瑰」的這群，當時在日本進行廣播的播音員。至於「英帕爾戰役的演歌歌手」，他的真實身分至今都沒有向外公布。

●專門術語的原語　　知覺流暢性的歸因偏誤：misattribution of perceptual fluency
幻想的真實效果：Illusory truth effect
後見之明偏誤：Hindsight bias

它竟是協助全盲勞動工作者的設施？

杭特財閥與絞盤

杭特財閥創立於明治時代的日本，它設立了協助身障者自立更生的設施絞盤。對於全盲的勞動工作者來說，他們人生究竟是幸運還是不幸呢？讓我們思考人的尊嚴為何。

　　大家知道「絞盤」（Capstan）這個東西嗎？我想大家可能不是那麼熟悉，就是在漫畫中一大群奴隸圍著繞圈圈的不明裝置。大家看圖就會知道了吧！那是一個很常用的工具，正式名稱是「絞盤」。它本來是拉起船錨時使用的裝置，由於在日文裡關於船舶的設備固定用「起錨機」這個字，所以日文裡的片假名キャプスタン＝Capstan，其實有著其他的意思。明治時代，歐美已經不再使用的絞盤，在日本卻一直用到近代為止，直到1946年（昭和21年）才予以廢止。

　　絞盤在日本出現的起源，據說是明治初期一位名為愛德華・杭特（Edward Hazlett Hunter）的英國人傳到日本的。這個人於1866年（慶應2年）來到日本，1873年（明治6年）在神戶設立了杭特商會，並以日本名「範多龍太郎」自稱，說自己是英國籍日本人，是個很奇特的人。同時，他也是「杭特財閥」這個在1873～1946年間真實存在的日本財閥的創始者。從明治時期到戰前的日本，大家不太清楚杭特財閥這個橫式寫法的財閥的存在，其實它就是戰後財閥解體之後，稱為「日立造船」和「範多機

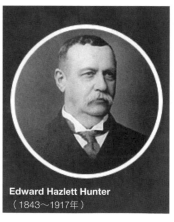

Edward Hazlett Hunter
（1843～1917年）

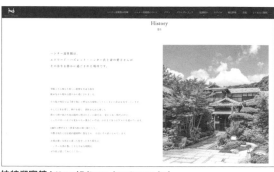

杭特迎賓館 https://kitano-hunter.co.jp/
位在神戶市的日式庭園結婚會場。原本是杭特財閥創始者E・H・杭特與他的太太愛子度過餘生的宅邸，後來成為結婚典禮會場。

參考資料、圖像出處等　　●《Hunter財閥六十周年史》
●Guy derrick with nonrotatable mast，舊Hunter住宅（Wikipedia）。

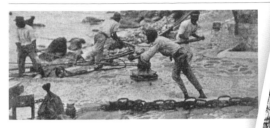

絞盤（capstan）
在日本從明治時代到第二次世界大戰結束後所使用
的人力絞盤，將它引進日本的是杭特財閥的創始者
Edward Hazlett Hunter。作為造船時的工具使用，雇
用視力障礙的身障者來操作也是絞盤特色之一。右圖
是漫畫《北斗神拳》的其中一幕，中央帝都的奴隸們
為了發電，推著旋轉的棒子，就是這種感覺。

參考《北斗神拳》第17集115頁（武論尊／原哲夫／集英社）

械」的公司。

　　過去，造船廠所具備的造船能力，深受造船廠內的起重機本身的能力所影響。因為
製造的零件很重，無論如何都無法透過人力舉起來，所以裝設到船體上的作業必須使
用起重機。明治時期的日本從國外引進造船技術，在英國等先進國家的造船廠裡都會
擁有多台使用蒸汽機關操控的起重機。但是在明治時期的日本，這類設備全都必須仰
賴進口，數量絕對不敷使用。這時杭特社長想到的，就是利用在他的故鄉英國已經廢
止的「絞盤」的這個方法。

　　不過，他使用的是人力絞盤。「為什麼不使用馬或牛等家畜而堅持使用人力？」的
原因，是因為家畜沒有細微的控制能力。由於必須非常精密、控制起重機的動作，
動物不具有智能，無法有效控制，所以才改用人力。

　　甲午戰爭之際正逢戰爭時期，體格強健的年輕人全部都被部隊徵召，在作業員已經
不足的情況之下，造船廠透過人力作業需要動員很多人，更加彰顯人力資源的不足。
這時杭特社長看上的是視力障礙的身障者們，負責操控起重機的控制員吹哨子，要身
障者們做出「慢慢推」、「快點推」、「停止」等指示。眼睛看不到的人們則是聽從
哨聲的指示，重複不斷地推動著絞盤。

　　這就是在日本首次大規模雇用身障者的瞬間。就算眼睛看不見，只要每天按照哨子
的聲音推動絞盤的話，不但可以吃到白米飯還可以領到薪水。當時的社會對身障者有
著非常嚴重的差別待遇，所以這份工作簡直是破天荒的禮遇。絞盤是全盲的身障者唯
一可以做的肉體勞動工作，而對於沒有能力購買蒸氣起重機和蒸氣絞盤的日本來說，
他們則是性價比最高的造船設備。

眼盲的大八是大力士

在明治時期的大阪，有一位名叫大川八郎，俗稱大八的人物。他一出生就全盲，據說是一位身長六尺（約180公分）的壯漢。日文「大八車」是一個人可以搬運八人份的行李而得名；大川八郎的巨型身軀看似可以做八人份的工作。當然，他不可能做到常人的八倍，但他的確擁有怪力卻是事實。

在過去的日本，對於一出生就是身障者的差別待遇非常嚴重，先天性的身障者被認為是血統（遺傳因子）有缺陷，也沒有辦法結婚。在這樣的社會氛圍下，大川八郎因為做了八人份的工作所以領了兩倍的薪水。當時的全盲身障者可以領到一般健康人的兩倍薪水，算是破天荒的禮遇了。

更重要的是，他們得到了比糧食和薪水更好的東西。

就是「為國家工作」這件事。

當時的日本人的價值觀，認為對國家做出貢獻是非常重要的。比那些特地餵養的家畜還不如，身障的他們從無法對國家做出貢獻的人，一躍成為可以為了國家而工作的勞動者。換句話說，他們透過工作這件事第一次獲得「生而為人的尊嚴」。

 成為近代化的犧牲者而失去工作

大正時代，因為第一次世界大戰讓日本受惠於戰爭景氣，使船舶事業面臨前所未見的榮景。造船廠的設備也一口氣完成近代化，並導入真正的蒸氣起重機因而廢止了絞盤。這時出現的問題是，一直以來推著絞盤的所有視障者的處境；因為再也沒有工作機會給他們了。於是造船廠的廠長毫不留情地宣告全員解雇，並且將他們全部趕出宿舍，但是他們連可以去的地方都沒有。大部分的人13歲左右就來到這裡，待得比較久的人甚至已經推絞盤長達30年。他們長年以來過著往返造船廠和宿舍之間的生活，沒有任何能去或是願意接納他們的地方。

無處可去的他們，只能坐在造船廠的角落抗議，但是連媒體都對他們不屑一顧，就這樣放任著他們挨餓受凍化為白骨。這時拯救他們的是大正時代西方的野丫頭大小姐，杭特財閥的千金黛安娜・杭特（Diana Hunter）。

「爸爸，我們家裡這麼有錢，為什麼不能給那些人一個飯糰呢？」

杭特社長被女兒的一席話感動，決定製作新的絞盤。如此一來絞盤又成為協助身障者自力更生的設施重新復活。接著杭特財閥為了照顧在造船廠工作的員工，導入日本第一個勞工災害補償保險的制度。

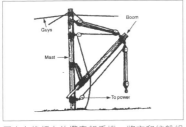

固定在桅杆上的纜索起重機，將它和絞盤組合之後就成了人力絞盤。

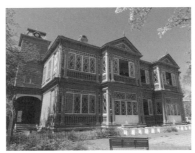

舊杭特住宅

明治時代Edward Hazlett Hunter買下這棟屋子之後改建而成，該宅邸現存於兵庫縣神戶市的王子動物園內，1996年獲指定為國家的重要文化財。

在那之後，因為眷顧他們而保留下來的絞盤重新啟用。第二次世界大戰開始後，為了大量生產戰時標準船決定建造新的造船廠，已經沒有辦法花時間製作新設備，當然也就沒有相關的資材了。

將絞盤和起重機組合的最大優點是，只要使用三根原木搭配些許的金屬配件與繩索，就可以在任何地方立刻製作可自由自在動作的起重機。「現在想要的東西立刻就可以到手」，這件事在戰爭時期的日本是非常重要的。不管再怎麼無敵的武器，如果在必要的時間和必要的場合無法取得的話，等同於不存在一樣令人無力。

就這樣，大批的身障者又被集結起來，他們直到宣布敗戰那一天為止，持續推動著絞盤。

 ## 埋葬在黑暗中的絞盤

戰後前往造船廠視察的「駐日盟軍總司令」將校，誤以為這是「將身障者當成奴隸」的東西而震怒，因此禁止使用絞盤。駐日盟軍總司令認為應當救濟被當成奴隸的身障者，於是興建專門機構來收容他們。「你們不需用再做那些奴隸勞動了！」想必駐日盟軍總司令的將校是以溫和的口氣這樣對他們說的吧！在那之後，他們就在這些機構中，接受直到壽命結束為止都死不了的管理並度過餘生。

他們真的從不幸的奴隸變成幸福的身障者嗎？在嚴苛的勞動之中找到身為人類的尊嚴只不過是一種幻覺，其實他們是被國家和財團壓榨而已嗎？

「人們不僅是為了物質滿足而活」。

即使這是軍國主義帶給他們的幻想，他們身為勞動者被賦予了價值，但給予他們身為人的尊嚴，難道是一件壞事嗎？

他們的幸福，只有他們自己才知道。

年號洩漏事件與更改年號的時機點

關於新年號的推理

平成結束後於2019年進入「令和」,每次更改年號時都有不為人知的故事。大正之後的年號是昭和,說不定其實應該是「光文」唷!來看看各種不為人知的內幕吧!

年號會在天皇陛下駕崩或是退位的時機點進行變更,無法避免的會有切換時機點不佳這個問題。由於大正天皇駕崩的日子是聖誕節,所以昭和元年只有從12月25日到12月31日為止非常短的時間。

有道是「不知年號則百工百業無法運作」。日本司法書士(代書)會在土地交易時進行土地登記,這時確認土地持有人是否為持有者本人也是一件很重要的工作。被稱為「地面師」的土地交易詐欺師,則是專門欺騙司法書士的專家。當然,他會偽造所有身分證件進行詐欺,日本曾有一位脫線的地面師在偽造的文件上寫了昭和元年6月出生這個不存在的生日。但是沒想到司法書士更脫線,竟然沒有看出這項錯誤而受騙上當,並遭到懲戒。實在是讓人笑不出來……

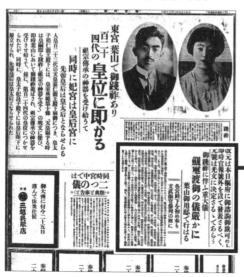

《讀賣新聞》大正15年12月25日

大正天皇於1926年12月25日半夜駕崩。東京日日新聞以號外方式獨家報導新年號是「光文」,接著各家報社也跟進;讀賣新聞也刊登了「年號應該決定用光文吧!」的報導。但沒想到年號竟變成了「昭和」,還演變成重大誤報事件,後來這事便被稱為「光文事件」。

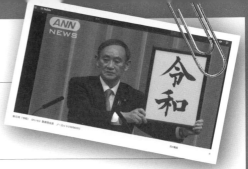

自1989年開始持續31年的平成年號，於2019年4月30日結束；5月1日開始變成「令和」。這次是因為天皇陛下在生前退位，所以變更年號。報導指出除了令和之外，還包括「萬保」、「萬和」、「廣至」、「久化」、「英弘」等選項。
（參考ANN NEWS／YouTube）

新年號的大誤報事件

1926年（大正15年）12月25日凌晨1點25分大正天皇駕崩，享年47歲。東京日日新報（現為每日新聞）發出新年號是「光文」的號外，其他報社也跟進在12月25日的早報大肆報導新年號；但此舉卻發展成完全誤報的大災難。

早上十一點左右，當日本全國都配送完寫著新年號「光文」的早報時，宮內廳正式宣布新年號是「昭和」。偷跑發表誤報的各家報社，手忙腳亂地發出訂正的號外，還在晚報和隔天的早報上刊登訂正道歉啟事，引發不小的騷動。

衝鋒陷陣第一個發表誤報的東京日日新聞，雖然一度鬧到要求社長本山彥一辭職，但最後卻只在開除中階管理職和他的下屬之後，硬是結束這次事件。結果社長並未辭職，1930年（昭和5年）還成為貴族院的議員。讀賣新聞沒有做出任何道歉動作，像是沒有25日的報紙一樣，在26日的早報上標示「昭和」。

由於當時資訊網的基礎建設尚未成熟，再加上很多報社沒有發行晚報等諸多因素影響之下，誤報這件事在鄉下地區並未被傳開，因而陸續出現了戶籍上寫著「光文元年12月25日出生」的孩子。雖然後來緊急訂正，但是當時的手寫文書無法做到全面性的訂正，所以還是發生了戰後攤開戶籍謄本時，發現光文元年12月25日出生的人，還以為自己是在江戶時代出生，而陷入煩惱的奇珍異事。

坊間也有「這其實不是誤報，而是因為消息走漏是很嚴重的問題，所以宮內廳緊急變更成昭和」的陰謀論，但是這個說法遭到現代的歷史研究者否定。

夢幻般的大正15年聖誕節

大正15年和昭和元年在1926年重疊，要確切說出轉換的瞬間是什麼時候真的是非常麻煩的事情。關於年號的細部規定都寫在《皇室典範》中，1920年（大正9年）修訂後，1979年（昭和54年）再次修訂，2017年（平成29年）的版本是最新版。

如果依據大正天皇駕崩時的大正9年版的皇室典範，1926年12月25日1點25分為止是大正時代，昭和元年則是從1926年12月25日1點26分開始。換句話說，大正15年12月25日只存在了1個小時又25分鐘。不太清楚舊時代使用的電腦系統是如何處理明治、大正和昭和的切換作業，相信工程師應該都哭了吧！

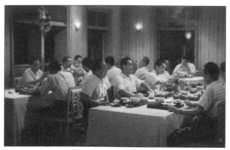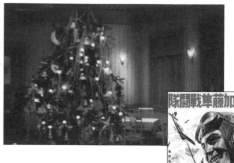

參考《加藤隼戰鬥隊》（東寶／1944年上映）

雖然戰時嚴格要求必須拚命的排除敵性，但是戰時也有慶祝聖誕節的活動。由陸軍完全指導並詳細檢閱的戰爭電影《加藤隼戰鬥隊》中，也有陸軍官校慶祝聖誕節的一幕。劇中並沒有說「其實是大正天皇祭」、「這不是敵性祭」之類的藉口。（笑）

 真的不存在的明治45年7月30日

類似事件在明治轉換成大正的時候也曾經發生，有一種說法是：明治天皇駕崩的時間其實是7月29日22點43分。官方設定為7月30日凌晨0點43分的理由，其實是因為要在深夜時段一個多小時內切換成新的天皇體制，是有困難的，所以追加了兩個小時的時間。因此，明治45年7月30日只有43分鐘而已。

如果是在白天駕崩的話絕對會引發系統大混亂，幸好兩次都發生在半夜，在沒有電腦也沒有24小時營業的當時，並未造成什麼大問題。但是這事如果在現代就會是很嚴重的問題，所以昭和54年的修訂內容中規定了，駕崩當天的年號不做更改。多虧了這項決定，昭和64年在1月7日結束，平成元年從1月8日開始。

 聖誕節風潮的起點

大正天皇駕崩的12月25日這天剛好是聖誕節，所有大型百貨公司全都發表臨時停業通知，當時在日本興起不久的聖誕節銷售戰，也在開始前臨時喊卡。但是從昭和2年開始，因為「大正天皇祭」而將12月25日訂為國定假日，直到戰後被駐日盟軍總司令部廢止為止，日本的聖誕節這天才變成國定假日。戰前的日本人認為聖誕節＝大正天皇祭，因此戰前的日本，進行聖誕節銷售戰是非常容易的，也可說聖誕節因此在日本根深蒂固。如果大正天皇駕崩的日子差了幾天的話，在日本，或許聖誕節就不會變成這麼重要的日子了。

憎恨現代聖誕節的各位「非現實充」，一起來慶祝大正天皇祭吧！

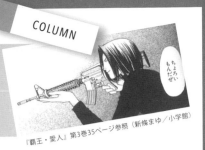

令世界最厲害殺手的來福步槍持槍方式

『覇王・愛人』第3巻35ページ参照（新條まゆ／小学館）

　　新條真由老師的漫畫《覇王・愛人》中，為了奪取世界上最厲害殺手黑龍的性命，那一幕非常有名。應該説，網路上認為這名殺手的來福步槍持槍方式很奇怪，因而引發了話題；但是真的有這樣的持槍方式。

　　這種方式被稱為「火箭筒射擊」，在爭議地區等地的少年游擊隊就實際採用這種持槍方式。這些當然沒有列入正式的教科書中，在以大人使用為前提的步槍，對他們的體格來説太重且太長，所以會像用火箭筒一樣扛在肩上取得槍身的平衡。我在報導爭議地區狀況的海外新聞網站上，曾經看過將巨大的槍托扛在肩上瞄準的少年兵的照片。不只是少年兵，這也可作為封閉式戰鬥時的持槍方式。火箭筒射擊是為了承受射擊時的反作用力，取代槍托而將手槍式握把緊靠在身上。如此一來也非常難瞄準，命中率也會極端地變差，所以大人們教導他們要盡可能地接近敵人之後再射擊。雖然很殘酷，但這就是戰爭的現實。

　　也就是説，作品中的殺手其實是從小學生的時候開始累積戰場經驗，為了存活下去，不斷精進使用火箭筒射擊，從遠距離成功狙擊的技術……或許有這樣的背景設定吧！「透過自學的狙擊法雖然不適合遠距離射擊，但如果不使用這個方法就無法命中，事到如今已經無法改變持槍方式。」這種想法也是有可能的。

　　接著是那一把槍，有人認為「M16突擊步槍」並不是狙擊用的槍枝，不適合用來狙擊。確實並不是那麼適合，但是不至於到無法進行狙擊的地步。也有一款將M16改造成狙擊用的SPR Mk12（骷髏13使用的恐怕就是這一款）來福步槍，即使不是那麼特別的槍枝也可以用來狙擊。因為M16的型錄規格是「有效射程距離600碼（約548公尺）」，雖然看起來很勉強，但是有效射程距離只不過是普通技術能力的人使用時可以命中的距離。子彈本身可以達到2,500公尺之遠，只要在數百人之中有一個人技術能力足夠的話，1公里遠的頭部射擊也並非不可能達到。實際上在美國海軍陸戰隊中，就舉辦了使用普通的M16的1,000碼（914.4公尺）射擊競技，所有人都精確地命中目標，而且沒有使用照準器。

　　美國海軍總人數超過100萬人以上，假設500人之中有一個人的話，計算下來整體就有2,000位以上厲害的狙擊手。以全世界來計算，可以使用突擊步槍進行1公里遠的頭部射擊的狙擊手超過5,000位以上，也不稀奇。以人口占比來看，是比「同時是醫師也是律師和博士」的人還要稀少的人才，在一部漫畫中出現10個這樣的人也是很有可能的。

　　因此，結論就是，新條真由老師的那個持槍方式並沒有錯誤。

我是嫡傳第 18 代的亞留間次郎，在藥理凶室中是最年長的，是已經過了中年的大叔，本業是畜牧用的配種六帶犰狳。犰狳的肉非常美味，戰國時代葡萄牙商人將牠視為南美洲的美味佳餚，進貢給日本的大名。但是因為日本人不知道犰狳是食材，所以大名把牠當成寵物飼養。直到現代為止已歷經 500 年以上的世代交替，順利存活下來並成為歸化生物。這部分的詳細內容請見另一本拙作《征服世界指南》。

由於在日本存活了 500 年以上，知道很多無用的老故事。一般來說，不會出現在公司史和社內報的資料也都會送到我的手上。像是胰島素的故事，因為我認識清水製藥母體的財團大當家，進而受邀出席創立 50 周年紀念典禮，收到他們的公司史當作伴手禮，成為我寫作的契機。最近在 Google 上用「清水製藥」搜尋果然沒有找到任何情報，於是我統整出一篇報導。我以為只要上網就能找到所有資料，但該說這是迷信還是妄想呢？像是在 Windows95 上市前，也就是在網路普及化之前就已經倒閉的企業相關詳細資訊，因為沒有官方網站等網路訊息，當然是查不到的。

連糖尿病專科醫師都不知道胰島素以前是用魚肉製作的，就算聽過這件事，也不清楚開發過程和實際著手製作的企業有哪些，這些事情都被埋藏在歷史之中。在美國，近 30 年來胰島素的價格已經調漲 15 倍以上，很多人買不起這款藥物而痛苦不堪。美國的胰島素市場規模已經達到 150 億美元，儼然成為壓榨病人謀取暴利的生意。因為價格實在太貴，於是出現了打算自行製作胰島素，提供「免費胰島素」的生物駭客。他們透過控制微生物的遺傳因子來進行製作。但是在很久很久以前的日本，從視為垃圾的魚類內臟萃取出的胰島素，遠超過日本國內的總需求，甚至多到可以外銷的程度，這件事看來大家並不知道呢！除了魚肉以外，其他必須準備的材料包括丙酮和苦味酸等，都是平常可以在網路上買到的有機化合物。至於離心機的部分，只要用膠帶把試管貼在電風扇的扇葉上就可以了。所以 7 天份的胰島素需要使用大一點的魚 3 ～ 5 條，合計大約 1 公斤的量，剩下的當然可以吃掉。

在美國五大湖地區爆發瘟疫時，海賊王以 DIY 方式製作人工呼吸器，導致人工呼吸器的價格變得非常便宜。相對的，這項行動完全與醫療權利者為敵，於是他們被認定為犯罪者……

醫師的工作基本上就是持續上傳最新情報，他不會具備自己開始學習醫學之前的時代的醫學知識。因為那些舊資料，除了在宴會上和聊天過程中當作話題之外，一點用處都沒有。這些被埋藏的話題，只要不是機密情報，媒體也不需對這類報導自我限制。舊資料只不過是人們忘卻的事情罷了！因為我是犰狳，對於人們逐漸忘記的事情記得特別

清楚，為了喚起人類的記憶所以寫了這本書。

不管擁有多大的權力，大富豪累積了金山銀山，還是買不到一條命，所以醫療是這個世界上最高價且大量熱銷的商品。堪稱擁有無止盡的財富和權力的秦始皇，終究還是無法長生不老而難逃一死。輕鬆擁有超過 2 兆日圓資產，蘋果公司創辦人之一的賈伯斯也因為癌症已經過世。

美國的醫療費用無止盡地持續高漲，醫師的所得也無限上升。生病的人無法不花錢購買醫療，加上沒有便宜的醫療這個選項，透過資本主義的原理，賣方更是無止盡地漲價。花費龐大開發費用的醫療儀器和藥品，價格的一半以上是開發費和專利費，然後再冠上暴利。如果發起醫療拒買運動的話，病人就難逃一死，所以無法拒絕購買。

醫療是非常難以分辨是否真的有效果的商品。例如中世紀的放血，完全不具效果這件事，大家過了幾百年都沒發現，也真的很難分辨。到了近代，即使透過醫療統計學還是沒辦法讓人意識到「不具療效」這件事，但持續購買高價商品的人並未消失。賣方濫用這些數據持續販賣沒有效果的商品，等買方到了末期的狀態就撒手不管，交給普通醫院的醫師擦屁股。

在出版這本書之前，我曾經罹患腎臟癌和腦腫瘤而瀕臨死亡，後來因為「標準治療」撿回一命。很多第一線醫師都對「標準治療」這個說法的語感不佳，感到惋惜，但實際上它是在所有治療方式中被淘汰，用來維持生存的治療法。我認為，應該將它稱為「王道治療」、「最強治療」、「特級治療」才對。但是一般的素人卻認為它應該是在特級、上級、普級、下級之中的普級左右。尤其是罹患癌症的患者之中，有一定比例的人會迴避標準治療，一味追求不存在的特級或上級治療，導致病情惡化不幸去世。誤以為自己很偉大的人特別容易接受那些奇特的治療方式，採用奇怪的民間療法卻不見好轉，等到了末期痛苦難耐的時候才回復到醫院的標準治療，但卻已經太遲了。其中代表性的例子，硬要說出名字的話就是賈伯斯。到了最後罹患肝癌已回天乏術時，才急忙花了大把鈔票插隊擠進移植等待名單的首位，後來雖然接受了肝臟移植卻已經來不及了。身為大富豪又是一個天才，賈伯斯照理說應該精通網際網路，只要誤信網路上搜尋到的情報就完蛋了。

以前，當我罹患重大疾病之際，握有金錢和權勢的家人與親戚們非常擔心我，努力尋找可以提供器官給我的人，還交涉讓我進入器官等待名單的首位，並準備了一大筆醫藥費。但是我透過普通的健保診療中的標準治療順利痊癒，所以花費非常地便宜。這些必須具備的其實是選擇正確醫療的常識，而不需要擁有醫學的專門知識、莫大的資產，

或是遠遠超過上等國民的特等國民的權力。

有人將資本主義帶進醫療體系，演變成賣方單方面獲利的惡質買賣。多虧日本政府，從診療報酬到藥品價格都規定了詳細的價格，才能讓醫療費用免於被資本主義壓榨的危機。這個制度讓所有患者都可以接受最強醫療的標準治療，而且標準治療全部都由健保給付，所以非常地便宜。日本的門診費用 740 日圓，健保自負額 220 日圓，這麼便宜的國家就只有日本而已。在美國的話，被收取 1 萬日圓是稀鬆平常的事。

大部分市售的感冒藥，都調整成「即使身體不舒服還是可以工作」的藥物。日本有一句俚語說，即使這種狀態下還是可以工作的藥物稱為「鎮定症狀的處方」，醫師之間非常厭惡這款藥。很久以前毒品作為藥物使用而被視為珍寶；香菸之所以會普及，就是因為吸菸的話症狀立刻就會緩解的關係。只要不痛就是治好了，只要不覺得痛苦就是治好了，那不過是將引起這些錯覺的東西誤以為是良藥而已。即使到了現代，患者追求的東西依然沒有改變，那就是立刻消除痛苦的魔法藥物。被刀子切到受傷時只要一句回復咒就可以根治，使用回復咒毒性就會消失……但這種魔法並不存在。死者絕對不可能因為復活咒語重新活過來！

我這個活了 500 年以上的妖怪犰狳能說的就是，醫療沒有捷徑，生病的話就只能按部就班，花時間透過標準治療進行醫治。睡眠不足只能靠睡覺來治療，不用睡覺也沒關係，就用「毒品」這個讓人一路成為廢人的魔法藥物。當然，現實生活中也沒有回復 MP 值這樣的商品存在。

在暴飲暴食導致糖尿病的患者之中，針對用餐限制這項規定，有一定比例的人會說「我就是要拚命吃到死。」但他們的想法已經變成「做喜歡的事情，很幸福地死去」了吧！可是在現實生活中，他們卻是持續惡化後在痛苦中死去。

獸醫的醫療與人類的醫療有著決定性的差異；動物持續感到痛苦的話就選擇安樂死。但是，即使人類持續感受痛苦，還是要最大限度地維持生活品質，持續進行治療。人生中的苦痛和不幸絕對不是對等的，只有人類才可以控制自己和病痛和平共處。人類是「即使痛苦還是可以度過幸福人生」的唯一生物。

差不多該留下軀殼了，我的壽命已經達到怪物等級，或許會交棒給第 19 代亞留間次郎。就像邪惡勢力永存不滅一樣，怪人倒下了還會有新的怪人誕生，我們藥理凶室是永恆不滅的。

興奮醫學事件簿，日本首次刊載報導的主要網站 文／編輯部

2018年10月7日，在日本特殊類新聞網站TOCANA上有一篇報導公開了。

從肛門插入電極、陰莖海綿體注射針、讓精子流出的藥……「強制射精」的世界　亞留間次郎進行徹底解說！

將黃色笑話透過醫學角度解說的本領，作者傲視群雄，這篇堪稱是亞留間次郎的真本事的報導。當然，也累積了驚人的推文和轉推記錄，並創下前所未見的瀏覽人數；緊接著一週後公開的報導是這一篇。

【閱覽注意】奪走第二處女膜「子宮口的處女」……這是可以辦到的嗎？亞留間次郎進行醫學解說！陰莖、乾燥昆布、衛生棉條……

連載開始的第二篇，就變成未滿18歲禁止閱覽的文章了。這篇報導最大的賣點就是子宮口的真實照片，拍攝者就是亞留間次郎本人。不用說，當然在SNS上變成一大話題（刊登在本書第49頁）。在日本要求遵守法律規範與「正確性」的風潮之中，TOCANA是可以閱讀尖銳報導的新聞網站，呈現獨一無二的存在感。其實本網站最重視的是「刺激求知的慾望」！現在是2020年4月下旬，亞留間次郎有41篇報導公開在網站上，之後還會定期追加新的報導，請各位務必多多點閱支持唷！

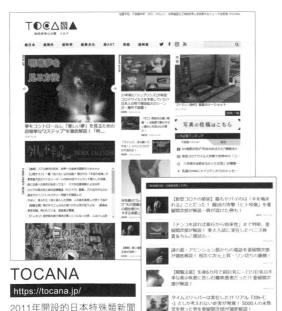

TOCANA
https://tocana.jp/

2011年開設的日本特殊類新聞網站，名稱的由來是取自「這是真的嗎？」的發音。亞留間次郎從2018年10月開始連載，目前定期公開新的報導，也有本書中未收錄的報導。

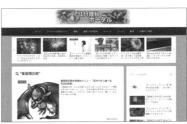

不可思議理科入口網站
https://www.cl20.jp/portal/

藥理凶室的官方網站，將電子報的文章與商品情報統整在此，亞留間次郎的報導也公開中。

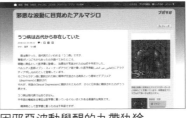

因邪惡波動覺醒的九帶犰狳
https://ch.nicovideo.jp/aruma_zirou

2013年開設的NICONICO動畫內的部落格電子報，忘記在什麼時候更新了。PROJECT SEX和「不可思議手術的價格」都是出自這裡的文章。

作　　　　者	亞留間次郎	
監　　　　修	藥理凶室	
翻　　　　譯	康逸嵐	

責　任　編　輯　蔡穎如
封　面　設　計　兒日設計
內　頁　編　排　林詩婷

行　銷　企　劃　辛政遠
　　　　　　　　楊惠潔
總　　編　　輯　姚蜀芸
副　　社　　長　黃錫鉉
總　　經　　理　吳濱伶
首　席　執　行　長　何飛鵬

出　　　　版　創意市集
發　　　　行　英屬蓋曼群島商家庭傳媒股份有限公司城邦分公司
　　　　　　　Distributed by Home Media Group Limited Cite Branch
地　　　　址　104 臺北市民生東路二段141號7樓
　　　　　　　7F No. 141 Sec. 2 Minsheng E. Rd. Taipei 104 Taiwan

讀者服務專線　0800-020-299 周一至周五09:30～12:00、13:30～18:00
讀者服務傳真　(02)2517-0999、(02)2517-9666
E－m a i l　創意市集 ifbook@hmg.com.tw
城　邦　書　店　城邦讀書花園www.cite.com.tw
地　　　　址　104臺北市民生東路二段141號7樓
電　　　　話　(02) 2500-1919　營業時間：09:00～18:30

I　S　B　N　978-986-5534-35-6
版　　　　次　2021年7月初版1刷
定　　　　價　新台幣480元／港幣160元

製　版　印　刷　凱林彩印股份有限公司

ARIENAI IGAKU JITEN by Zirou Aruma
Supervised by Yakuri classroom of doom
Copyright © sansaibooks, 2020
All rights reserved.
Original Japanese edition published by sansaibooks
Traditional Chinese translation copyright © 2021 by INNO-FAIR, A Division of Cité
Publishing Ltd.
This Traditional Chinese edition published by arrangement with sansaibooks, Tokyo,
through HonnoKizuna, Inc., Tokyo, and LEE's Literary Agency

Printed in Taiwan　著作版權所有・翻印必究

◎書籍外觀若有破損、缺頁、裝訂錯誤等不完整現象，想要換書、退書或有大量購書需求等，請洽讀者服務專線。

國家圖書館預行編目(CIP)資料

興奮醫學事件簿：精子不是新鮮的，處女沒有膜！
喝可樂骨頭會融化？出乎意料的人體妙研究／亞留間次郎
著；康逸嵐譯.--　初版.--　臺北市：創意市集出版：
家庭傳媒城邦分公司發行，2021.07
　　面；　　公分
譯自：アリエナイ医学事典

ISBN　978-986-5534-35-6 (平裝)

1. 醫學　2.通俗作品

410　　　　　　　　　　　110000210

香港發行所　城邦（香港）出版集團有限公司
香港灣仔駱克道193號東超商業中心1樓
電話：(852) 2508-6231
傳真：(852) 2578-9337
信箱：hkcite@biznetvigator.com

馬新發行所　城邦（馬新）出版集團
41, Jalan Radin Anum,Bandar Baru Seri Petaling,
57000 Kuala Lumpur,Malaysia.
電話：(603)9057-8822
傳真：(603) 9057-6622
信箱：cite@cite.com.my

興奮醫學
事件簿

アリエナイ医学事典

精子不是新鮮的，處女沒有膜！
喝可樂骨頭會融化？
出乎意料的
人體妙研究